JN305091

Comfort Touch®

Wolters Kluwer Health | Lippincott Williams & Wilkins

高齢者と患者へのケア&マッサージ
コンフォート・タッチ

著者：Mary Kathleen Rose
監訳：本間 生夫（昭和大学医学部第二生理学教室教授）
　　　小岩 信義（人間総合科学大学人間総合科学心身健康科学研究所主任研究員）

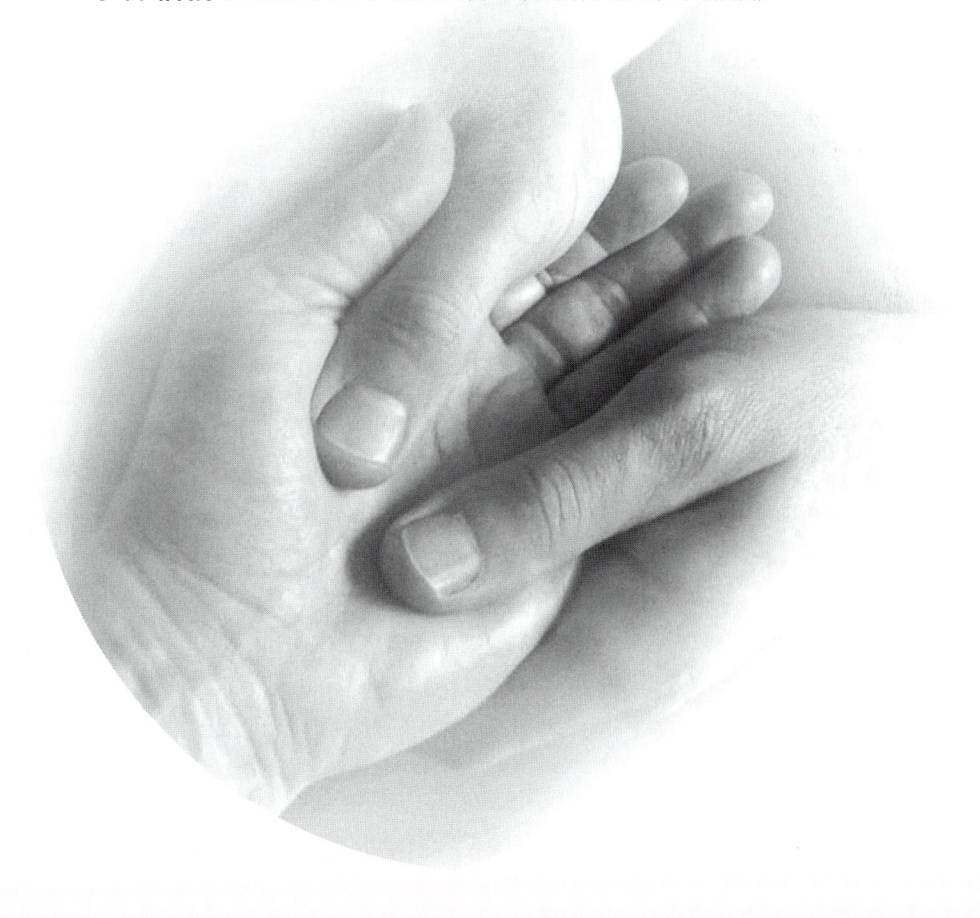

医道の日本社
IDO-NO-NIPPON-SHA

Comfort Touch®
Massage for the Elderly and the Ill

Mary Kathleen Rose

Copyright © 2010 Lippincott Williams & Wilkins, a Wolters Kluwer business.
Japanese translation rights arranged with Lippincott Williams & Wilkins /
Wolters Kluwer Health, Inc., U.S.A.
through Japan UNI Agency, Inc., Tokyo.
Japanese edition copyright © 2011 by IDO-NO-NIPPON-SHA, Inc., Kanagawa.
All rights reserved.

はじめに

　本書は、タッチ（触れること）により、幅広い層の患者さんに効果をもたらす方法を学びたいと考えている、ケアをする方のための手引き書です。通常のマッサージでは不快に感じたり、組織が傷ついたりする恐れのある人にも適切で安全に行うことができ、ホスピス、病院、高度看護施設や自宅など、多種多様な場所でマッサージを行う読者に自信を与えるでしょう。また長年にわたる実践と調査、そして改良を繰り返して確立された豊富な情報にも触れることができ、高齢者の他にも、慢性疾患と外傷の両方またはいずれかに苦しむ人々の身体的、精神的なニーズを理解する助けとなるでしょう。

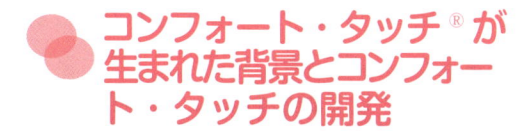

コンフォート・タッチ® が生まれた背景とコンフォート・タッチの開発

　コンフォート・タッチ（Comfort Touch®）の具体的なやり方の誕生は、1989年、米国コロラド州にあるホスピスケア・オブ・ボルダー・アンド・ブルームフィールド・カウンティーズで私がマッサージ師として施術していた頃にさかのぼります。私は高齢の患者さんや慢性疾患を持つ患者さんに個人的に施術を行う際に、指圧、経穴療法、インテグレイティブ・ボディワークやボディエネルギー・セラピーからヒントを得たテクニックを取り入れました。そして、ホスピスで施術を行う他のマッサージ師たちから学んだことや、ホスピスのスタッフや介護をする人々からのフィードバックをもとに、患者さんとその家族にマッサージを行いたいと考える人々のためのトレーニングプログラムを開発しました。1991年以来、全米のワークショップ、セミナーや医療実務の現場で、マッサージ師や他の医療従事者の方（看護師、理学療法士、作業療法士）、および家族を介護する大勢の人にコンフォート・タッチの基本原理と技術を紹介してきました。

　コンフォート・タッチの原則は「SCRIBE」というアルファベットで表されます。すなわち、S（Slow：ゆっくり）、C（Comforting：心地よく）、R（Respectful：相手を尊重して）、I（Into Center：中心に向けて）、B（Broad：広範囲に）そして、E（Encompassing：包み込むように）の6項目です。施術者は、施術のリズム、施術のねらい、施術中の態度、そして技術について、常にこの原則に従います。これらの原則を理解して施術を行えば、大切に育まれているような感覚をクライアントにもたらすことができるでしょう。

本書の対象読者

　本書は下記のような人々を対象としています。

- **マッサージ師**　本書の情報は、高齢者や病を持つ方に対するマッサージに取り組もうとしている施術者にとって、治療の基盤を広げるための生涯教育として役立つでしょう。本書で示される概念とテクニックに従えば、一般的なマッサージ診療の総合的な効果の質を高めることもできるでしょう。
- **マッサージを学ぶ学生**　マッサージの主要科目あるいは実習科目としてコンフォート・タッチの原則とテクニックを導入することによって、マッサージ教育の出発点を示し、学習の最初から学生は応用能力を身につけることができます。
- **看護師、その他の医療従事者**　本書で紹介する情報は、医療、看護、理学療法や作業療法などの領域で貴重な補足情報となるでしょう。多くの人がコンフォート・タッチの概念や技術を用いて治療の効果を高めてきました。例えば、医療処置を行う前の患者さんに数分間、コンフォート・タッチを行うと、患者さんの気持ちを落ち着かせる効果があるのです。鎮静効果のあるテクニックを用いることで、医療従事者に対する患者さんの信頼性が高まり、患者さんの満足度と治療計画に対する患者さんのコンプライアンスが増すことにつながるでしょう。

内容の構成

　Chapter 1、Chapter 2ではコンフォート・タッチに必要な知識を紹介し、Chapter 3ではクライアントとの関係性を説明します。Chapter 4、Chapter 5ではコンフォート・タッチの原則とテクニックの詳細を紹介します。それ以降のChapterでは、医療現場でマッサージを行うための補足情報を紹介します。

本書の特徴

- 写真やイラストレーションで文章とテクニックをわかりやすく解説。
- タッチを与える側と受ける側の両方にもたらす可能性について、感動的な体験談や例を紹介。
- 「実践のヒント」では、本書の内容を実践する際の重要な情報を紹介。
- 「この章のまとめ」は各Chapterの最も重要なポイントの復習。
- 専門用語、あるいは特殊な文脈で使用されている用語の定義がわかる用語集。
- コンフォート・タッチの実践者に役立つ推奨参考文献の紹介。

本書の使い方

　本書で紹介される内容は多岐にわたっていますが、本書は専門的レベルのトレーニングや管理の必要性を否定するものではありません。医療現場におけるマッサージ指導の一部として使われることが理想的です。最もタッチを必要としている人々に安らぎを与えるために不可欠な興味と情熱を持つ人にとって、本書は非常に役立つことでしょう。また、老化と病気による身体的および心理・感情的側面への影響の理解を促し、医療従事者の思いやりの気持ちを育てる機会となるでしょう。

　鉛筆やマーカーペンを手にして本書をお読みください。そして、重要だと思った部分に印をつけ、空白部分に自由にメモや意見をお書きください。他の人と意見を交換し、新たな技術を学んだり実践したら互い

にフィードバックし合いましょう。

　お年寄りや病を持つ方、真心のこもったタッチを必要としている人々と「触れる」というすばらしい贈り物を分かち合いながら新たな発見への旅をお楽しみください。

謝辞

本書の実現に力を貸してくださった多くの人にお礼を申し上げます。

私の息子であり、Web サイトの技術者・管理者、そして私のよきアドバイザーでもある Ian Frechette には、何年もの間、本書の計画のため、専門的な助言に多くの時間を割いてくれたことに心から感謝します。そして、特に、表紙の美しい写真を撮影してくれたことにお礼を言います。

Mary Ann Foster、個人的にも、そして専門家仲間としても私の支えになり、励ましをくれてありがとう。人生はそんなに深刻ではないということをいつも思い出させてくれ、私を笑顔にさせてくれたことに感謝します。

Bret Williamson、友人として、また長年にわたりコンフォート・タッチの指導を補助してくれてありがとう。2000 年に本書の原型となる概要を書くよう強く勧めてくれたことに感謝します。

Lippincott Williams & Wilkins（LWW）の編集部および制作チームの皆さん、最初から本書の実現を信じて支えてくれた Pete Darcy、執筆を助けてくれた Carol Loyd、すばらしい知恵と思いやりを与えてくれ、完成までの間、一環して心のこもった指導をしてくれた Linda Francis に感謝します。

ホスピスケア・オブ・ボルダー・アンド・ブルームフィールド・カウンティーズの皆さん、コンフォート・タッチのプログラムを開発するに当たり、支えてくれた事務職員や臨床スタッフの皆さん、ありがとう。タッチの恩恵を多くの患者さんや家族にもたらすために、長年にわたり、多くの時間と才能を惜しみなく提供してくれたマッサージ師やボランティアの皆さんに感謝します。

ボルダー・カレッジ・オブ・マッサージ・セラピーの学生の皆さん、1995 年以来ホスピス・インターンシップ・プログラムに参加し、人生で最も心細い時期を過ごしている人々に接する喜びと難しさについて率直な意見を聞かせてくれた生徒の皆さん、ありがとう。

モーガン・コミュニティ・カレッジ、ヘルスプロフェッション科の皆さん、1997 年から 2002 年の私のマッサージクラスを受講し、コンフォート・タッチを多くの臨床の場にもたらしてくれた生徒の皆さん、ありがとう。あなたたちの献身的な努力と挑戦を続ける姿勢が私に勇気を与えてくれました。

Karen Gibson、Irene Smith、Dawn Nelson、故 Cynthia Myers、Patrick Davis、故 Dietrich Miesler を始めとする、高齢者と病いを持つ方や医療現場にいる人々のためのマッサージに関するビジョンを私に与えてくれた先駆者の皆さん、ありがとう。私が本書を書くよう LWW に推薦してくれた Gayle MacDonald に感謝します。

全米中の医療従事者とコンフォート・タッチの施術を共有する橋渡しをしてくれた次の方々に深い感謝の気持ちを述べたいと思います。Health Education Network の Lois Postlewaite と Shirley Sell、すばらしい編集者である Leslie A. Young と Darren Buford、私のよき助言者であり、友人である Susun S. Weed、そして Terry Chase と Craig Hospital の研究チームの皆さん。

人生において最もつらい時期に心を開いて写真撮影を許してくださったすべての人々とその家族の皆さんに対する感謝の気持ちは尽きることがありません。そのすばらしい心は本書を手にとるすべての人を感動させ、彼らの心の中で輝くことでしょう。

監訳者の序

　本書は東洋療法のセラピスト（あん摩マッサージ指圧師、はり師、きゅう師など）、医療・福祉従事者（看護師、理学療法士、作業療法士、介護福祉士、ヘルパーなど）の他に家族を介護する一般の方も対象に含めた、**コンフォート・タッチ**の基本原理とテクニックを紹介したものである。

　原書の"Comfort Touch"は米国で商標登録されているが、このタッチ・セラピーの背景や哲学は、種々のストレス関連疾患や生活習慣病が蔓延し、未曾有の高齢社会を迎えつつある日本とそこで生活する私たちにとっても多くの有益な示唆を与えてくれるであろう。

　本書はタッチ・セラピーのテクニックの解説に偏重することなく、健康観と疾病観、癒しと治療の違い、ビリーブメント（死別や喪失）なども幅広く扱っている。医療従事者やタッチ・セラピーに携わるすべての者が考えておかなければならないテーマが著者自身の長年の豊富な臨床経験に裏付けられた言葉によって丁寧に語られ、本文は終始にわたって深みと安心感のある表現によって綴られている。さらに、ケアする際のポイントとして感染症対策や業務範囲の遵守、施術情報の記録方法、セルフケア、アロマ（香料）を利用する場合の注意点、医療施設におけるタッチ・ケアのマネジメントなどについても記述されており、現場で遭遇する様々な課題とその対応を具体例と図を使ってわかりやすく解説している。

　著者も述べているように、「触れる－触れられる」ことは相手の呼吸をお互いに感じ合うことに通じ、今日失われつつあるコミュニケーションの原点を私たちは再認識できるのではないだろうか。本書をきっかけに、タッチ・セラピーの専門家だけでなく心地よいタッチを通して大切な人に安らぎを提供したいと考えている多くの方が、シンプルに「触れる」ことが持つ意義と効果をもう一度考えることで、日々の臨床や生活で行われるケアに応用されることを願っている。

監訳者　本間生夫
小岩信義

監訳作業を行うにあたって

＊著者は、patient と client を意識して使い分けています。またコンフォート・タッチが提供するのは「癒し」であり、「治療」とは区別しています。このため、日本のマッサージ施術では馴染みが浅い表現ですが、著者の表現を尊重して、「client ＝クライアント」、「patient ＝患者さん」という訳をつけています（ただし、原則としてタイトル、項目については「患者」と「さん」をとって表現しています）。

＊マッサージ師の手技等は、日本の法制度にあわせてすべて「施術」という表現を使っています。

＊本文については、著者の表現を可能な限り正確に日本語に訳すことに配慮しました。しかし、日本との法制度の違い等によって誤解を生じる可能性のある記述については、訂正、補足（例えば「米国では」等）、注釈を加えています。

ただし、最後の「用語集」についてはその特殊性から特に断りを入れずに監訳者が追記した箇所があります。

監訳者　本間生夫
　　　　小岩信義

監修者

ローラ・アレン BA, MS, NCMBT
Laura Allen, BA, MS, NCMBT
Thera-ssage
ノースカロライナ州ルーサーフォードトン

ロレーヌ・ベルテ RN, LMT
Lorraine Berte, RN, LMT
ダウンイースト・スクール・オブ・マッサージ
メイン州ブランズウィック

カレン・カシアト LMT
Karen Casiato, LMT
オレゴン州ポートランド

メアリー・ダカン PhD
MaryDuquin, PhD
ペンシルベニア州ピッツバーグ
ピッツバーグ大学
ヘルス・アンド・フィジカル・アクティビティ科 准教授

メアリー・アン・フォスター BA, CMT
Mary Ann Foster, BA, CMT
コロラド州ボルダー
ボルダー・カレッジ・オブ・マッサージ・セラピー

もくじ

はじめに iii
謝辞 vi
監訳者の序 viii
監訳作業を行うにあたって ix

Chapter 1
コンフォート・タッチとは 1

Chapter 2
健康、病気、喪失感、悲嘆を理解する 13

Chapter 3
クライアントへのアプローチ 29

Chapter 4
コンフォート・タッチの原則 ─ SCRIBE 51

Chapter 5
コンフォート・タッチのテクニック 73

Chapter 6
コンフォート・タッチを行う上での注意 99

Chapter 7
ヘルスケアシステムにおけるコミュニケーションと記録 131

Chapter 8
ケアする人の自己管理 145

Chapter 9
コンフォート・タッチプログラムの開発・運営のガイドライン ... 159

付録A　感染症対策：標準的予防策、普遍的予防策 171
付録B　アロマ（香料）の併用：注意点と考慮すべき点 175
付録C　推薦資料：英文文献リスト 179
用語集 185
索引 193

1

コンフォート・タッチとは

- 人間が経験するタッチの力と意義
  - タッチと感覚
  - 知覚と記憶
- コンフォート・タッチの定義と説明
  - コンフォート・タッチの原則（SCRIBE）
  - コンフォート・タッチのテクニック
- コンフォート・タッチの適応
  - コンフォート・タッチが有効となる対象者
  - コンフォート・タッチが行われる場所
- コンフォート・タッチと身体組織への効果
- コンフォート・タッチの効果
  - 身体的側面に対する効果
  - 心理・感情的側面に対する効果
- 施術を始める前に行う質問

> 「私が人間であり、あなたと親しいことを証明できるのは、触れるという行為だけである」
> アン・U・ホワイト

　コンフォート・タッチは、高齢者や病を持つ方の身体的側面や感情的側面のニーズを考慮したマッサージのアプローチ法であり、深いリラクセーションと痛みを和らげる技術を通して、患者さんに心地よさをもたらすことが主なねらいです。マッサージが一般の人々に普及するにつれ、通常のマッサージでは不快に感じたり、組織が傷ついたりする恐れのある人々に対して、触れることの効果が注目を浴びるようになりました。コンフォート・タッチのテクニックは、ホスピス、病院、長期ケア施設や家庭など様々な環境で、マッサージ師や他の医療従事者が安全に行うことができます。これからご紹介する概念に従えば、マッサージの一般施術においても、総合的な効

果の質を高めることができるでしょう。

人間が経験するタッチの力と意義

　人間の赤ちゃんは触れられなければ生きていけません。口と消化器官を通して栄養を摂取する以前に、触れられることによって安らぎを感じ、育まれるのです。出産直後の母親は本能的に赤ちゃんを自分の体に引き寄せ、抱きかかえ、ぬくもりを与えて守ろうとします（●1-1）。

　触覚は人が生まれてから最初に発達する感覚です。皮膚による体験を通して新生児は周囲の世界を学びます。他の感覚—味覚、聴覚、視覚、嗅覚が発達しても、触覚は成長期の子どもと世界との重要なコミュニケーション手段であり続けます。そして、人生の終わりに近づくにつれ、人間の能力はその逆の道をたどります。視力、聴力や味覚が衰えても、触覚は外界と人を結ぶ主な手段として残ります（●1-2）。

　人は生きている間に様々な形で触覚を経験します。触覚システムの感覚や知覚は周囲の物や人についての情報を与え、人間として豊かで多様性にあふれた経験をする助けとなります。また、人は触れられることで癒されます。触れ合いは、思いやりや愛情を表す手段なのです。触れることはス

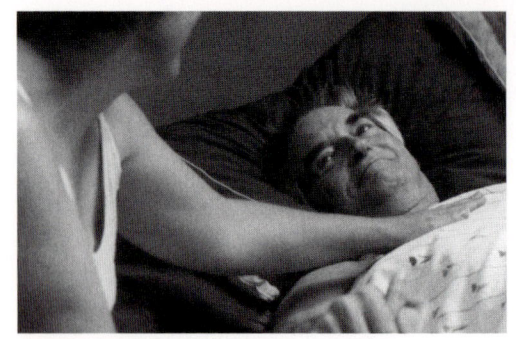

●**1-2　ホスピスの患者さん**　死期が近い男性の患者さんのそばに寄り添い、元気づける女性。

ポーツや遊びの欠かせない要素として存在し、触れることで私達は、運動の際に力を発揮したり、コントロールしたりできるようになるのです。また、病気の評価や診断、治癒を促すためにも用いられます。

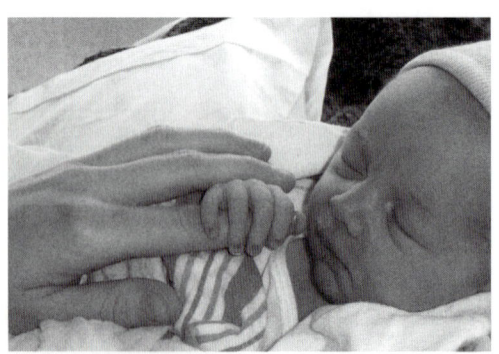

　社会的、文化的、そして宗教的な背景によって、触れることに対する考え方や価値感は様々です。子どもの時に家族との間で触れるということをどのような場面で行っていたか、あるいは、どれだけ経験したかということが、大人になってからの他人との関わり方の基礎をつくります。さらに、親戚や友人などの社会的ネットワークにおける経験が、他人に触れることに対する人の考え方を左右します。触覚は喜びの経験になるとともに、苦痛や不快感を与えることもあるのです。

タッチと感覚

　人間のタッチの経験と触覚についてさらに理解を深めるためには、人間が触れられることをどのように感じ、知覚するかについて理解する必要があるでしょう。感覚とは、刺激、即ち環境の変化に反応し、その入力刺激を神経インパルスに変換する役割を持った、特殊化した受容器と感覚器官への入力によって生じる身体感覚です。神経

●**1-1　母親と赤ちゃん**　タッチは母親と新生児の双方に安堵感を与えます。

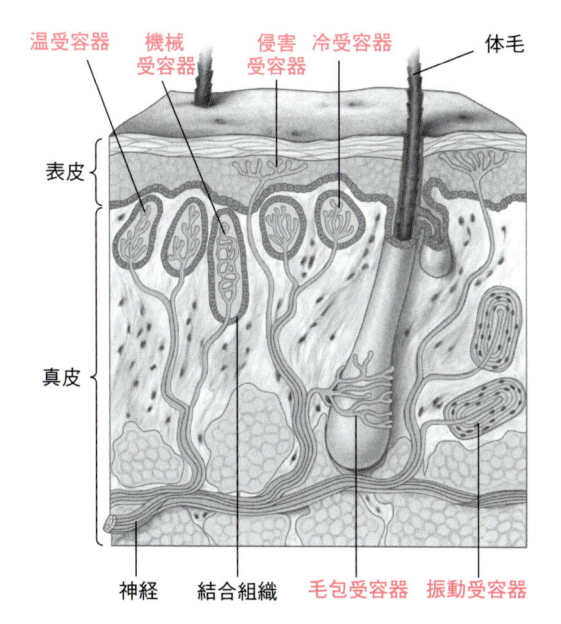

図 1-3 皮膚の感覚受容器 ラベル: 温受容器、機械受容器、侵害受容器、冷受容器、体毛、表皮、真皮、神経、結合組織、毛包受容器、振動受容器

● 1-3 皮膚の感覚受容器 人間の皮膚全体には痛み、温・冷覚、圧迫、あるいは振動を感じるための特殊な受容器が存在します。これらの受容器に刺激が加わると、そのインパルスが神経伝導路を通り、脳に送られ、そこで感覚が生じます。

インパルスは神経伝導路を通り、脳に伝えられ、脳の領域がその神経インパルスを感覚に変えるのです。

神経終末や特殊化した触覚受容器のネットワークを豊富に持つ皮膚によって人間は痛覚、圧覚、振動覚、温度覚を体験するのです（● 1-3）。痛みを感じる受容器は侵害受容器と呼ばれ、最も数が多く、全身に存在します。

知覚と記憶

知覚とは感覚刺激が意識的に感知されることです。触覚が私たちを取り巻く世界へのアクセスポイントを提供する一方で、知覚には複雑なプロセスが存在し、脳と神経系、内分泌系、それらのシステム内に存在する神経化学的反応など、全身のシステムが関係します。触覚が伝える情報は生物の安全のために欠かせません。例えば、痛覚のおかげで、高熱や圧迫などの組織を損傷させ、人体を負傷させる原因から身を引く反応を起こすことができるのです。

神経系に刻み込まれた記憶と脳による解釈の仕方は、触覚受容器がキャッチした情報の知覚に関与しています。つまり、タッチに対して受け手が持つ期待や受け入れる度合いに応じて、タッチの感じ方は影響を受けるのです。過去に感じた喜びや痛み、外傷の記憶が現在の知覚を決定しています。視覚や聴覚など他の感覚から入る情報もタッチの知覚に影響を与えます。例えば、人に触れる時に安心できるような言葉を発することで、触覚に新たな意味が加わるのです。

学習は新たな情報に適応するプロセスです。経験を繰り返すことで強められた知覚は、永久的な痕跡として残ります。幼少期に神経の伝導路が使われれば使われるほど、髄鞘化と呼ばれるプロセス（神経線維が絶縁される過程）によって興奮伝導が向上します（訳注）。このようにして、私たちの基本的な知覚パターンと環境に対する反応が形づくられるのです。好み、嗜好、恐怖心や外的世界に対する関わり方を始めとするこれらのパターンは、子どもの頃にほぼ形成されます。神経伝導路の新たな髄鞘化によって、それらを変えることは可能ですが、最初に形成された神経回路は残ります。

人に触れるという行為は、相手の神経系と記憶にアクセスし、タッチが提供する入力情報を通して相手に影響を与えることにつながります。この新たな入力情報は、過

（訳注）出生後の学習や記憶過程を支えている神経科学的な基盤としては、「髄鞘化」のプロセスとともに、シナプス部分の伝達効率の可塑的な変化（長期増長や長期抑圧）やシナプスの数の変化（刈り込み現象）等も重要と考えられている。

去の知覚を強めることがあれば、新たな知覚と記憶をつくり出すこともあります。例えば、入院している患者さんが心地よいタッチを受けている時、その経験が子どもの頃、親にやさしく触れられた記憶をよみがえらせるかもしれません。他の例としては、痛みを伴う医療処置を受けている患者さんのつらい経験を、心地よいタッチが和らげることもあります。新たな入力情報が患者さんの知覚や精神的な充足感を変えてくれるかもしれないのです。

　神経システムへの刺激は、身体の様々な化学的反応に作用することも知られています。タッチは体内で生成される天然の化学物質を放出させ、喜びや痛みに対する知覚に影響を与えます。例えば、身体がつくり出す天然の痛み止め薬であるエンドルフィンの生成を促します。また、人とのきずなや連帯感を感じさせるホルモン、オキシトシンの生成も促進します。反対に、痛みを伴う刺激は副腎から不快感、恐怖感や不安に関係するエピネフリンを放出させます。

コンフォート・タッチの定義と説明

　コンフォート・タッチは高齢者と病を持つ方に安全で適切、かつ効果をもたらすように組み立てられた、人を育むようなスタイルのマッサージです。クライアントのニーズに応じて適用でき、車いすや標準的ないす、リクライニングチェア、医療用ベッド、あるいは家庭用ベッドでも行うことができます。ローションやオイルを必要としないため、患者さんは着衣のままで行えます。

コンフォート・タッチの原則 (SCRIBE)

　コンフォート・タッチの方法は「SCRIBE」という6つの原則、すなわち、S（Slow：ゆっくり）、C（Comforting：心地よく）、R（Respectful：相手を尊重して）、I（Into Center：中心に向けて）、B（Broad：広範囲に）そしてE（Encompassing：包み込むように）で表されます。施術のリズム、施術のねらい、施術中の態度、そして技術について、常にこの原則に従って行います。

　ゆっくりとしたリズムで行い、タッチを受ける人を心地よい気持ちにすることが施術のねらいです。相手を尊重する態度を保ち、触れている身体部位の中心に向けて垂直に押圧します。通常は、身体部位の広範囲にわたり、手掌全体を使って包み込むように押圧します。施術相手を落ち着かせて心地よい感覚を与えるために適切な力加減で行うよう、特に注意しましょう（これらの原則に関してはChapter 4を参照してください）。

コンフォート・タッチのテクニック

　コンフォート・タッチで使用される特有のテクニックは、アジアのボディワークである指圧や経穴療法から派生し、インテグレイティブ・マッサージやボディエネルギー・セラピーの影響も受けています。身体エネルギーの通り道とされている東洋の経絡理論と解剖学をふまえたコンフォート・タッチは、安全で人を育むように触れます。やさしいタッチでありながら、しっかり入念に触れてほしいという人の欲求を満たしてくれます。

　大半のマッサージ師養成学校のカリキュラムの基礎となっているスウェーデン式マッサージのテクニックは、高齢者や病を持つ方、身体的あるいは精神的に過敏になっている人に対しては禁忌であるかもしれません。例えば、軽擦法（滑らせる）、

ペトリサージュ法（揉む）、叩打法（叩く）は皮膚を傷つけたり、繊細な組織にあざをつくったりすることがあるからです。経穴療法から派生したコンフォート・タッチでは、クライアントに痛みや不快感を与える恐れのある、母指や四指による強い押圧を行いません。

インテグレイティブ・マッサージからは、ゆっくりと心地よいリズムのタッチと、ホリスティックに人間を捉えることを重視するという要素を取り入れました。様々なボディエネルギー・セラピー（タッチ・セラピー、アチューンメント、レイキ、ポラリティ・セラピー）は、体内の微エネルギーの理解と気づきを促し、クライアントを尊重する態度と目的意識をもって癒しの環境をつくることを大切にしています。

コンフォート・タッチは「軽いタッチ」や「非接触」ではありません。タッチを受ける人に最大のリラクセーションと効果をもたらすために、特定の一貫した適応があります。

非接触のヒーリング治療で効果の可能性がある患者さんについては Chapter 5 で詳しく述べます。

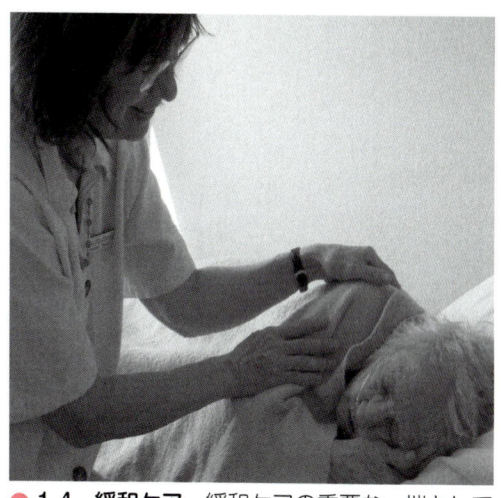

● 1-4　緩和ケア　緩和ケアの重要な一端としてコンフォート・タッチが高度看護施設の女性高齢者に行われている様子。

コンフォート・タッチの適応

コンフォート・タッチは様々な環境で幅広い層の人に行えるマッサージ法です。心地よさに重点を置いたこの方法は、通常医療の補完療法として、また身体的苦痛、精神的苦痛を和らげるための一次的手段として用いることができます。高齢者や慢性疾患を持つ患者さん、あるいは終末期の患者さんに対するコンフォート・タッチの概念

実践のヒント

「楽な姿勢で」

コンフォート・タッチを行う時、あなた自身が楽な姿勢で行うことが重要です。クライアントのニーズに気を配るのと同じく、自分の姿勢、呼吸と体のメカニクスを効率よく使うことに注意を払わなければなりません。もし、あなたの体のどこかに違和感があり、心地悪ければ、クライアントはそれを感じとり、あなたのタッチを心から楽しむことができないかもしれません。

手技を始める前に、数回、大きな深呼吸をしてください。背筋を真っすぐに伸ばし、肩の力を抜いて腕は身体の両脇に自然に下ろしましょう。あなたの体がリラックスしていれば、触れる相手にもそれが伝わり、両者が互いに満足する経験ができるでしょう（Chapter 3「施術者の体勢パターン」の具体例を参照してください）。

は緩和ケアの考え方に似ています。緩和は根本的な疾病あるいは外傷を治すことに焦点を当てるのではなく、症状を緩和することが目的です。患者さんの生活の質を高める他の治療法や処置、薬剤の適切な使用により痛みをコントロールすることが含まれます。相手を尊重し、思いやりに満ちた雰囲気で、患者さんに身体的、心理的、社会的、そしてスピリチュアルな意味で満足のいくよい状態をもたらすことに重点を置いているのです（●1-4）。

コンフォート・タッチが有効となる対象者

- **高齢者** 高齢者に特有なニーズは、老化による機能障害とそれに伴う生理的な変化によって決まります。
- **慢性身体疾患患者** 下記の症状や疾病を持つ人が含まれますが、下記がすべてではありません。心臓病、がん、脳卒中、糖尿病、肺疾患、腎臓病、多発性硬化症、関節炎、パーキンソン病、筋萎縮性側索硬化症（ルー・ゲーリック病）、HIV/エイズ、線維筋痛症[1],[2]。
- **終末期患者** コンフォート・タッチは病気の末期と診断された患者さんの身体的および心理・感情的な支えになるでしょう。病気のどの段階においても行うことができ、死期が近づいた患者さんのニーズの変化にも対応が可能です。
- **アルツハイマー病と他のタイプの認知症の患者** 身体的には健常である場合や、身体的疾患から認知症を起こしている場合もあります（例：血管性認知症など）[3]。
- **急性疾患患者、外傷患者** コンフォート・タッチは急性疾患やけがによる苦痛を和らげることができ、よい状態に回復す

る手助けをします。
- **手術前後の患者** コンフォート・タッチは手術を控えた患者さんの心を落ち着かせることができます。手術後にはシンプルな施術で痛みを緩和し、回復を促すでしょう。
- **脊髄損傷患者、閉鎖性頭部外傷患者** 急性の段階から長期のリハビリ期間に至るまで、コンフォート・タッチは痛みや不眠症の軽減、または感情的支えとして治療計画の一端を担うでしょう。

コンフォート・タッチが行われる場所

コンフォート・タッチは様々な環境で行うことができます。このマッサージのアプローチ法の対象者の多くは遠方へ出歩くことが難しいため、必然的に施術者が彼らの自宅に出向いて施術することになるでしょう。コンフォート・タッチは特殊な器具を必要としないため、クライアント本人のベッドや病院のベッド、車いす、あるいはリクライニングチェアなどでも行うことができます。コンフォート・タッチは下記の場所で行われています。

- **病院、医療施設** 手術前後の専用病棟、心肺ケアユニット、がん治療センター、周産期集中治療室など、患者さんは様々な病棟にいるため、担当医師あるいは病院職員の許可が必要になるかもしれません。
- **ホスピス・ケアセンター** 終末期の患者さんの緩和ケアの1つの方法として、入院病棟でコンフォート・タッチが用いられています。
- **在宅ホスピスケアサービス** 在宅ケアサービスの業者が終末期の患者さんの緩和ケアの1つの方法としてコンフォート

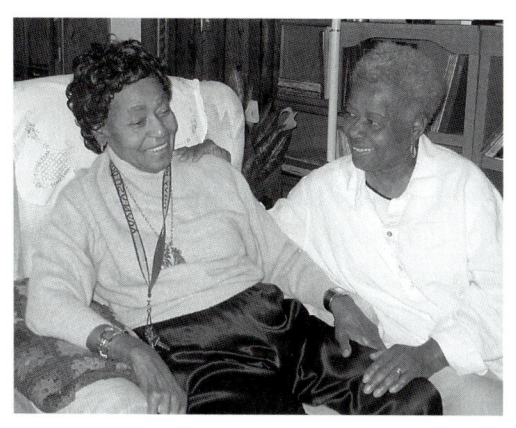

●1-5 ホームヘルスケア 訪問看護師からコンフォート・タッチを受ける認知症の高齢女性。

- **高齢者療養施設** 高齢者のニーズに対応した集合住宅で、住居スペースは世帯ごとに分かれています。マッサージセラピストは入所者個人と雇用契約を結ぶことになるでしょう。
- **高齢者センター** 通常、地域の集会所で、男女の高齢者が食事、社会プログラム、教育プログラムや健康プログラムを楽しむ場所です。施設内の特別な治療室でマッサージが行われることがあります。
- **リハビリテーションセンター** 外傷や手術を受けた人々を回復させるための施設で、コンフォート・タッチは理学療法や作業療法の補助的な治療法となることがあります。

・タッチを行っています。施術は患者さんの自宅で行います。
- **在宅ケアサービス** 在宅ケアサービスの業者が行っている慢性疾患の患者さんに対するケアにコンフォート・タッチを組み込むことができます（●1-5）。
- **高度看護施設、介護施設** 入所者は看護スタッフによる様々なレベルの助けが必要です。マッサージは入所者個人に依頼される他に、介護施設の入所者のグループや施設のスタッフと雇用契約を結ぶことになるでしょう。

コンフォート・タッチと身体組織への効果

高齢者や病を持つ方には、しばしば著しい筋肉の衰えや筋肉組織の萎縮が見られます。筋肉の緊張への効果を常に考え、筋肉に対するマニュピュレーションやストレッチなどを通常行っている施術者にとって、これは不安材料となります。施術者は筋組織のマニュピュレーションがこのマッサージ

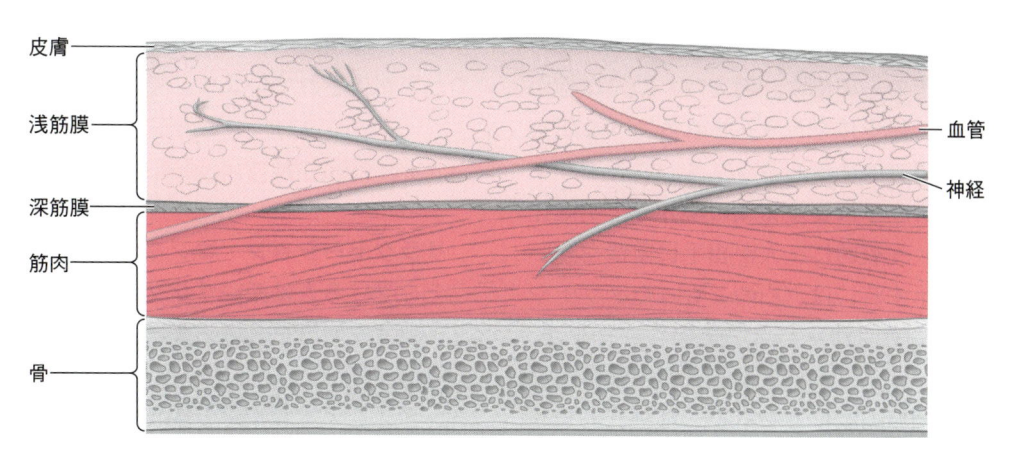

●1-6 組織層 コンフォート・タッチの触れることによる温もりと広範囲の圧刺激は、皮膚、浅筋膜、深筋膜と筋組織に影響を与えます。

の一次的目的でないことを理解しなければなりません。さもなければ、弱くなった組織に損傷を与える恐れがあります。

コンフォート・タッチは浅筋膜の構造と機能を含む身体組織すべての層の相互関係に働きかけます。脂肪組織と疎性結合組織からなる浅筋膜は皮膚のすぐ下にあります。厚さは一定ではなく全身を覆い、そして深筋膜、筋肉とその下の臓器を隔てて守っています。浅筋膜は脂肪と水分を蓄え、神経、血管とリンパ管の経路の役目も果たしています（●1-6）。

コンフォート・タッチでは、広範囲に触れている部位の中心に向けて包み込むような押圧をすることが重要となります。この点を押さえてうまく施術することで、浅筋膜の基質を構成する体液を通してやさしく温めて流れを良くします。施術者の手から放出される熱は、結合組織の体液を通して伝わり、毛細管の血液とリンパ液の流れを良くします。このプロセスはクライアントをリラックスさせるだけでなく、ぬくもり、安堵感等の心地よさを生み、体液循環を促進します。人が触れた時の心地よいぬくもりは、人にとって最も根本的な生きていこうとする本能に働きかけます。

コンフォート・タッチを行うことによって直に感じることができるもう1つのものが、圧そのものです。例えば、幼児は抱かれると、体全体を包み込まれるような圧を感じ、精神的に落ち着きます。このような性質のタッチは安全領域の境界線を明確化します。一般的に、人が相手に愛情や思いやりを示す時には、心のこもったタッチや親しみにあふれたハグが交換されますが、コンフォート・タッチは、人間の基本的な欲求の価値や重要性を考慮した触れ方を施術として技術的に優れた形に適応させた方法です。

身体組織は個々に活動しているわけではありません。触れることでインプットされた情報は全身のシステムに影響し、これを構成する身体組織にも作用します。例えば、筋肉の緊張がほぐれた時の感覚はメカニカル・マニピュレーションによって直接起こされるわけではありません。皮膚と結合組織の神経受容器が脳にインパルスを伝え、脳が物理的な接触を好ましい感触であると解釈し、それが副交感神経系に作用し、身体のリラクセーション反応を引き起こすのです。

コンフォート・タッチの効果

コンフォート・タッチは、特殊な治療台を必要としないため、ロジスティックの観点から導入が簡単です。患者さんの家や医療施設など、患者さんが最もリラックスする場所で行えます。また、従来のマッサージのように患者さんは脱衣する必要がありません。そのため、肌を見せないための目隠しの配慮や脱衣場、ドレーピングなどの心配をする必要もありません。

医療の専門家や介護をする家族と施術を受ける人々から、コンフォート・タッチがマッサージ法として、身体的側面とともに心理的、感情的側面に数多くの利点があることが報告されています。

身体的側面に対する効果

- **リラクセーション**　コンフォート・タッチを受ける人は深いリラクセーションの喜びと安堵感を経験します。身体的、感情的、精神的な多くの面でリラクセーションを得ることができます。

- **痛みの軽減**　コンフォート・タッチは神経システムを鎮静し、落ち着かせる効果

があり、痛みを和らげます。心地よい感覚の情報が痛みを喜びの感覚に変え、痛覚を遮断するのです。

- **全体と特定筋肉の両方または一方の緊張をリリース** ある特定のテクニックは筋肉の緊張を和らげます。筋肉の緊張はオーバーユースや、座りがちなライフスタイルで筋肉をあまり使用しないことが原因で起こります。
- **血液とリンパ液の循環改善** マッサージは局所的な血液とリンパ液の循環を促し、身体の細胞レベルへ栄養を送る手助けをします。このプロセスの結果、生体の化学反応を調整し、回復を速めます。
- **柔軟性の増加** 結合組織を温め、筋肉の緊張をほぐして体液循環をよくすることは、身体的可動性の改善につながります。
- **呼吸の改善** 筋肉のリラクセーションと神経システムの鎮静化によってゆったりとした深い呼吸を促します。手足にある特定の押圧ポイント（ツボ）を押すと鼻づまりが軽減されます。
- **食欲と消化機能改善** コンフォート・タッチによる穏やかな刺激は食欲、消化と排泄に効果をもたらすでしょう。
- **睡眠の質の向上** 緊張、痛みや不安から解放され、良質な睡眠が得られます。
- **エネルギーと精神的敏捷性の増加** コンフォート・タッチは身体と心をリラックスさせますが、しばしば、活力も与え、身体的敏捷性と精神的敏捷性の両方を高めます。

心理・感情的側面に対する効果

- **人に触れられることの心地よさと安堵感** タッチは他人から大切に思われていることを知る1つの手段です。医療施設でも、あるいは自宅でも、真心をこめて触れられることで、人間として最も基本的なニーズを満たすことができるのです。
- **不安・恐怖・苦痛の軽減** 心地よいタッチは日常生活の様々なストレスから人を解放してくれます。しばしば恐怖心や不安は、身体的痛みや感情的な苦痛、病気や苦悩をもたらします。恐怖心自体がしばしば、二次的な痛みや緊張を引き起こす原因にもなります。その痛みがさらに恐怖心や不安を生み、それがさらに痛みを強めます。心地よいタッチはこの悪循環を断ち切り、クライアントが自分の身体的、感情的状況をきちんと把握し制御していると感じられるようにします[4]。
- **安心感と自信の増加** コンフォート・タッチの継続的なコンタクトや押圧は安心感や自信を高めます。痛みや喪失感を伴う病気や老化による恐怖心の多くは、将来の不透明感や未知に対する恐怖心から起こります。コンフォート・タッチは次に何が起きるかクライアントが容易に予想でき、触れられると心地よいぬくもりを感じることがわかっているため、クライアントが不安を感じることなく、最初から最後までリラックスすることができます。
- **うつ状態からの解放と自尊心の向上** タッチの穏やかな刺激は人を前向きな姿勢に変えるでしょう。クライアントは誰かが自分のことを気にかけ、そばにいようとしていることを知り、気分が明るくなります。触れられることで人としての重要性を感じ、信頼感と希望を持とうという気持ちが高まります[4]。
- **コミュニケーション** タッチは言葉を使わずに他の人とコミュニケーションできる貴重な手段です。さらに効果的で楽しい会話のきっかけにもなります。

体験談

「シンプルに」

　私はホスピスのマッサージプログラムのスーパーバイザーとして、コンフォート・タッチの施術者たちから数々の体験談を聞く機会があります。

　学生のアイビーはコンフォート・タッチの研修を終えたばかりのマッサージ師のインターンでした。彼女が最初に与えられた仕事は85歳でアルツハイマー病と診断された女性、ジュアニータに会うことでした。この女性の患者さんを満足させる力が自分にあるのか、アイビーは最初は不安に感じていました。ジュアニータはケアをする人たちとコミュニケーションするのが難しい状態だったのです。

　最初の訪問で、リクライニングチェアに座ったジュアニータに、アイビーは自分が学んだコンフォート・タッチの広範囲を包み込むような押圧テクニックを用いて、やさしく、同時にしっかりとしたタッチで彼女の腕や足に触れました。するとジュアニータは、「すばらしいわ。あなたは最高ね」と喜びの気持ちを表したのです。アイビーが触れている間、リラックスして時々眠りに落ちることもありました。そして初めての訪問でアイビーに「あなたは今までで一番上手な人」と言いました。

　その後の訪問で、アイビーはジュアニータとのコミュニケーションが深まるのを感じました。ジュアニータは身体的にも精神的にも衰弱していましたが、触れられている時だけは、ちゃんと反応を示しました。アイビーはテクニックを正しく組み合わせてもっと何かできるのではないかと考えました。ある日、ジュアニータのもろくなった腕にマッサージをしようとして腕をとると、「シンプルにしてね」と言われたのです。この言葉を聞いた彼女はジュアニータの手をとり、ただ自分の手に重ね合わせました。そして、ふたりは目と目を見つめ合いました。アイビーはジュアニータの手を握りながら、自分の体もリラックスしていくのを感じ、何度も「ありがとう」と言う声を聞いたのです。

　アイビーは「私はホスピスで働くのが大好きです。何かをしようと気張らなくてよく、ただそばにいるだけで十分に相手を癒せるのです。時間はあっという間に過ぎます」と私に語りました。彼女は患者さんを治したり変えたりしようとせずに、心地よさを感じてもらいたいという純粋な気持ちで患者さんに触れていました。この患者さんから彼女は「シンプルに」という言葉が持つ知恵を学んだのでした（●1-7）。

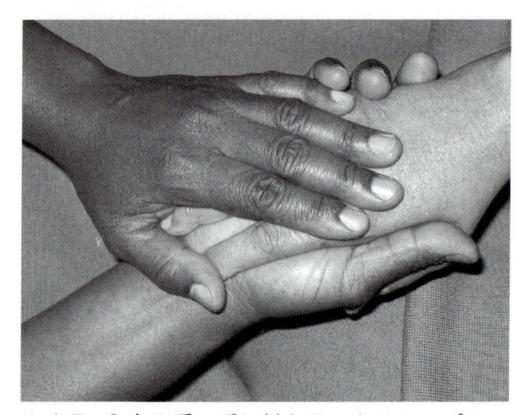

●1-7　**2人の手**　手に触れることはシンプルです。しかし、相手に心地よさを与える大きな力となります。

● 施術を始める前に行う質問

　コンフォート・タッチを始めるに当たり、下記の質問について考えてみてください。

1. 医療分野において、どのような経験をしたことがありますか。施術者としては？ また、患者さんとしては？

2. マッサージの分野において、どのような経験をしたことがありますか。施術者としては？　また、患者さんとしては？
3. タッチに関してどのような経験をしたことがありますか。
   a. 最初に触れたものが何か、覚えている範囲で答えてください。子どもの頃、最もうれしかったタッチの経験は？大人になってからはどうですか。
   b. 子どもの頃、苦痛に感じたタッチの経験はありますか。大人になってからはどうですか。
   c. 触覚を通して周りの世界をどのように学びましたか。
   d. どのように触られるのが好きですか。友達や家族に触れられるのはどうですか。医療従事者に触れられるのはどう感じますか。
4. どのような方法で気持ちを落ち着けるのが好きですか。これまでの人生において、触れ合い以外で、どのような方法で他の人に心地よさを与えたことがありますか。
5. 高齢者または病を持つ方とどのくらいの時間を過ごしていますか。それらの人々と関わる時、あなたはどのような役割を果たしていますか。
6. これまでどのような医療機関にいましたか。どのような場所や環境が最も居心地よく感じますか。最も居心地が悪いのはどこですか。
7. コンフォート・タッチの最大の利点は何だと思いますか。身体的な利点は何ですか。感情的な利点は何ですか。
8. なぜ、あなたはコンフォート・タッチを学ぼうと考えているのですか。個人的に、また専門家として役立てるために、何を学びたいと思っていますか。

この章のまとめ

- 幼少期から老年期に至るまで、触覚は周囲の世界とのつながりとコミュニケーションのための強力な手段であり、知覚や記憶、他人との関係への重要な扉なのです。

- コンフォート・タッチは、高齢者や病を持つ方の身体的および精神的なニーズを満たす、安全で、適切、かつ効果的に組み立てられた、人を育むようなスタイルのボディワークです。施術のリズム、施術のねらい、施術中の態度、そして技術について、常に6つの原則（SCRIBE）を守って施術します。

- コンフォート・タッチは、高齢者、慢性疾患の患者さん、終末期の患者さん、外傷を受けた患者さん、妊婦、出産後の女性、乳幼児、子ども、心的外傷や精神疾患に苦しむ患者さんを含め、幅広い層の人に効果を発揮します。また、人を育むようなタッチの効果を感じる健康な人にも有効です。

- コンフォート・タッチは、病院、ホスピス、高度看護施設、自宅など様々な場所で行うことができます。病院のベッド、車いす、リクライニングチェア、あるいは自宅のベッドの上でも行えます。

- コンフォート・タッチは全身の組織のつながりを高めます。筋肉のマニピュレーションは行わず、手のコンタクトで伝わるぬくもりや広い範囲に包み込むような押圧を加えることで、リラクセーション効果を生み出します。

- コンフォート・タッチは多くの身体的および心理的・感情的側面に対する効果を生みます。すなわち、リラクセーション、痛みの軽減、血液とリンパ液の局所的な

循環促進、睡眠の質の改善、不安の軽減および、うつ症状の改善などです。

参考文献

1) Beider S. An ethical argument for integrated palliative care [monograph online]. Oxford University Press, eCAM; 2005.
2) UF pilot study shows massage, relaxation reduce sickle cell anemia pain. University of Florida News. September 25, 2000.
3) Yang M-H, Wu S-C, Line J-G, Lin L-C. The efficacy of acupressure for decreasing agitated behavior in dementia: a pilot study. J Clin Nurs. February 2007; 16(2):308-315.
4) Moyer CA, Rounds J, Hannum JW. A meta-analysis of massage therapy research. Psychol Bull. 2004; 130(1):3-18.

推薦図書

Aydede M. An analysis of pleasure vis-à-vis pain. Philosophy and Phenomenological Research [serial online]. 2000; 61(3):537-70.

Grant KM. Myth and musings. Massage Today. September 2001; 1:09.

Juhan D. Job's Body: A Handbook for Bodywork. 3rd ed. Barrytown: Station Hill Press; 2003.

Montague A. Touching: The Human Significance of Skin. 3rd ed. New York: Harper & Row; 1986

Pert C. Molecules of Emotion: The Science Behind Body-Mind Medicine. New York: Simon and Schuster; 1997.

2

健康、病気、喪失感、悲嘆を理解する

健康と病気の概念
　ホメオスタシス
　病気
　健康とウェルネス－変化への適応

コンフォート・タッチと医療モデル
　癒しと治療
　医療の定義
　補完医療としてのコンフォート・タッチ
　人を育む基本的な経験としてのコンフォート・タッチ

疾病や老化に伴う身体的および
心理社会的問題
　老化に伴う身体的問題
　慢性疾患に伴う身体的問題
　老化と病気に伴う心理社会的問題

ビリーブメント－悲嘆と喪失感への対応
　悲嘆を喪失感への反応であると理解する
　悲嘆のサイクル
　悲嘆表出の変化
　変化への適応

> 「健康とは変化への適応能力である」
> 　　　　　　　　　　　　作者不明

　健康とは身体的、精神的あるいは感情的に異常がない完全な状態です。英語で「健康」を表す Health は「完全」という意味の「Whole」と同じ語源から由来しており、一般的に病気や異常の徴候がなく、最適な機能を果たしている人の状態を表します。

　人は老化によって、若い頃の身体的および精神的な能力を失い始めます。特定の病気や外傷により、あるいは一般的な生理学的衰退により、やがてその機能を失います。しかし身体的な能力と精神的な能力の両方あるいは一方が衰えても、年齢と経験を積み重ねることで知恵と強さが培われます。その点を鑑みると、高齢者や病を持つ方など特定グループの人に関して客観的に健康を言い表す定義は存在するのでしょうか。

健康と病気の概念

　歴史の流れや現代文化の発展とともに、新たな情報が人体への理解を変え、健康と病気に対する考え方は多様化を遂げました。例えば現在では血液が心臓、静脈と動脈などのシステムを経由して体中に循環していることは、当然のように知られています。この知見は、17世紀にウィリアム・ハーベイが唱えましたが、これによって今日の医学の土台である、個々の特殊なシステムが相互に作用しながら人体を形成しているという認識が導かれました。また、健康を理解するには個人の感情的側面と精神的側面の評価が欠かせません。人は仕事や社会的対人関係を通して他人と関わっているため、精神的な充足感を保ちながら社会的に機能する能力があって初めて、精神面が健康であると言えるのです。

ホメオスタシス

　人体は多くのシステムから形成されています。運動、代謝、感覚、循環、免疫、呼吸、生殖、排泄などの複雑なシステムの機能が相互に関わり合っています。これらすべてのシステムとそれをコントロールする化学的および神経的プロセスのバランスがとれた状態を、ホメオスタシスと呼びます。身体の一部に起きた変化は全身に影響を及ぼすため、人体は絶えず調整を行いながら機能を正常に保ち、物理的および社会的環境のニーズや要求に適応します。変化への適応は、人類が多様性に富む経験や表現力を通して成長するために必要な能力なのです。

病気

　健康が人体機能の正常な状態を示すならば、病気はその機能の乱れとしてとらえることができるでしょう。病気には風邪やインフルエンザなどの急性で一時的なものや、ぜんそくや心臓疾患といった慢性のものがあります。急性の病気や外傷は人体のバランスを崩し、一時的に日常活動をストップさせるかもしれません。慢性の病気も日常活動に影響を及ぼすかもしれません。しかし、治療的な介入とライフスタイルの改善の両方またはどちらか一方によって、人は変化に適応し、このような病気があっても満たされた人生を送り続けることができるでしょう。

健康とウェルネス─変化への適応

　多くの人は健康を当然のように考え、病気とは無縁に仕事や社会的活動を楽しんでいます。一方、遺伝的要因、病原体、環境有害物質や外傷などの様々な要因によって健康状態に影響を受けている人もいます。そのような人々は健康状態の限界に対処することに必死で、健康を取り戻すことは、はるか遠くのゴールのように思えるかもしれません。さらに、現在の身体的・精神的状態をトータルで考えた場合に、およそ健康であると考え、この精神的機能レベルと身体的機能レベルの両方あるいは一方を最適に保とうとすること、即ちウェルネスの考え方が健康の定義だと考える人もいます。
　健康の定義は文化的背景、社会的ネットワーク、物質的資源、個人的な期待や願望などと複雑に絡み合っており、個人差があります。「若くて健康」という表現はよく使われますが、「高齢な上に健康」あるいは「健康な糖尿病の患者さん」という表現

を使う人は少ないでしょう。健康とは客観的には経験できない主観的な概念であり、究極的には年齢や生活環境、病気や外傷などで生じた変化への適応力を指すのです。

十分なサポートを得て状況に適応できれば、重い病を抱えた方や障害を持つ方でも精神的な充足感を感じることができます。家族や友人、地域社会、あるいは社会システムや医療システムなどからサポートを得られるかもしれません。コンフォート・タッチは人に健康な状態を経験させる1つの手段であり、身体的な疾病や問題を抱えていても人間としての潜在能力と価値があることを肯定する機会を与えるのです（● 2-1）。

コンフォート・タッチと医療モデル

癒しの手段であるマッサージとボディワークの起源は古代にさかのぼり、その後主流となった現代の科学的医療の脇役として発展してきました。現代医学は人体の解剖学と生理学の理解を基礎として発展し、次々と進歩した治療法を生み出しましたが、その一方で、マッサージやボディワークなど代替医療や補完医療の効果に期待を寄せる人も大勢います。高齢者や病を持った方に対して安全で、適切かつ効果的なコンフォート・タッチは、医療現場で行うボディワークにぴったりの方法です。

癒しと治療

マッサージやボディワークの施術者は「癒し」と「治療」という言葉に含まれる意味の違いを理解しなければなりません。「治療」は、健康状態の回復や人を病気ではない状態に戻すことを意味します。人をむしばむ病気と症状に対する治療法を発見できるのでは？という期待をもとにして、多くの社会的資源が治療法の開発に注がれてきました。患者さんの苦痛を和らげることと病気を治療することの両方またはいずれか一方の目的のために、効果のある薬剤や治療方法を見つけようと世界中の研究所や病院で研究が行われています。多くの病気がもはや脅威ではなくなりました（細菌感染症に対する抗生剤、伝染病に対するワクチンの開発など）。外科技術の進歩により、その危険性が激減した病気（がん、心臓病、整形外科的外傷など）も多くあります。

腫瘍の除去や特定部位の修復などの外科手術のような医学的処置によって治療措置が行われることもあります。そのため医学的治療は、適切な医療従事者による診断と処置が必要です。また、その意図には患者さんの状況を修復したり変えたりすることの必要性が含まれます。しかし、医学的治療が適切であり、可能な選択肢の中で望ましい選択であったとしても、不治の病や深刻な症状の人にとって、その意図や考え方

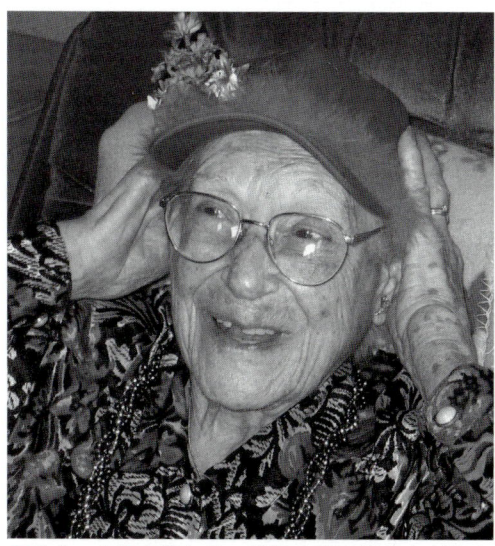

● 2-1 **人生を楽しむ** 慢性疾患を抱えながらもコンフォート・タッチの施術後に帽子をかぶりながら微笑んで喜びを伝える90歳の女性。

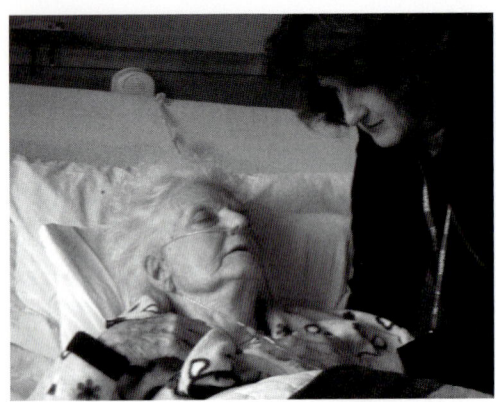

● 2-2　ホスピスの患者さん　コンフォート・タッチの施術者に真心のこもったタッチを受けて、心地よさそうに寝ているホスピス施設の高齢女性。

が有害になる可能性もあります。

　治療が病気を取り除くという考えを意味するのに対し、「癒し」は人を健康にさせる、あるいは人を健康な状態や完全な状態に回復させるプロセスとして定義されます。「癒し」が重視するのは、現在の健康状態に関係なく、人間として完全であるとその人に意識させることです。コンフォート・タッチの施術者は病気を持つ方を治療するということに気をとられる必要はありません。むしろ、真心のこもったケアを必要とする1人の完全な人間として患者さんに目を向けることに集中しなければならないのです（● 2-2）。

　患者さんを診断したり、治したり、変えたりすることがマッサージ師の役割ではありません。心地よい経験を通して患者さんを癒すことが目標です。そうすれば、人は現在の症状や病気を持ちながらも、変化に適応して幸せを感じられるようになるのです。患者さんを変えることは可能であり、実際に変化も起きますが、施術の焦点は特定の病気や症状ではなく、1人の人間としての完全性に当てられます。

医療の定義

　1998年、米国国立衛生研究所（NIH）は補完代替医療（CAM）の可能性を追求するために国立補完代替医療センター（NCCAM：National Center for Complementary and Alternative Medicine）を設立し、専門家と国民が研究、訓練そして教育を利用できるようにすることを命じました。NCCAMは以下の3つの医療カテゴリーを定義しています。

1. **通常医療**　通常医療は先進国における医療行為の大半を占め、医師および理学療法士、看護師など医療専門家が従事します。診断法、診断技術、標準検査、あるいはエビデンスに基づいた診療が含まれ、調合薬と外科的処置が用いられます。
2. **代替医療**　NCCAMによると、代替医療とは通常医療の代わりとなる医療です。それには下記を含む多くの方法があります。
   - **生物学的治療法**　栄養補助食品や特殊な食事療法の使用など。
   - **エネルギー療法**　人体をとり囲み、満たしていると考えられているエネルギーの場を意識しながら治療を行うアプローチ法。
   - **ボディワーク療法**　身体マニピュレーションと身体を動かすことによる治療法。
   - **心身療法**　心理面の能力を高めて身体機能と症状に効果を与えるという理論に基づいたテクニック。
   - **全体的治療体系**　文化的理論から派生した中国伝統的医療やインドのアーユルヴェーダなど。
3. **補完医療**　通常医療とともに用いられ

るアプローチ法で、代替医療の定義に含まれる治療法がこのカテゴリーに入れられる場合もあります。栄養食事療法、エネルギー／スピリチュアル・ヒーリング、マッサージ、運動、瞑想、リラクセーション・テクニックなどです。

補完医療としての
コンフォート・タッチ

コンフォート・タッチは、通常医療を受けている人にとって貴重な補完的療法です。人体解剖学の基礎知識と理解に基づいて、通常医療を受けている患者さんに効果の高いテクニックを用います。コンフォート・タッチ独自の考え方は、患者さんの身体的虚弱性を理解し、急性や慢性の病気の治療を受けるという困難な状況に置かれている人に敬意を示すことです。コンフォート・タッチを行う際、従来式のマッサージ（スウェーデン式マッサージなど）の禁忌事項に神経を集中するのではなく、患者さんのニーズを中心に、安全で適切な方法で効果を上げることに集中します。

コンフォート・タッチの施術中は患者さんが最も楽な姿勢になるようにします。病院の医療用ベッドでも、家庭用ベッドでも、車いすでもリクライニングチェアでも行えるため、患者さんの安全性と快適性を確保でき、マッサージテーブルを用意する必要もありません。施術者は最も簡単で効率よく自分の身体メカニクスを使えるような姿勢で行います。

コンフォート・タッチの施術者は、他の医療従事者と協力するように努めなければなりません。しばしば彼らに役立つアドバイスをすることもあるでしょう。患者さんの健康状態の変化に関する情報を、医療スタッフとマッサージ師の両方が共有すれば、スタッフ間の双方向のコミュニケーションをとることができ、患者さんのケアを効率的に行えるようになるでしょう。

人を育む基本的な経験としての
コンフォート・タッチ

コンフォート・タッチは医療の場や高齢者や病を持つ方をケアする場において補完療法として用いられますが、心地よいタッチを必要とする人すべてに効果が期待できます。このボディワークの目的は、人間の最も基本的な経験、すなわち、人との触れ合いから得られるきずなを感じてもらうことです。コンフォート・タッチの治療意義は、リラクセーション反応を最大限に引き出す特定のテクニックを用いて、クライアントの精神的な満足感を高めることにあります。

タッチを使った施術を提供したいと考えるすべての人が、コンフォート・タッチの一般原則と特定のテクニックを用いることができます。クライアントの「問題」を診断したり、治したり、変えたりする必要はありません。そのため施術者は全身全霊を込めて相手と接し、癒しをもたらすことに集中できます。また、深く人とつながることに加えて、身体組織のより深い層（例 筋肉や深筋膜）に働きかける作業の出発点になります。コンフォート・タッチの広範囲を包み込むようなコンタクトは身体組織を温め、他のボディワークのように徒手操作や痛みを伴う恐れのある手技を用いなくても、深いレベルで変化を促すことができます。

疾病や老化に伴う身体的および心理社会的問題

老化とは、成長と成熟、そして幼少期から、思春期、青年期、中年期、老年期へと

変わるプロセスです。それには身体の生物学的変化、精神的発達、生活環境への適応なども含まれます。過去100年でアメリカ人の平均寿命は延びており、その理由の1つは乳幼児の死亡率の低下です。遺伝的な要因や、医療を受けやすくなったこと、生活スタイルの変化も長寿の要因です。中年期を過ぎて子育てが終わり、仕事を引退した後も健康的で生産的な人生を送る高齢者は年々増え続けています。

米国では、85歳以上の高齢者数が増加するとともに、65歳以上の人口割合も増加の一途をたどっています。2005年に65歳以上は12.4パーセントでしたが、2030年までには総人口の20パーセントまで増えると考えられています。米国の保健社会福祉省の高齢者対策局によると、65歳以上の人口は2000年の3,500万人から2010年には4,000万人に増え（15パーセント増加）、2020年には5,500万人に増える（36パーセント増加）と推測されています。85歳以上は2000年の420万人から2010年には610万人に増加するとされ（40パーセント増加）、2020年には730万にのぼると言われています（10年間で44パーセント増加）[1]。

老化に伴う身体的問題

様々な急性疾患や慢性疾患に関連した生理学的過程と同様に、年をとると身体に様々な問題が起こります。特に病気にかからなくても、年齢を重ねるということは、老化現象と呼ばれる過程を通ることを意味します。即ち、長年の間に細胞の分裂、成長や機能の能力が時間の経過とともに衰えて究極的には死をもたらす過程です。この自然変化の過程で、多くの人は内臓や身体のシステム機能に影響を及ぼす急性あるいは慢性の病気にかかります。

老化そのものは病気ではありませんが、高齢者には以下の変化が見られます。ただし、年齢にかかわらず身体的状態には大きな個人差があるということに留意してください。

- **皮膚と結合組織**　弾力性の喪失。潤いの低下。皮膚が乾燥し、かゆくなる。毛細血管が虚弱化し、あざができやすくなる。完全に皮膚を保湿することが困難になる。
- **筋肉／骨格系**　骨密度の変化（骨粗しょう症）。関節のこわばりや痛み（関節炎）。腱と靱帯の弾力性と柔軟性の低下。筋力低下や筋スパズム。可動性の減少。
- **心臓血管系**　心筋の弱化あるいは変化。血管の弾力性の低下、血管内壁厚の変化（動脈硬化）。血圧の変化。血液とリンパ液の循環障害（特に四肢末端）。
- **呼吸器系**　肺活量と呼吸効率性の低下。
- **免疫系**　感染抵抗力の低下。
- **胃腸系**　運動性の減少と消化効率、排泄機能の低下。消化液生成の減少、インスリン抵抗の増加。食欲の変化。
- **泌尿器系**　膀胱の筋緊張の減少、排尿を調節する筋肉の弱化。男性は前立腺肥大。生殖組織と機能の変化。
- **内分泌系**　身体システムの多くに影響を与える内分泌腺の分泌量の変化（甲状腺ホルモン、インスリン、性ホルモンなど）。
- **神経系**　精神的機能、記憶力や認知能力の変化。繊細な運動制御の喪失。睡眠パターンの変化。

老化に伴い、この他にも特別な感覚の機能レベルに変化が起こります。その変化は周囲の世界との関わり方に大きな影響を及ぼします。以下がいくつかの例です。

- **視力**　視力に影響する眼球の弾力性の変化。光に対する過敏性の増加、その他、視力に影響する変化（白内障、緑内障、黄斑変性症など）。
- **聴覚**　聴力や音の高さと騒音に対する感受性が緩やかに低下。耳から入る情報の処理速度の低下。
- **味覚と嗅覚**　味蕾の数の減少と嗅覚低下。食欲減退。
- **触覚**　触刺激に対する感受性の増加または低下。

慢性疾患に伴う身体的問題

　老化に伴う問題と同じ問題は、病気を持つ方にも起きる可能性があります。例えば、肺に疾患がある人は、何歳であっても呼吸困難を経験するでしょう。病気や障害が何であろうと、病気や老化に直面する人に施術する際に考慮しなければならない重要な要素が2つあります。それは機能性と痛みです。

　機能性とは、正常な状態や、変化に健康的に適応できる状態にある身体生理機能を用いて機能する能力のことです。例えば、日常の作業を行うために自由に移動することは可能でしょうか。自由に動けない場合、つえや歩行器の助けを借りれば可能になるでしょうか。身体機能の例として他には排尿コントロールや視覚や聴覚などがあります。病気や老化によって機能レベルは低下していても、薬剤治療、手術、看護ケアなどの医療的処置で機能性が向上するかもしれません。

　痛みは感覚刺激によってもたらされる主観的、不快な経験であり、組織への直接的な損傷や長期の機能障害によって引き起こされます。痛みは病気にも関係し、その原因は様々です。痛みの感じ方は記憶、連想や予期など多くの要因によって変わるでしょう。例えば手術や薬剤で根本的な原因を治療すれば痛みは和らぐかもしれませんが、多くの人は慢性的な痛みを感じ続け、それが機能障害の原因となるのです。

　病気や老化に関連したその他の身体問題には、以下の例のように、もともと存在した機能低下によって二次的に生じるものがあります。

- **創傷治癒力の低下**　高齢者や慢性疾患の患者さんは、傷害の治癒に時間がかかる場合があります。
- **オーバーユース症候群**　身体のある部位の機能障害が他の部位のオーバーユースを引き起こすことがあります。例えば、車いすを使っている人は腕や肩の痛みが増幅するかもしれません。
- **薬の副作用**　病気の治療薬で副作用を起こす人は大勢います。例えば、口の渇き、吐き気、眠気やその他、不快な症状を引き起こす副作用のある薬剤があります。

老化と病気に伴う心理社会的問題

　身体的機能の喪失と痛みは、それ自体が老化や病気に伴う心理的問題を引き起こす深刻な要因となります。さらに、身体機能の低下は、人の生活に他の変化をもたらします。例えば、心肺機能疾患は活動的な生活スタイルの人から運動の機会を奪ってしまうことを意味します。消耗性の関節炎は、編み物やピアノなどの楽しい趣味を奪うことになるでしょう。時間をかければある程度の環境の変化へ対応できても、欲求不満、悲しみや抑うつを伴う悲嘆や喪失感を感じる人がいるでしょう。

　身体的痛みは、不快感を生じさせるだけでなく、しばしば不安や抑うつなど他の感情も引き起こします。痛みを我慢するため

に精神的、情緒的エネルギーを消費してしまい、疲労感や無力感を覚えることもあります。痛みへの反応は複雑で、性格や経験によって個人差があります。例えば、組織の損傷が痛みのもともとの原因であっても、痛みへの恐怖心が筋肉の緊張やストレスホルモンを増幅させ、さらに強い痛みを生むのです。

以下は老化や病気に伴う心理・社会的問題の例です。

- **身体の自由度の喪失** 日常的な活動をすることが難しくなるでしょう。自動車の運転ができなくなると行動範囲が狭まるかもしれません。
- **アイデンティティと役割の変化** 健康状態の変化はしばしば家族、友人、地域社会との関係にも変化をもたらします。セルフイメージやアイデンティティの変化によって、自尊心を失うかもしれません。例えば、仕事や家庭で自分の役割を楽しみ、プライドを持っていた人がもはやそれを果たせなくなったことに気づくような場合です。このことは多くの人にとっては大きな喪失感を与えますが、喪失感が強まるか変化に順応できるかは、しばしば周囲の人の反応によって左右されます。
- **挫折感と失望感** 病気が治らないと知った時、人は自分に失望するかもしれません。また、機能回復の見込みがない場合、周囲の人を失望させることに罪悪感を抱くかもしれません。機能が衰え続けると、何かを為し遂げることやゴールを達成することで得られる自尊心が損なわれるかもしれません。その人の機能やニーズのレベルによっては、介護をする人に対して申し訳ないというような態度を見せることがあります。
- **住居の変化** 身体的機能が変化すれば、住居を変える必要性が生じるかもしれません。老化や病気のために新たな住居や地域社会へ移らざるを得なくなるのです。親戚や新たな介護する人と暮らしたり、介護施設への入居を余儀なくされるかもしれません。これらの変化で、より安全性が高くなり、介護の質の向上や新たな友人をつくる機会が得られるかもしれませんが、その人の過去や「自分のことは自分で決定する」という意識は捨てなければならなくなるでしょう。
- **金銭的な不安** 一般的に年齢を重ねると収入が途絶えたり、少なくなったりするため、社会保険給付金、年金や個人の蓄えに頼っています。そのため、医療費、治療費や介護費用は大きな不安の種となるでしょう。米国では安全で適切な住居と医療ケアの利用状況には大きな個人差があり、経済的不安は生活の質に大きな影響を与えます。
- **スピリチュアルな問題** 年齢にかかわらず、重病にかかると基本的価値感や信念がゆらぎます。例えば、それまでずっと健康に暮らしていた人が突然、不治の病であると診断されたら、うちひしがれることでしょう。「なぜ私が？」「何か間違ったことをしたのか？ 健康的な食生活をすれば病気にかからないと思っていたのに」と自問するでしょう。病気の原因は、過去の過ちのせいだと自分を責めるかもしれません。あるいは他人のせいにしたり、政府の政策を責めたり、自分に信仰心が足りなかったせいだと考えるかもしれません。
- **孤独感と疎外感** 機能の喪失や役割の変化、住環境の変化で疎外感を感じるかもしれません。若くて健康だった時には仲の良かった友人からも見捨てられ、ほとんど時間を割いてもらえなくなったよ

> ### 実践のヒント
>
> #### 「専門家の紹介」
>
> コンフォート・タッチの施術者にとって、患者さんを他のヘルスケア専門家に紹介するタイミングを知ることは重要です。老化と病気に伴う医療問題や心理的、社会的問題は、患者さんの身体的問題や不安と絡み合い、複雑化を極めます。他のヘルスケア専門家の役割についての知識があれば、彼らに相談したり、適切な時期に患者さんを紹介したりすることができます。ホスピス、病院、高度看護施設など医療機関の大半には医療の専門家、ソーシャルワーカー、心理学者、精神分析医、理学療法士や施設付の牧師など様々な専門家がいて、患者さんを支援しています。あなたが受けた適切な訓練の範囲、あるいは取得した資格の範囲を超えずにコンフォート・タッチの施術を行わなければならないことを忘れないでください。

うな気持ちになります。友人や地域社会の人々に拒絶される恐怖心から、孤独を選択する人もいるでしょう。身体の自由度、視力、聴力、認知機能のいずれの機能を喪失すると、社会的な人とのかかわり方に影響を受けるのです（●2-3）。

- **不透明性、予測不能性、制御不能性** 高齢者と病を持つ方が直面する問題は他にも存在します。多くの病気の経過と同様に、老化には将来の不透明性や予測不能という性質があり、それに対する恐怖心が多くの人をうつ状態にさせます。自分を抑制できないと感じるのが最もつらいという人もいます。それは、しばしば、死ぬことの恐怖よりも強くなることがあります。その不透明感を「余分な時間を生きている」と表現する人もいました。

人の身体面と精神面、そして感情面は切り離せないと考えてよいでしょう。人を慈しみ、育むには、その人のすべての経験を尊重することが求められます。コンフォート・タッチの施術者は、クライアントの立場に立つことによってこれらの問題を実感することができるでしょう。機能の低下により孤独感を抱いている人にとって、タッチは人とつながる貴重な手段となり、孤独感、恐怖感や不安を和らげてくれるのです。

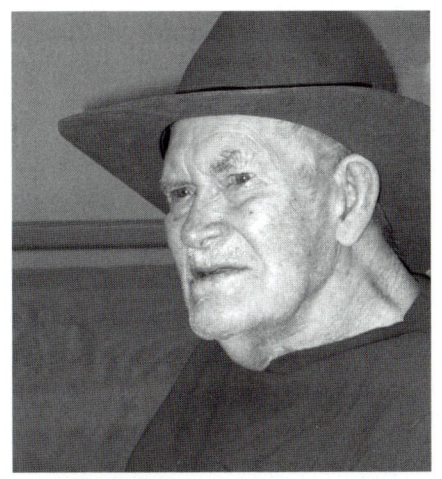

●2-3 **高度看護施設の入所者** この高齢の男性は、以前は身体が強く、活動的な人生を送っていましたが、その変化に困惑の表情を表しています。

> ### 体験談
>
> #### ヘーゼル
>
> 病気や障害、そして生活環境の変化という困難に負けず、はつらつと生きているお年寄りを見ると私は勇気づけられます。ヘーゼルの娘が私に連絡してきた時、ヘーゼルは90歳でした。ヘーゼルは腰のけがで数回手術を受けましたが、まだ慢性的な痛みが残っていました。彼女の娘は、その痛みをマッサージで緩和できるのではないかと期待したのです。
> それからヘーゼルが亡くなるまでの4

年間、私は彼女の自宅を訪ね、マッサージを行いました。通常、彼女をベッドに仰向けに寝かせて行いましたが、大きな枕を使って彼女が楽な姿勢でいられるように心がけました。時には彼女はリクライニングチェアに座り、私はその脇に背もたれのないいすであるスツールを置いて施術をしました。

　彼女は私の名前を覚えることはなく、時々なぜ私が彼女の家にいるのか不思議に思っているようでした。しかしマッサージの施術が始まるとすぐに慣れた様子で私の手に反応しました。かすかに微笑みながら淡いブルーの瞳を閉じる彼女の姿を見ると、私を信頼していることが伝わってきました。彼女はリラックスすると、呼吸が安定して体の力が抜けていくのが私にも感じられました。彼女の娘は、マッサージ後は母親が少し楽に歩けるのだと教えてくれました。

　施術中にヘーゼルはうたた寝をしたり、子どもの頃の話をしてくれたり、歌を歌ってくれた時もありました。彼女の感触は、長年、彼女が家族経営の農園で重労働をしてきたことを物語っていました。やさしく触れて彼女をリラックスさせていると、多くの人に愛情と思いやりを注いだ長い充実した彼女の人生を感じ取ることができました。

　彼女は施術についてはほとんど意見を言いませんでしたが、ある日マッサージをしようと私が彼女の手をとると、「本当にいい気持ちね。なぜかしら。ピアノを弾ける気がするわ」と言いました。

　私は少し驚き、彼女を見て答えました。「ヘーゼル、あなたがピアノを弾くなんて知らなかったわ」。すると、彼女は笑ってこう言いました。「さっきまでは弾けなかったのよ」。

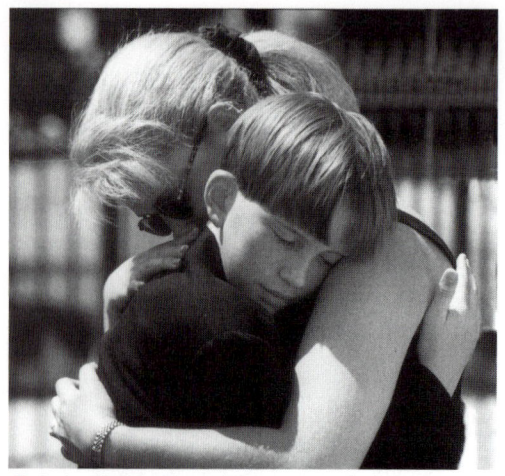

●2-4　抱きしめて慰める　父親の逝去を悲しみ慰め合う姉と弟。

ビリーブメント
－悲嘆と喪失感への対応

　本書で使用するビリーブメントという言葉は、喪失に対する心理反応過程を意味します。英語の「bereave」は「引き離す、奪う」という意味を持つ語幹に由来しています。親しみを持った大切な人やものを失った人は対象を奪われたと感じます。悲嘆は喪失が引き起こす苦しみや嘆きなのです。「悲嘆」と訳される英語の「grief」の語源はラテン語で「重荷」や「重い」を意味する言葉であり、悲しみ、恐怖心、後悔や失った対象への思慕など複雑に絡み合った感情が含まれています。悲嘆を経験している人は身体的、感情的、精神的な影響を受けます（●2-4）。

悲嘆を喪失感への
反応であると理解する

　ビリーブメントは一般的に死別による喪失によって起きる悲哀として理解されてい

ますが、悲嘆の心理過程は、身体の障害、離婚、失業、経済的損失や他の身体的環境の変化や人間関係の変化など、死別以外の人生を変えるような出来事でも起こり得ます。老化も悲嘆が起こる喪失や変化を伴う過程です。慢性疾患や障害を抱えて生きる人は健康や機能の喪失に対して悲嘆の心理過程を常に経験しているかもしれません。

死別のような具体的で突然の喪失であっても、病気のために徐々に機能を失うというような段階的な喪失であっても人が様々な反応の段階を経るのは正常です。悲嘆研究の先駆者は1917年に論文「悲哀とメランコリー」を発表したジークムント・フロイトですが、悲嘆と死の過程との関係をさらに研究したのは、精神科医のエリザベス・キューブラーロスでした。1969年に出版された彼女の画期的な著書『死の瞬間』で、彼女は死を予期した人には否認、怒り、取引、抑うつ、そして受容という5つの心理過程があると述べています。病気や死による心理的、身体的苦痛を和らげるために、彼女は情熱に支えられて懸命に研究し、医学と心理学の主流としてこの問題を人々に認識させました。彼女の研究は終末期の患者さんへの思いやりと尊重を呼びかけるホスピス運動とともに進展しました。

イギリスの精神科医ジョン・ボウルビーによる子どもの愛着行動に関する研究は、ビリーブメントを理解する上で大きく貢献しました。1960年代に発表された彼の愛着理論は、人間が共通して持つ傾向とされる強い情緒的なつながりの発達過程について説明しています。悲嘆は本能的で普遍的な離別への反応です[2]。精神科医コリン・パークスとともに行った成人の悲嘆研究の結果、悲嘆には「断続的な怒りとマヒ状態」、「思慕」、「あきらめと絶望」、そして「立ち直り」の4つの段階があると述べました[3]。

死別以外の人間の経験に広く当てはめることができるため、悲嘆の過程を理解しようという動きは広がり続けました。悲嘆は単純で直線的な過程ではありません。死別あるいは死の予想の結果として生じる喪失感だけでなく、他の喪失感にも当てはまります。例えば、不治の病や消耗性の疾患であると診断された人も、悲嘆の過程を経験するでしょう。老化と病気に伴う身体的、心理・社会的問題は多くの人に複雑な悲嘆の過程を経験させるでしょう。

マーガレット・ストローブとヘンク・シャットが提唱した悲嘆の二重過程モデルはそれまでの理論をさらに発展させたものです[4]。それまでの悲嘆の理論は悲嘆の段階や様相に焦点を当てていましたが、彼女らの二重過程モデルは、死別を経験した人が喪失感に集中し、これに関連する反応を示す一方で、日常のストレスや日常生活の必要性に対処するために喪失感を避けることを繰り返すことを指摘しています。このモデルでは、喪失に対処している人にとって、感情の表出とそれをコントロールすることの両方に意味があることが示されています。死別経験者は、喪失が引き起こした生活の変化に対処するために、喪失に対する強い感情的な反応をひと休みすることができるのです。

悲嘆のサイクル

人がいかに喪失感に対処するかは、個人的な信念や社会的・文化的状況、実用的なことへの対処能力、そしてその人をサポートする家族や社会的ネットワークなど、多くの要素により異なります。人は様々な形で悲嘆を経験しますが、喪失経験後の各段階で生じる感情や反応には一般的なパターンが存在します。●2-5は悲嘆のサイク

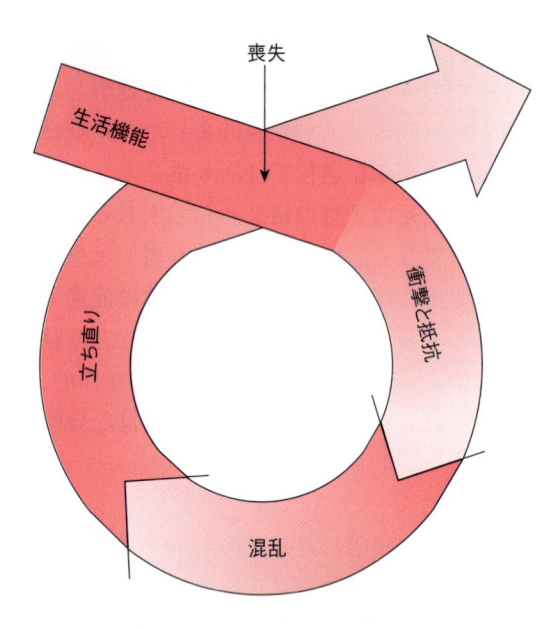

●2-5 **悲嘆のサイクル** この図は悲嘆を経験している人が数々の反応や感情を経て変化、健康的に順応するまでの過程を示しています。

(図中ラベル：喪失／生活機能／立ち直り／衝撃と抵抗／混乱)

ルを表すもので、喪失に対する反応を理解するのに役立ちます。コンフォート・タッチの施術者にとって、クライアントが初期の反応から数々の反応や感情の段階を経て、変化に対して健康的に順応するまでの心理・社会的経験を理解する助けとなるでしょう。

悲嘆の二重過程モデルをよく理解して、人は悲嘆のサイクルに示された反応を示しながらも、日常生活の必要性に対処するために「悲嘆を忘れる」時があることに留意してください。例えば、愛する人を失っても、幼い子の世話をする必要もあるでしょう。そのような場合、他人の要求に注意を払うためには感情に浸ってばかりはいられません。また、食事、休息、運動、マッサージや社会的な交流など、自分の身の回りのことをしている間は激しい感情が一時的におさまることがあります。

衝撃と抵抗

喪失直後の第一段階の特徴は衝撃と抵抗です。最初の数時間、数日あるいは数週間は無感覚、あるいは喪失という現実に対する激しい抗議が見られます。否認は新たに直面した状況が持つ苦痛に満ちた現実から回避するための手段です。不安や恐怖心、不透明感や混乱が生まれます。一般的に悲しみ、孤独感、そして喪失した対象に対する強い思慕の念が生じることがよくあります。

死別経験者が安堵を感じることもあります。例えば、亡くなった人が長期にわたり闘病生活を続けていた場合などです。もし、死がより自由で幸せな状態への解放であると思えるのであれば、喜びを感じることもあるでしょうし、不透明感が消えたことにより、安堵感を覚えるかもしれません。

他によく見られる反応は怒りですが、それは恐らく自分や他人に対する欲求不満の現れでしょう。死因が事故死や自殺死で、残された人がそれを防ぐために何かできることがあったのではないかと悩み、罪悪感を感じることがあります。後悔は違う選択をしていたらと願う時、例えば、大事故に遭ったり、重病であると診断された人が、それまでのライフスタイルを悔いる場合に生じる情動です。

死別経験者は喪失感から抜け出すために取引しようとするかもしれません。喪失の対象は自身の健康状態、人間関係、あるいは愛する人かもしれませんが、失ったものを取り戻すために自分を変えようと決心するのです。失った人や変化した現実から目を背けるために、その人物や事柄を理想化する場合もあります。反対に、失った人を悪者扱いすることもあり、その反応は離別や離婚を経験した人に見られます。

身体的な反応や兆候には不眠、落涙、筋肉の弱化、吐き気や食欲減退などがありま

す。息苦しさを訴える人もいます。

悲嘆という感情は身体の痛みとして体験できることがあり、以下の様々な言葉が体の部位の名称に付した形で表現されます。例としては、「鈍い」、「うずくような」、「突き刺すような」、「切られるような」、「キリキリするような」、「押されるような」、「こわばるような」、「締めつけられるような」などです。これらの反応はどれも悲嘆への正常な反応であると考えられます。日常のストレスや困難への対処には個人差があるように、喪失に対する反応も人によって異なります。短い時間で消える感情や反応がある一方で、長い間強く続くものもあるのです。

コンフォート・タッチの施術者は、悲嘆を経験している人に、感情に素直になってもらうことで最大の効果を上げることができます。死別を経験した人を評価したり、現在いる過程を判定したりする必要はありません。ただ彼らのそばにいて、話を聞き、彼らの経験の大変さをわかってあげることがむしろ大切なのです。クライアントの反応や行動が正常の範囲を逸脱している場合は、精神科の専門家を紹介して、詳しい評価やカウンセリングを受けるように勧めるのがよいでしょう。

混乱

悲嘆サイクルの次の段階は混乱です。喪失直後の最初の衝撃は徐々に和らぎ始めますが、人は以前と異なる現実に対処しなければならない状態に置かれています。人生はもはや以前とは違うのです。混乱は様々なレベルで起こります。

混乱には、金銭的な問題や法律的な問題など、現実的な心配事が絡みます。精神的な方向性を失い、決断しなければならないことの多さに困惑するでしょう。非常に単純な選択でさえ、途方もないエネルギーが必要なように見えます。健忘症を起こしたり、行動や考え方、感情に極端に固執したりすることもあります。

感情面では第一段階からなかなか消えずにかえって強まるものがあるかもしれません。他の感情に形を変えるものもあります。この段階では怒り、悲しみ、抑うつ、絶望感、苦悶、低い自己評価などの感情があるでしょう。肉体的疲労はこれらの感情をさらに強める傾向があります。

悲嘆を経験している人は社会的には、孤立、引きこもり、無関心、反社会的な状態になるかもしれません。とても惨めだと感じ、1人になるのを怖がる人もいます。混乱は、死別経験者の家族や社会的ネットワークの中でも起きます。社会的ネットワークでのコミュニケーション方法や喪失への対処法の違いは個人のプレッシャーやストレスを増やすかもしれません。

悲嘆の期間はつらい時期です。悲嘆が強い場合、数週間、数カ月、数年続くかもしれません。喪失直後、家族や友人の支えを得られる場合もあれば、1人で過ごさなければならない場合もあります。概して西洋文化には悲嘆する時間を十分にとる習慣がない上、仕事や社会的な場で自分の最も大きな喪失体験や感情について語ることは一般的ではありません。この時期に十分な支えがないと、人はさらに強い疎外感を感じ、自分1人で悲嘆に耐えなければならないという重荷を背負います。このような時、コンフォート・タッチの施術者はその人を継続的に育む存在となり、必要なサポートを提供することができるのです。

立ち直り

時間とともに喪失によって受けた心痛はおさまり、人は人生を立て直し始め

す。この段階でもつらい思いは残っていますが、喪失直後の段階に比べるとその強さも持続時間も減少しています。喪失対象は永遠にとり戻せないことを受け入れて理解し、自分の新たな人生に適応したり、変化した現実を現在の生活に統合させたりし始めます。

立ち直りの過程では様々な調整と適応が必要になります。愛する人が亡くなった場合、遺族は、その大切な人がいない状況で人生を身体的、感情的、精神的に立ち直ることができるようになります。病気や障害による喪失は、身体的環境、生活スタイルやヘルスケアの方法を現在の状況に適応させるようになります。

かけがえのない対象を失うこと、それは人であろうと、場所や生活の質であろうとも、その人の活動や対人関係に変化を与えます。例えば、大事故でけがを負った人はハイキングやスキーを以前のように楽しめないことに気づくでしょう。人生を立て直すためには、身体的なハードルの低い他の楽しみを見つけることになるかもしれません。また、定期的に活動をともにしていた愛する人を失った場合、社会活動をともに楽しめる他のパートナーを見つけることができれば新たな人生に適応できるでしょう。

立ち直りと適応の段階では、現在の環境を受け入れる一方で、楽しく、大切な過去の思い出を懐かしむことができるようになります。強い悲しみを感じずに、過去の出来事を祝ったり思い出したりすることができるようになるのです。多くの人が思いやりの価値を学び、同じような喪失を経験した人との社会的なつながりを求めて、新たな可能性に心を開き始めるでしょう。

悲嘆を経験した人が変化に適応すると、自尊心が戻り、頭がすっきりしたように感じるかもしれません。決断や社会的な対人関係が容易になり、肉体的な疲労は減少し、新たに生まれたエネルギーと自信をとり戻していくでしょう。

悲嘆表出の変化

悲嘆のサイクルは1つの段階が現れてから次の段階に移ると前述しましたが、その過程、期間、強さや感情表出の順序は一定ではありません。前出した● 2-5 は正常な悲嘆の過程を表しています。喪失への対応が人によって異なるだけでなく、異なる喪失に対する反応にも個人差があるでしょう。複数の喪失がある場合は、さらに状況を複雑にします。1つの喪失を経験し、ある段階にいる人が、別の喪失を経験してさらに別の段階を同時に経験する可能性もあります。あるいは新たな喪失が、過去の喪失の悲嘆をよみがえらせることもあるでしょう。すでにすべての過程を終えたと思っていても、記念日や誕生日や休日が近づくと、急につらい気持ちに戻ることもあるでしょう。

変化への適応

悲嘆の過程を経れば、喪失は良いことでも悪いことでも、正しいことでも間違ったことでもないことに気づくかもしれません。変化と喪失は避けて通れない人生の一コマなのです。喪失による心の痛みは完全には消えないかもしれませんが、人は変化に順応できます。

ヘレン・ケラーは「1度でも楽しんだことは決して失いません。深く愛したことのすべては、私たちの1部分となるからです」と言いました。その言葉は変化と喪失に対して健康的に適応するという考えを表現しています。死別を経験した人に対して、安

全で心が休まる雰囲気や価値判断をしないこと、そして癒しの空間を提供することがコンフォート・タッチの施術者の役割なのです。

この章のまとめ

- 「健康」とは一般的に、人として完全な状態で、身体的、精神的、あるいは感情的な異常がない状態を指します。また、「健康」という概念は老化、生活環境、病気や外傷などにより起きた変化に順応する能力を指すこともあります。
- 「治療」とは患者さんの状況を治す、あるいは変える必要があることを意味します。それに対して、「癒し」は現在の状態や診断にかかわらず、患者さんに人間として完全な存在であるとその人に意識させることを重視します。
- 国立補完代替医療センター（NCCAM）は、通常医療、代替医療と補完医療を医療の3つのカテゴリーであると定義しています。
- コンフォート・タッチはタッチで人を育むという人間の基本的経験に根ざしたマッサージ療法の1つであるとともに、通常医療を受けている人にとって貴重な補完的療法の役割を担います。
- 老化や病気に伴う身体的な問題には、様々な組織、臓器や身体システムの機能の変化や喪失が含まれます。痛みは、老化、病気や外傷に悩む多くの人にとって深刻な問題です。
- 機能障害や身体の痛みは老化や病気に伴う心理・社会的問題に大きな影響を与えます。抑うつ、不安、金銭的な不安、疎外感、孤独感などの問題も存在します。
- 「ビリーブメント」とは人が喪失に対処する過程です。喪失には死別、離婚、経済的損失あるいは身体的状態や人間関係の変化が関連しています。
- 「悲嘆のサイクル」は、喪失に対する感情の反応過程を表しています。主な段階の特徴は、衝撃や抵抗、混乱や立ち直りです。
- 悲嘆の表出と老化、病気や他の喪失によって起きる変化に対する順応能力は人によって異なります。コンフォート・タッチは人を尊重し育むセラピーであり、人生で困難な状況にいる人が精神的な充足感を感じられる手助けをします。

参考文献

1) The US Administration on Aging. A Profile of Older Americans: 2006. Washington, DC: Department of Health and Human Services.
2) Dent A. Supporting the bereaved: theory and practice. Counseling at Work. 2005; Autumn: 22-23.
3) Bretherton I. The origins of attachment theory: John Bowlby and Mary Ainsworth. Dev Psychol. 1992; 28:759-775.
4) Stroebe M, Schut H. The dual process model of coping with bereavement: rationale and description. Death Stud. 1999; 23(3): 197-224.

推薦図書

Alami GB.Relationship of CAM and conventional medicine: past, present, future[monograph online]. Montreal, QB: McGill University; July 2000.

Beers MH, Merkow R, eds. The Merck Manual of Geriatrics. 3rd ed. Whitehouse Station, NJ: Merck & Company; 2000.

Bowlby J. Attachment and Loss: Loss, Sadness, and Depression. Vol.3. New York:

Basic Books; 1980
Brooke E. Medicine Women: A Pictorial History of Women Healers. Wheaton, IL: Quest Books; 1997.
Duff K. The Alchemy of Illness. New York: Bell Tower; 1993.
Frank A. At the Will of the Body – Reflections on Illness. Boston, MA: Houghton Mifflin; 1991.
Freud S. Mourning and Melancholia. The Complete Psychological Works of Sigmund Freud: Vol. 8. London: Vintage; 2001.
Holmes J. John Bowlby and Attachment Theory. London: Routledge; 1993.
Hufford D. Cultural and social perspectives on alternative medicine: background and assumptions. Alternative Therapies. 1995; 1(1):53-61.
Kubler-Ross E. On Death and Dying. New York: Touchstone; 1969.
Nelson D. Making Friends with Cancer. Findhorn, Scotland: Findhorn Press; 2000.
Parkes CM. Bereavement: Studies of Grief in Adult Life. New York: International University Press; 1972.
Rando T. How To Go On Living When Someone You Love Dies. New York: Bantam; 1991.
Weed S. Healing Wise – Wise Woman Herbal. Woodstock, NY: Ash Tree Publishing; 1989.
Weed S. New Menopausal Years: The Wise Woman Way. Woodstock, NY: Ash Tree Publishing; 2002.
Worden W. Grief Counseling and Grief Therapy; A Handbook for the Mental Health Practitioner, New York; Springer Publishing Company, Inc.; 1991.

3

クライアントへのアプローチ

**コンフォート・タッチにおける
施術者の役割と責任**

施術開始前
インテーク（面接）と患者の情報
紹介とコミュニケーション
クライアントに触れる際の注意点
安全で心を癒す環境づくり
心を癒す雰囲気と意図

施術中
クライアントのポジショニング

施術者の体勢パターン
衣服とドレーピングに対する配慮
ローションとオイルの使用
クライアントのニーズとフィードバックに
耳を傾け、それに合わせる
施術時間の長さ

施術後
クロージング（終了の合図）
安全性
コミュニケーションと記録
個人的な成長と変化

> 「1時間の間、この世で1番重要な人間になったような気がしました」
> **コンフォート・タッチを受けたクライアント**

　コンフォート・タッチは施術を受ける人に特別なケアを提供し、健康を増進してより大きな精神的な充足感をもたらします。施術者は、適切な手技のテクニックとともに、クライアントの身体的、感情的なニーズを理解する必要があります。本章ではクライアントと施術者の双方にとって、施術を楽しく実りある経験にするための要素に焦点を当てていきます。特定の衛生管理手順の遵守、クライアントとのコミュニケーション、そして安全で心を癒す雰囲気づくりを扱います。施術の記録方法についても紹介します。

　専門家としての施術基準を遵守すること

で、コンフォート・タッチの施術者はクライアントに自信を与えます。そして細やかな気配りをすることで、クライアントに安心感や心地よさを与えて人間としての価値を認識させます。高齢者や病を持つ方へのタッチは、ケアをする人が受ける人に思いやりと真心を伝えたいという欲求を持つことが基本です。● 3-1 はソーシャルワーカーが患者さんを訪問してすぐに行った心地よいタッチが、患者さんの心を安らかにする上でいかに有効かを示しています。

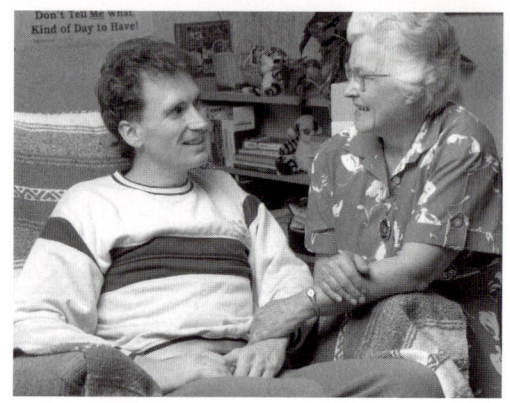

● 3-1　**真心を込めたタッチ**　患者さんに楽な姿勢で座ってもらい、腕にやさしく触れて信頼関係を築いているホスピスのソーシャルワーカー。

● コンフォート・タッチにおける施術者の役割と責任

　コンフォート・タッチの施術者の役割と責任は、施術の現場と守るべき専門の業務範囲に応じて多少異なります。下記は一般的なガイドラインです。

- **トレーニング**　正職員、パート職員、あるいは契約職員などの立場にかかわらず、施術を行う現場で必要なすべてのトレーニングとオリエンテーションを終えてください。マッサージ師としての資格や免許取得に必要なトレーニングは州によって異なるため、施術を行う地域の法令を遵守しているか事前に確認しておきましょう(訳注)。また、施術前にコンフォート・タッチを行うために必要なトレーニングを完了しておいてください。
- **業務範囲**　あなたの専門業務の範囲を守ってください。例えば、マッサージ師であれば、医学的症状の診断や薬剤の処方を行ってはいけません。医療環境や医療機関によってあなたの受けたトレーニングと適合する業務が決まってきます。例えば、病院であればマッサージ師はポジションを変えるために患者さんの身体を持ち上げる必要がある時、看護スタッフの助けを求めるでしょう。看護師や理学療法士のような専門職は、患者さんに触れることを業務に含んでいるため、コンフォート・タッチを業務範囲に容易にとり込むことができます。● 3-2 は理学療法士が治療体操を始める前にコンフォート・タッチを用いて患者さんをリラックスさせている様子です。
- **衛生面と普遍的予防策**　衛生面に関するすべての規則を理解し、遵守してください。患者さんに触れる前後に石けんと流水で手と前腕を十分に洗いましょう。爪が清潔で短いことを確認し、施術中は指輪、ブレスレットや時計を外してください。標準的予防策と普遍的予防策の規則を理解した上で遵守してください。これらは病院や医療機関で既知および未知の感染源から微生物が伝播する危険性を減らすため、米国の疾病対策予防センター（CDC：Centers for Disease Control and Prevention）が提唱している予防策です。感染の恐れのある物質に対して医療従事者の皮膚や粘膜が露出す

（訳注）上記は米国の場合。日本ではマッサージ師の身分、業務範囲は「あん摩マツサージ指圧師、はり師、きゆう師等に関する法律」で統一的に規定されており、国家資格である。

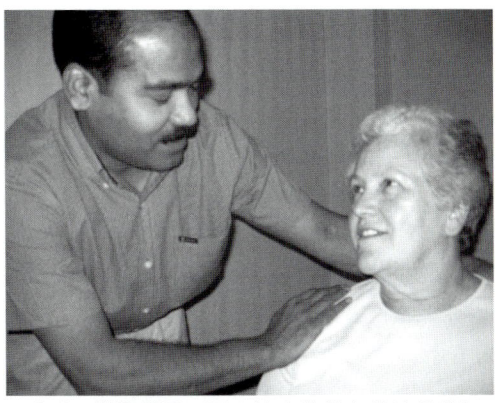

● 3-2 業務範囲　肩の治療体操を始める前に、コンフォート・タッチのテクニックを用いて患者さんをリラックスさせている理学療法士。

る危険性を減らすために、手袋、ガウン、マスク、防護メガネなど、防護バリアとなる装備を使用するよう規定しています。詳細は巻末の「付録A」を参照ください。

- **結核検査と伝染性の病気**　医療従事者は結核検査証明書の提示が求められます。例えば風邪やインフルエンザなどの伝染性の病気にかかっている場合は施術を行ってはなりません。他の予防接種証明を要求する施設もあります。
- **プロ意識**　清潔で適切な服装をしてください。アルコールや違法薬物の摂取は避け、常に礼儀正しい態度を保ちましょう。
- **時間厳守**　施術の予約時間や決められた仕事の時間は必ず守ってください。施設スタッフやクライアントと予約時間を決めるための電話連絡は迅速に行いましょう。
- **守秘義務**　クライアントのプライバシーを守るために守秘義務を厳守しましょう。クライアントに関する記録や会話の内容を知ることができるのは、その患者さんのケアに直接関係し、権限を持つ人に限ってください。患者さんの記録は他人の目に触れない安全な場所に保管してください。守秘義務の違反は倫理的に不適切な行為であり、個人のプライバシーの重大な侵害となります。
- **保険**　個人損害賠償保険と専門職業損害賠償保険に加入する必要があるかもしれません。必要に応じて書類を用意しましょう。
- **書類の作成**　施術を行う現場が求めるすべての施術記録を作成してください（Chapter 7「ヘルスケアシステムにおけるコミュニケーションと記録」を参照）。
- **セルフケア**　自分の身体的状態および精神状態を良好に保つよう務めることは施術者の責任です。例えば栄養管理、エクササイズ、休息やストレス管理など、自分のニーズに注意を払ってください。自己管理の姿勢はあなたの自信としてクライアントに伝わります。
- **精神的準備と地に足をつけた感覚**　施術開始前に精神的にクライアントと向き合う準備の時間を設けてください。大地に根を下ろしたイメージを頭に浮かべて、地に足をつけた感覚を習得するとよいでしょう。地に足をつけた状態とは、自分の技術に対する自信に満ちた状態で、安定感があり、いわゆる大地とのつながりを感じている状態です。あなたがしっかりと地に足をつけていれば、周囲の世界に敏感に反応することができ、仕事や他人との明晰なコミュニケーションに対する集中力を保つことができます。その結果、患者さんとの信頼関係を築き保つことが容易になります。あなたが自ら地に足をつけていれば、自信や安定性を相手にも与えることができます（Chapter 8では具体的な自己管理と地に足をつける訓練法を紹介しています。参考にしてください）。

施術開始前

　手技を始める前に、クライアントに触れてもよいか許可をもらってください。医療施設の患者さんの場合は通常、施術前に担当の看護師や管理者に確認する必要があるでしょう。また、安全で適切な施術のために患者さんの身体状態や精神状態について十分な情報を得ておかなければなりません。以下は、クライアントへのアプローチに関するガイドラインであり、インテーク（面接）と評価、コミュニケーション技術、触れる際の注意事項、心を癒す雰囲気づくりの要素について説明します。

インテーク（面接）と患者の情報

　医療機関（ホスピス、病院、高度看護施設、リハビリセンターなど）で施術を行う場合、カルテなどの医療記録を直接見ることができるかもしれません。そのような場合はカルテから患者さんの年齢、医学的診断やその他の関連情報を得ておきます。

　個人的にクライアントに施術する場合、自分でクライアントの情報を集めます。インテーク（面接）で得る情報は、連絡先、既往症、現在の健康状態、服用中の薬剤、あるいは理学療法や作業療法など他に受けている治療についてです。また、なぜマッサージを受けたいのかその理由も聞きましょう。患者問診票のサンプルはChapter 7の●7-1を参照してください。

　問診票には次の3つの方法のいずれかで記入します。

1. **クライアントによる問診票の記入**　一般的なマッサージの施術では、施術前にクライアントに問診票を記入してもらいます。その場合、施術者はクライアントと一緒に問診票に目を通して情報を確認してください。施術に関係する点に気を配り、追加質問をして情報を明確にしたり、具体的にしましょう。

2. **クライアントに口頭で質問しながら施術者が問診票を記入する**　患者さんの回答を施術者が記録し、安全で適切な施術を行うために必要な情報を集めます。わかりやすく直接的な質問の仕方をすれば、患者さんとの信頼関係も築けるでしょう。

3. **医療従事者あるいはケアをする人が問診票を記録する**　クライアントが病院やホスピスに入院している場合、多くの情報は医療従事者によって既にカルテに記載されているでしょう。マッサージの施術者も必要に応じて患者さんに関する情報をカルテに追加記入できるかもしれません。カルテにある情報が正しいか患者さんに確認しましょう。しかし、患者さんが明瞭な会話やコミュニケーションをとることができない場合があります。この場合には、医療従事者（看護師など）や患者さんの家族からすべての関連情報を集めるかどうかは施術者の判断に任されます。例えば、痴呆やその他の重い症状（脳血管障害、パーキンソン病など）のためにコミュニケーション能力が障害されている患者さんがこれに当たります。

　Chapter 7（●7-1）の問診票は患者さんの情報の記録用紙として、そのまま使用できます。あるいはひな形として、あなたが施術する実際の環境や状況に合った問診票につくり直してもよいでしょう。施術を始める前に、以下の3つの情報は必ず得るようにしましょう。

1. **連絡先**　クライアントの氏名、住所、

電話番号と生年月日などです。クライアントが医療施設に入院している場合、自宅住所と入院している施設の病室番号の両方を記録します。クライアントについて連絡を取り合っている家族がいる場合、その方の氏名と住所も記録します。

2. **病歴** 病気、外傷、手術や他の医学的症状や問題の一覧と要約です。病歴には、過去と現在の両方の症状と受けた治療や薬剤などの情報を記入します。例えば、慢性閉塞性肺疾患（COPD）には酸素吸入が必要です。「クライアントは歩行に制限があり、車いすを利用している」、「ベッドに寝かせる時に補助が必要」というようなクライアントの活動レベルや身体の自由度についても記録します。コミュニケーション能力、視力や聴力、服用中の薬剤や理学療法など受けている他の治療についても記録します。

3. **マッサージの必要性** クライアントが自分自身で病歴を説明する場合も、医療従事者や家族が説明する場合でも、クライアントの問診票にはマッサージやコンフォート・タッチを希望する理由を必ず記録しましょう。理由の例として、全般的なリラクセーション、痛みの緩和、全体的あるいは特定部位の筋肉の緊張の緩和、孤独感、抑うつや不安からの解放や一般的な健康管理などが考えられるでしょう。

紹介とコミュニケーション

クライアントへの最初の紹介で今後の施術の雰囲気が決まります。クライアントに直接問診する場合はまずクライアントの情報を得ることから始まりますが、高齢者や病を持つ方とコミュニケーションする場合には特別な配慮が必要になります。多くの

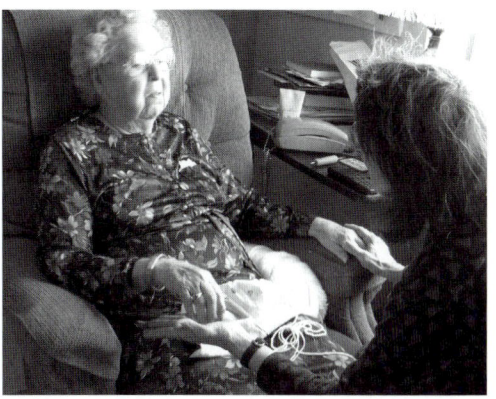

●3-3 **クライアントへの挨拶** 高度看護施設で定期的にコンフォート・タッチを受けている99歳のヘレンにマッサージの施術者が挨拶している様子。リクライニングチェアに座っているヘレンに何か希望があるか尋ねる間、アイコンタクトを保っています。ヘレンは編みものをする手を止めて手の痛みをとってほしいと答えています。

方に、視覚や聴覚に障害がある可能性があることを念頭に置いてください。部屋に入る時はゆっくりとした歩調で入り、クライアントがあなたの存在に慣れる時間をつくりましょう。続いてクライアントに近づいて自己紹介をします。例えば、「こんにちは。私の名前はサラです。このホスピスでマッサージ師をしています」というように話しましょう。クライアントがその情報を理解するのに十分な時間を置いてから、「コンフォート・タッチを行いますが、よろしいですか」と聞きます。これらの言葉の中には、(1) あなた自身の紹介 (2) タッチを行うというあなたの意図の説明、そして、(3) 触れることに対するクライアントの同意、が含まれています。●3-3 はマッサージ師が高度看護施設のクライアントに挨拶をしている様子です。

高齢者や病を持つ方と会話をする時は、以下の点を注意しましょう。

- **相手を見ながら、ゆっくりはっきりと話す** ゆっくり話すことで患者さんはあな

たの存在に慣れ、話している内容を理解する時間の余裕が生まれます。

- **十分に大きな声で話す** 高齢者の多くは聴力が衰えていることを忘れないようにしましょう。
- **呼びかける時は患者の名前を使う** 通常は相手の名前で呼びますが、どう呼ばれたいか本人に聞いてもよいでしょう。例えば、「アン・スミス」という名前であれば、「スミスさん」「アンさん」「アニーさん」などが考えられます。「おばあさん」のような呼び方は避けてください。礼儀正しく相手が望む呼び方をすれば、相手の注意を引き、高い反応を得ることができるでしょう。
- **クライアントが理解していることとしていないことを勝手に推測しない** あなたの問いかけに返答しないからといって、相手が理解していないとは限りません。クライアントが眠っているように見えたり、注意散漫な様子であっても、自己紹介をしてください。驚くほどきちんと反応し、あなたが来たことを喜ぶことがあるでしょう。
- **話し続ける前にクライアントが答える時間を与える** 老化、進行性の病気や投薬治療の影響を受けているクライアントは、あなたの言葉を頭の中で処理して言葉や態度で反応するまでに時間がかかることを常に念頭に置きましょう。
- **適切な言葉遣いで話す** わかりやすい言葉を使うように気をつけましょう。俗語、専門用語の使用や、これからあなたが行うことについての難しい説明は避けてください。高齢者の多くは「マッサージ」を嫌がる傾向がありますが、心地よく触れることや足をさすることは受け入れるかもしれません。マッサージという言葉に好ましくない意味合いを感じ取る人はまだ多いようです。

クライアントに触れる際の注意点

トレーニングと指導が適切であれば、コンフォート・タッチの技術は身体の虚弱な人や重い病を持った方に対しても用いることができます。本書で述べる原則を守れば、タッチの効果を理解している人であれば誰に対しても施術できるでしょう。コンタクトの方法はただ手を握るだけや足先をやさしく包み込むように保持するなど非常にシンプルです。

しかしながら、タッチを避けた方がよい部位もあります。以下はその例です。

- 腫瘍やしこりのある領域
- 最近受けた手術部位
- 深部静脈血栓症（多くの場合、足の深部静脈内に血栓ができる疾患。特に手術後に深部静脈血栓症が起きる可能性が高いため、医師の許可がない限り、腰から下のマッサージは避けることが望ましい）
- 静脈炎（静脈壁の炎症）
- 骨折
- 火傷、発疹、未診断あるいは伝染性の皮膚病、あるいはかぶれている皮膚の部位
- 開いた傷口や外傷部位
- 感染あるいは炎症を起こしている領域
- 触れると痛みがあるすべての領域
- 急性の痛み、あるいは原因不明の痛みがある領域

また、下記の症状を持つクライアントに施術を行う時は注意が必要です。これらの状況ではさらにトレーニングを受けるか、その症状を評価できる有資格の専門家の意見を仰ぐことが最善です。しかし大抵の場合、触れられることで症状が改善するかどうかはクライアント自身が教えてくれるでしょう。例えば、手の関節炎を患っている

クライアントには痛みを強めるような押圧は避けてください。ただ患者さんの手を持ってぬくもりを与えるだけで症状を緩和できるかもしれません。

- 関節炎
- 頭痛
- めまい
- 吐き気
- 発熱
- 浮腫

下記はその他の重要な注意事項です。

- **頚部をマッサージする時は特に注意する**　頚部は広範囲に触るだけに留め、特に注意を払いましょう。頚部自体を強く圧迫してはいけません。頚部は骨（棘突起や横突起）や血管の多い構造であり、特殊なトレーニングを積まずにマッサージを行うのは危険です。僧帽筋、特に筋腹に対してコンフォート・タッチ（広範囲に包み込むようなコンタクト・プレッシャーとコンタクト・サークリング：Chapter 5参照）を行うと頚部の痛みが緩和されるという声が患者さんから多く寄せられています。また、後頭骨縁に沿ってコンタクト・プレッシャーとコンタクト・サークリング（Chapter 5参照）を行えば、安全で効果的に頚部の痛みを和らげることができます。

- **腹臥位（腹ばいの姿勢）を避ける**　通常、高齢者や病気を持つ方のマッサージは仰臥位（仰向け）、側臥位あるいは座位で行います。腹臥位を避けた方がよい理由は以下のとおりです。(1) 頚部の柔軟性の低下、(2) 呼吸機能の低下、(3) 頚部の循環障害、(4) 施術者と会話がしづらい（健康な人でも腹臥位になると、息が詰まったり呼吸しづらくなったりします。フェイス・レストの使用はしばしばこの状況を悪化させます）。

- **触れられることに関する患者の希望を尊重する**　患者さんが特定の部位に触れられるのを嫌がる場合、それを尊重してください。前回の施術から症状が明らかに変化している場合は、施術前に医療担当者（医師、看護師、看護助手）、あるいは介護をする家族に報告しましょう。クライアントは触れられることを完全に拒む時があれば、単純に手を触れたり簡単に足先をマッサージするだけで喜ぶ時もあるでしょう。

- **アロマ（香料）の使用に注意する**　マッサージローションやスプレーは無香料である方がよい理由は次のとおりです。多くのボディケア製品には化学薬品が使用され、かぶれやアレルギー反応の原因となることがあります。それは合成化学製品であっても自然の精油（エッセンシャルオイル）でも同じです。強い香りは好き嫌いに個人差があるため、クライアントの好みを推測で決めるのはやめましょう。コンフォート・タッチのテクニックにはローションもオイルも必要ないことを忘れないでください。この点に関する詳細は巻末の「付録B」を参照してください。

安全で心を癒す環境づくり

コンフォート・タッチの手技に入る前に、施術を行う環境の評価をすることが重要です。医療施設でも個人宅であっても、クライアントにとって安全で心を癒すような環境づくりに役立つ多くの要素があります。

- **物理的な環境**　クライアントの部屋に入ったら、まずクライアントが安全で心地よさを感じられるための要素に注意を払います。

- **電気機器と医療機器**　部屋を見回しましょう。照明器具や医療機器の電気コードがありますか。酸素タンクのチューブ、点滴やカテーテルなどの医療器具のチューブ、あるいは緊急呼び出しボタンがありますか。床に安全パッドが敷いてありますか（高度看護施設によってはベッド柵の代わりに、ベッドの高さを床から30センチ以下にして、さらに周囲にフォーム入りパッドを敷いています）。
- **クライアント用のベッドあるいはいす**　コンフォート・タッチはしばしばクライアントが通常使用しているベッド（家庭用ベッドあるいは医療用ベッド）で行います。また、リクライニングチェアや楽な姿勢で座れるいすを使うこともあります。
- **マッサージテーブル**　クライアントの安全性と心地よさの観点から一般的にマッサージテーブルの使用は推奨しません。医学的に虚弱な患者さんはマッサージテーブルに上ることが難しく、事故の危険性もあります。さらに一般的なマッサージテーブルは幅が短くて寝心地がよくありません。最初にマッサージテーブルを使用していた患者さんがその後、病気や障害の進行によって使用できなくなった場合、身体を自由に動かせなくなった事実を余計に強く感じてしまいます。そのような可能性は避けた方がよいでしょう。
- **その他の家具**　コンフォート・タッチの最重要課題は患者さんに心地よさを感じてもらうことです。施術者は自分が無理のない姿勢をとりながら、患者さんの状況に合わせなければなりません。楽に施術できる体勢を確保するため、サイドテーブルや他の家具を動かす必要があるかもしれません。患者さんのベッドやいすの近くに座れるように小さなスツールを用意するといいでしょう。●3-4のようなスツールは軽量で丈夫、かつ持ち運びが簡単です。患者さんの家や医療施設の狭い場所にも収まります。クライアントの足のマッサージのためにベッドの足下に座る時、足をのせる台があると便利でしょう。

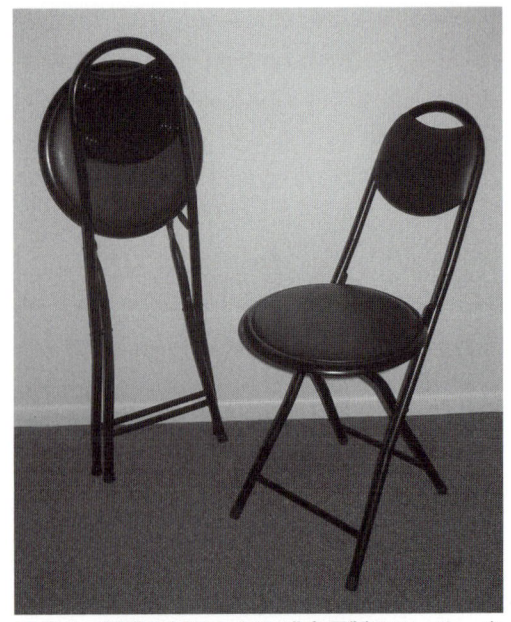

●3-4　**軽量の折りたたみ式金属製スツール**　小さな折りたたみ式金属製スツールは、患者さんの自宅や医療現場でコンフォート・タッチを行う時、大きな味方になってくれる安価で重要なツールです。事務用家具の取扱店やホームセンターなどで購入できます。

心を癒す雰囲気と意図

手技を始める前に、心を癒すような雰囲気づくりに役立つ要素をチェックします。その時もクライアントの希望を尊重しましょう。以下が考慮すべきいくつかのポイントです。

- **部屋の温度**　患者さんの希望に応じて

部屋の温度を調節してください。寒い時はベッドに毛布をかけましょう。

- **部屋の通気性**　換気状態を確認しましょう。必要に応じて窓やドアの開け閉めを行い、換気扇を回しましょう。
- **照明**　直接照明よりも、リラクセーション効果を高める間接照明の方が好ましいでしょう。クライアントと施術者両方の身体的、心理的安全性が確保できる適切な明るさを保ってください。自然の明かりをとり入れ、外の景色が見られる窓があると効果的ですが、特定の症状の患者さんは光に対して過敏なため、注意が必要です。
- **音楽**　コンフォート・タッチの施術中、音楽を流して楽しむクライアントもいます。中には自分のオーディオ機器やCDやオーディオプレイヤーなどを持っている人もいるでしょうし、あなたが用意する場合もあるでしょう。ラジオやテレビの音に慣れ親しんでいる人はつけたままにしておくことを好むかもしれませんし、消したいと思う人もいるでしょう。その選択はクライアントに任せてください。音楽を心地よく感じる人がいれば、気が散る材料になる人もいます。聴覚障害を持つ人は音楽を耳障りに感じることがあるかもしれません。
- **匂い**　部屋の匂いに注意しましょう。清潔な匂いがしますか。あなたの嗅覚で衛生上の問題を提起できるかもしれません。医療施設であれば、患者さんの衛生面の処理が適切に行われているか施術前にスタッフに確認しましょう。

　香料の入ったローションやスプレーを使用する際は、患者さんの皮膚、粘膜、目、気道や肺を刺激しないように十分に気をつける必要があります。切り花（バラ、カーネーション、ストック、ラベンダーなど）の素朴な香りは施術の場に美しさと楽しみをもたらしてくれるでしょう。あなたが新たに持ち込む物に対する患者さんの反応に注意を払ってください。

- **キャンドル**　キャンドルの使用は避けましょう。医療器具、家庭用品やベッド周辺に置いてある物に燃え移る危険性があります。燃えた時に有害な煙を出すキャンドルもあります。

施術中

　コンフォート・タッチの手技の質を高める多くの補助的要素があります。患者さんの適正なポジショニング、施術者の体勢パターン、患者さんとのコミュニケーション、その他関連するものとして、ドレーピングの適切な使用、ローションの使用、施術時間の長さなどです。コンフォート・タッチはクライアントが中心であることを決して忘れてはなりません。可能な限りクライアントの希望に従い、施術者は施術内容と会話の選択を行います。例えば、クライアントがある姿勢を希望する場合、施術者はそれに自分の体勢を合わせなければなりません。同様に会話の内容に関しても、施術者ではなくクライアントが最も必要とし、興味を持っている事柄に焦点を当てます。

クライアントのポジショニング

　コンフォート・タッチは標準的な家庭用ベッドでも病院の医療用ベッドでも、標準的ないす、車いす、あるいはリクライニングチェアでも行うことが可能です。これらの選択肢にはそれぞれ長所と短所があります。施術者は常に患者さんの安全と心地よさに注意を払わなければなりません。そし

実践のヒント

「信頼関係（ラポール）の構築」

一般的にはクライアントがマッサージの施術所を訪れ、インテークの質問を通してクライアントのことを知ります。高齢者や慢性疾患の患者さんに施術をする時、クライアントのコミュニケーション能力が制限されている可能性があるため、コンフォート・タッチの施術者はしばしば他の方法で信頼関係を構築するという難しい状況に立たされます。

クライアントを知る１つの方法はクライアントの周囲の環境を観察することです。クライアントの現在の住居は自分の家、介護付住居施設、ホスピス、それとも他の医療施設でしょうか。部屋に飾ってある写真やグリーティングカードに目を配ってください。クライアントの人となりや人生について、何かを知る手がかりとなるでしょう。写真について話しかければ、愛する人や一番幸せだった頃の懐かしい記憶を呼び起こすかもしれません。

クライアントの部屋に飾ってある写真や絵画や置物を見れば、クライアントの人生の全体像がよりよく理解できるでしょう。現在身体的に衰弱している患者さんであっても、あなたの関心や感嘆を示す言葉はあなたがその人を１人の完全な人間として認識していることを示しています。例えば、ある高齢の女性に部屋の壁に掛けてあった帆船の写真について尋ねると、彼女は亡くなった夫や子どもたちとその船で過ごした幸せな時の思い出を語ってくれました。

また、ある高度看護施設で私はパーキンソン病を患う高齢の男性に施術を行っていました。彼には話をする能力に問題があり、どこかよそよそしく、無口でした。私は額縁に入った写真が部屋の壁に飾ってあることに気づきました。険しい山岳地帯のハイキング路に立っている若い男性の写真でした。それが彼であるかと尋ねると、彼は微笑んでうなずきました。私はその写真のおかげで、彼が山の記憶と経験を今でも覚えている１人の完全な人間であることを再認識できたのです。私も山が好きだと言うと、彼は自分に会いに来てくれた感謝の気持ちを示しながら熱心に私の話に耳を傾けていました。

て最大の効果をもたらすために患者さんのニーズに柔軟な姿勢で臨まなければなりません。クライアントの身体の自由度は様々な程度があり、身体のどの部位についても最も楽な姿勢をとってもらいましょう。その時、あなたの態度に注意してください。制限があることをクライアントに実感させるのではなく、できることを中心に教えてもらうことでクライアントに自信を持ってもらいたいとあなたが思うことが大切です。

施術中のクライアントのポジショニングを決める際の注意点は以下のとおりです。

医療用ベッド—仰臥位

医療用ベッドはクライアントと施術者の両方に多くの利点があります。調節が可能なため、患者さんを楽な姿勢にできる上、施術者も楽な姿勢で施術が行えます。医療用ベッドはベッドの種類によって機能が異なります。調節する際には必ず、介護をしている人や医療スタッフに手伝ってもらうようにしましょう。ベッドを用いた施術では通常、患者さんを仰臥位、すなわち仰向けに寝かせます。医療用ベッドは患者さんの頭、上体と足の位置を高くすることや、ベッド自体の高さを調節することができます。施術しやすいように転落防止柵を下げ、足のマッサージの時はフット・ボードを外してもよいでしょう。●3-5 は医療用ベッドで患者さんがコンフォート・タッチを受けている様子です。

標準的なベッド—仰臥位

●3-6 が示すように、標準的な家庭用

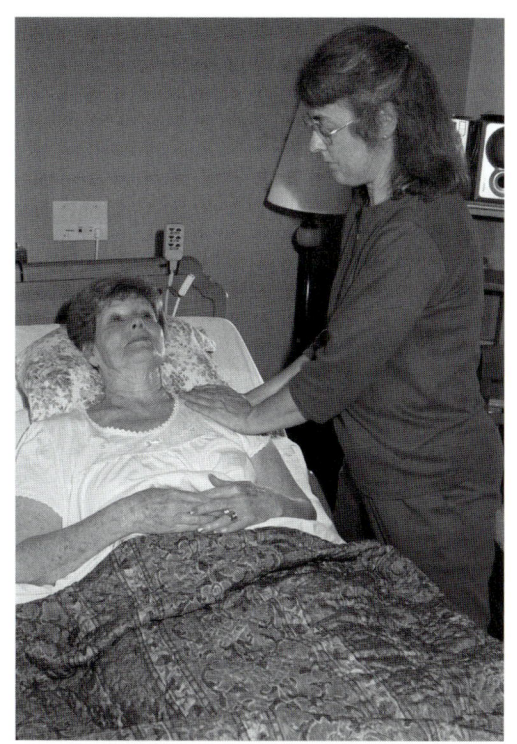

Chapter 3　クライアントへのアプローチ

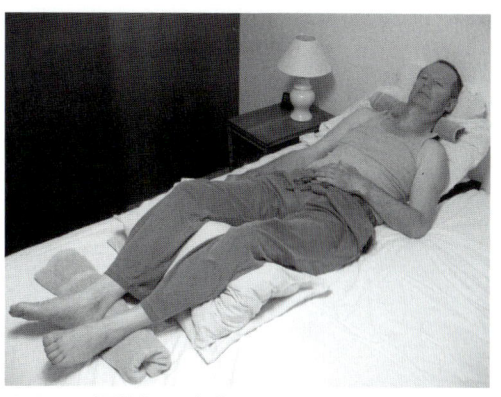

● 3-6　**標準的なダブルベッドに横になるクライアント**　上体を高く上げるために枕を使用しています（最低でも2～3個）。枕が硬くて首の弯曲になじまない場合は、好みで小さなタオルを丸めて首の下に入れます。枕を膝の下に入れて腰にかかるストレスを和らげ、膝の過伸展を防いで両脚をリラックスさせています。他には小さなタオルを丸めて足首の下に入れると、ベッドにかかとがすれて不快感や床ずれが起きるのを防ぎます。

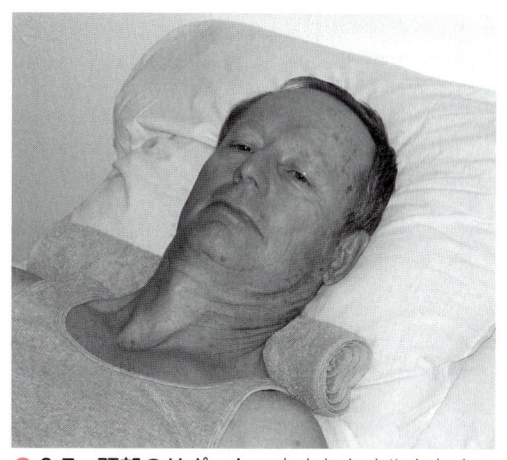

● 3-5　**医療用ベッドに横たわるクライアント**
ベッドの頭部を高く上げるとクライアントを楽な姿勢にすることができます。この写真では転落防止柵が下ろされています。コンフォート・タッチを始める前に柵が上がっていたら、終了後は必ず元の位置に戻しましょう。

ベッドでもクライアントが楽な姿勢になるように調節できます。頭と上体を高く上げた方が楽なクライアント（呼吸障害を持つ方など）は、枕2～3個を支えとして使って適切な姿勢にします。上体を上げた時、頭の位置が背中と一直線になっているかに注意しましょう。● 3-7 のような小さな枕があれば、首の下に入れて支えにできます。

膝の下に枕を入れると腰が楽になり、膝の過伸展を防いで脚をリラックスさせます。数枚の小さなタオルを丸めて足首の下に入れれば、踵骨がベッドにすれて床ずれが起こるのを防ぐことができます。さらに、腕の下に小さなタオルや枕を置いて身体を支えれば楽な姿勢になるでしょう。

● 3-7　**頚部のサポート**　小さなタオルを丸めて首を支えます。位置が高すぎないかクライアントに確認しましょう。

医療用ベッドあるいは標準ベッド―側臥位

● 3-8 のような側臥位は背中への施術が容易です。また、この姿勢を特に好む患者さんもいます。クライアントが側臥位になる前にベッドが水平になっているかを確

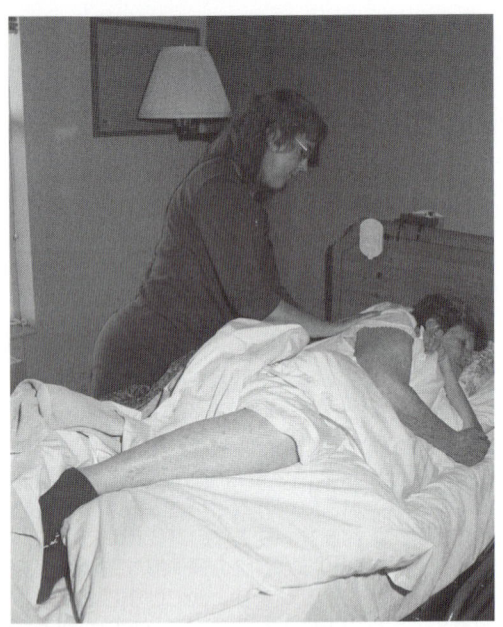

●3-8 側臥位　3つの枕の配置を見てください。1つ目は頭の下、2つ目は腰をニュートラルな位置に保って膝や足首の骨張った部分をかばうために両脚の間に、3つ目は胸の前に置いて抱きかかえるようにして体重を乗せています。

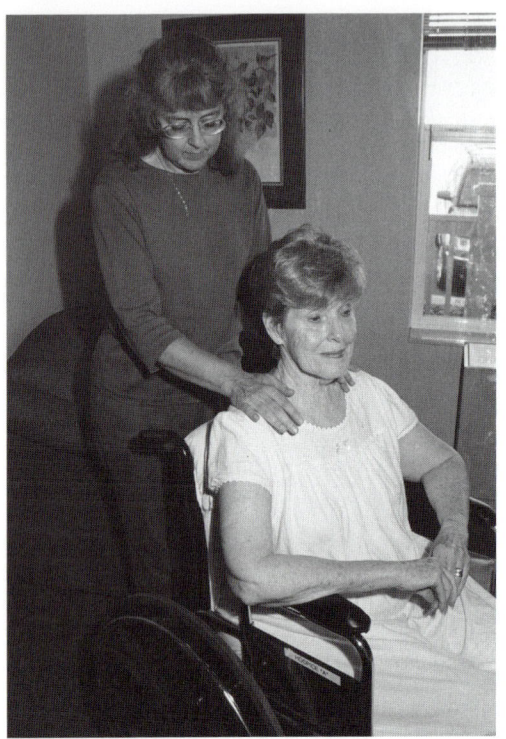

●3-9 車いすのポジショニング　肩、腕、手への施術が容易に行えます。背もたれにタオルを置いてクライアントの背中を支え、楽に背筋を伸ばせるようにします。アームレストにタオルを置けばクッションの代わりになり、また、アームレストを外せば腕や手の施術がさらに行いやすくなります。

認してください。クライアントが自分で動ける場合は手を貸すだけでよいのですが、あなた1人でクライアントの身体を動かそうとしないでください。頭の下に枕を入れて頭が背筋と一直線になるようにします。両足の間に枕を挟むと腰部や殿部の緊張を和らげられます。身体を支えるために抱き枕を置いてもよいでしょう。必要に応じて小さなタオルをウエストの下に入れましょう。

側臥位のバリエーション

クライアントのニーズと好みに応じて、基本的な側臥位にバリエーションを加えられます。身体の前に柔らかい枕を置いて、その上に体重を乗せて腹臥位に近い姿勢にさせることができます。あるいは背中の側面に枕を置いて、やや反るようにしてその上に体重を乗せて仰臥位に近い姿勢にすることもできます。膝関節は両方を曲げるか、あるいは一方の足だけ伸ばしてもよいでしょう。これらのバリエーションはクライアントの状況に応じて選択してください。どのような姿勢がクライアントにとって自然で楽か、いろいろ提案をしながらより快適な姿勢を探りましょう。通常、側臥位では患者さんの好みで下にする側を決めたら最後まで向きを変えずに施術を行います。

車いす

車いすでコンフォート・タッチを行うことには多くの利点があります。クライアン

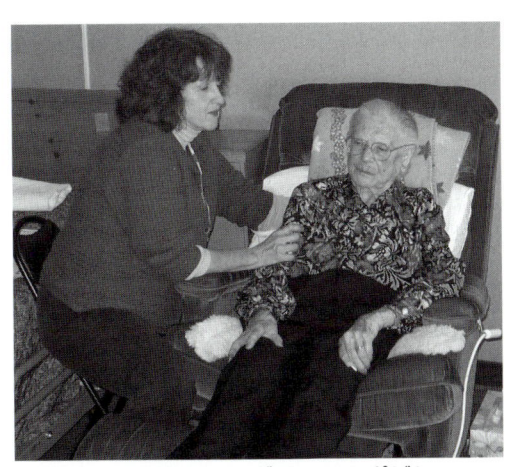

Chapter 3　クライアントへのアプローチ

● 3-10　リクライニングチェアのポジショニング　施術者はクライアントの脇に座り、いすの背もたれをテコとして背中や肩を押圧することができます。このポジションであれば腕や手にも施術が可能です。

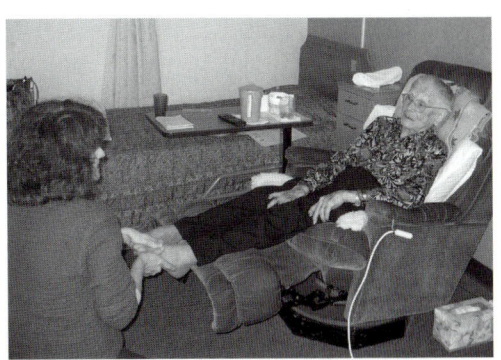

● 3-11　リクライニングチェアのフットマッサージ　リクライニングチェアに座ったクライアントに心地よいフットマッサージを行う施術者。

トをベッドに移動させずに日中いる場所で行えます。座位では気道が開くため、患者さんは楽に大きな深い呼吸ができます。また、患者さんの姿勢が評価しやすいため、心までポジティブになるような直立の姿勢を促すことができるでしょう。● 3-9 で示すような座位では肩の施術が容易になります。

　施術中、車いすのブレーキは必ずロックし、フットレストが適切な位置にあることを確認してください。車いすでも標準的ないすでも、背もたれにタオルを置いて背筋が真っすぐになるようにしましょう。いすの背もたれをテコにして脊柱の両側にある脊柱起立筋に対してのコンタクトプレッシャーなど、コンフォートタッチの様々なテクニックを行うことができます。座位では、腕、手、下肢や足部の施術も容易になります。

リクライニングチェア

　高齢者や身体を自由に動かすことができない方の多くは、座り心地がよいリクライニングチェアを持っています。クライアントが慣れ親しんでいるいすでコンフォート・タッチを行えば、前述の座位のすべての利点をもたらすことができます。その上、背もたれの大きなリクライニングチェアはクライアントの頭部を楽な姿勢にしてくれます。● 3-10 はリクライニングチェアに座ってコンフォート・タッチを受けている女性の様子です。施術者は彼女の脇に座って上背部、肩、腕や手に施術を行っています。

　リクライニングチェアであれば、いすの足の高さを調整してクライアントの脚を楽な位置に置くことも可能で、いす全体を調整しクライアントを仰臥位にすることもできます。必要に応じて枕やタオルを使えばクライアントを最も楽な姿勢にすることができるでしょう。● 3-11 の施術者はリクライニングチェアに座るクライアントに心地よいフットマッサージを行っています。

マッサージテーブル

　一般的には前述のポジショニングのいずれかを用いてコンフォート・タッチを行いますが、マッサージテーブルの使用が適している場合もあります。その際、必ずクラ

41

イアントがテーブルの上に問題なく上れる高さに調節しましょう。通常のマッサージテーブルよりも低くする場合は、スツールに座って施術しましょう。クライアントをテーブルの上で仰臥位にして施術する場合は、クライアントの上体や膝の下に枕をたくさん置くとよいでしょう。

　高齢者や様々な病状の患者さんは仰向けの姿勢から起き上がる時によくめまいを起こしたり、ふらついたりすることがあるので注意してください。高齢者や体力のないクライアントをテーブルの上に寝かせたまま放置したり、1人でテーブルから下ろさせないようにしてください。法的責任の面からマッサージテーブルの使用を禁止する医療機関もあります（ホスピス、在宅医療など）。患者さんがマッサージテーブルの上でしかコンフォート・タッチを受けたことがない場合、テーブルに上がれなければ施術を受けられないと勘違いするかもしれません。そのため、体力のない患者さんにはマッサージテーブルの使用は避け、前述の選択肢から選ぶことが望ましいでしょう。

施術者の体勢パターン

　クライアントの安全性と心地よさを確保することが重要であるように、コンフォート・タッチの施術者自身へも同様の配慮が必要です。施術者はバイオメカニクスの原理を活かして最も効率的な施術を行うことが必要です。施術中の動きのパターンに注意を向けてください。高齢者や病を持つ方の特別なニーズに合わせながらも、楽にクライアントに触れられる姿勢を見つけるには柔軟性と創造力がとても必要です。

　コンフォート・タッチを行うために、自分自身の体勢をぎこちない無理なポジションに置く必要はありません。無理な姿勢であれば、クライアントはあなたの不快感に気づくでしょう。スツールやいすなどの道具を利用して、自分の体勢を調節してください。

　施術者の体勢パターンに関するいくつかの役立つポイントを以下にあげます。

適切な衣服とアクセサリー類

　清潔でプロとして適切な衣服を着用します。クライアントやいすやベッドの周りを動きやすいゆったりとした衣服を選びましょう。ベッドの上や床に座ることもあるかもしれないため、靴は脱ぎやすいものを選びましょう。施術前に、腕時計やアクセサリーは腕や指から外してください。あなたとクライアントが安全で適切な衛生状態を保つため、清潔な靴下への履き替えが必要かもしれません。

背骨のアライメント

　手技を始める前に自分の姿勢を確認しましょう。施術中、正しい背骨のラインを保つよう意識してください。身体の半分の重みをもう半分で支えます。頭部と肩部を真っすぐにして背中で支え、それが骨盤の上に乗り、さらに骨盤は足によって支えられます。頭や頸部を前傾したり、ベッドに前かがみにならないようにしてください。また、腰を曲げたりひねったりしないように注意しましょう。

呼吸を意識する

　大きく深呼吸をすると、自分の身体への意識が高まり、身体によい動き方や姿勢を本能的に知ることができます。リラックスした深呼吸は胸部と腹部を開き、背骨を正しい位置にします。「今、私は楽な姿勢をしているか。もっと楽な姿勢にするにはどうしたらよいか」と常に自分に問いかけましょう。

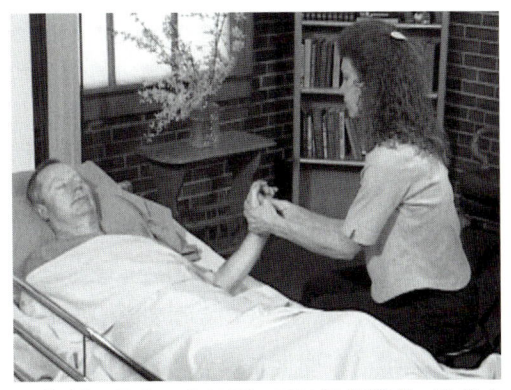

Chapter 3　クライアントへのアプローチ

● 3-12　スツールに座っている施術者　患者さんの近くに折りたたみ式の金属製スツールを置いて座っている施術者。このポジションから患者さんの手掌を押圧することができる。

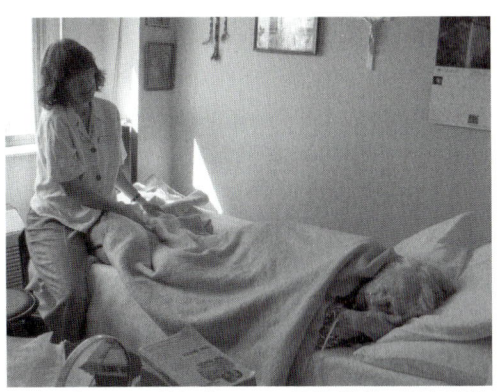

● 3-13　ベッドに座っている施術者　楽な姿勢でベッドの端に座って患者さんの足をマッサージする施術者。

クライアントの近くに位置する

クライアントの近くに立つか、● 3-12 のように、スツールやいすに腰掛けてベッドの近くで施術してください。腕を宙に浮かせて作業すると疲れやすいため、身体の重心は患者さんの近くに置きましょう。● 3-13 のようにベッドに座る場合は、まずクライアントの了承を得ましょう。ベッドに座ることが適切でないと思われる場合は、最もアクセスしやすい身体部位に施術を行います。あるいはベッドや車いすを利用してそれにもたれかかり、自分の身体を支えます。ベッドにぶつかったり、揺らしたりしないよう気をつけましょう。

ゆっくりと動く

次の動作に移る時、ゆっくり動きましょう。クライアントが楽な姿勢をとるのに時間がかかる時があれば、あなた自身の楽な体勢を見つけるのに時間が必要な場合もあるでしょう。ゆっくり動くことで安全でリラックスできる雰囲気を生み出します。

最もアクセスしやすい身体部位から施術を開始する

クライアントの身体で最も触れやすい部位から手技を始めます。通常は手、腕や足で、左右どちらでもアクセスしやすい側から始めましょう。患者さんがあなたのタッチに慣れて心地よく感じる可能性が高まります。いすやスツールに座って一方の手をマッサージしてから、ベッドに座ってもう一方の手をマッサージしてもよいでしょう。足をマッサージする時はベッドの足下、スツール、あるいは床に座って行います。

施術する方向を向く

立って施術する場合は、クライアントの方を向き、前方に足を向けます。一方の足をもう一方の足の一歩前に出してリラックスして極自然に足を並べて体の支持面をつくります。ムーブメント教育の専門家であるメアリー・アン・フォスターは、この自然な姿勢を「ヒューマン・スタンス」と呼んでいます[1]。一歩前進する時の前方へ体重を移動する動作と同様に、このスタンスからは体の支持面上を穏やかに前方に身体を揺することができます。

座っている時も体の支持面よりも前方に傾けるようにします。腰部と殿部をスツールに押しつけ、両脚は立っている時と同じようにしっかりと床を押します。腰部を動かしてもよいでしょう。座っている時も、両脚を左右に開くよりも、片方の足を一歩前に出した方が楽で効果的な姿勢になり、腰への負担を減らします。

身体をねじって施術せざるを得ない時は、下腹部の奥に軽く力を入れて背骨を安定させ、上半身のねじりによる負担から脊骨を守りましょう。

手に力を入れる時に足で床を押す

クライアントの身体に押圧をかける時、足に力を入れてください。そうすることで、身体の中心を通して圧縮力を分散することができ、手首や手に対する負担やけがを防げます。このような身体の使い方は非常にまとまりがよく効果的であるため、むらのない一定の心地よい押圧をクライアントに伝えることができます。足を意識することで、クライアントのニーズに気を配りながらも常に姿勢が安定して集中力が高まり、あなた自身の身体への意識を高めることもできます。

手首を自然な位置に置く

手首を大きく曲げずに腕や手を自然に前に伸ばしましょう。大地のエネルギーが足の裏、そして体幹を伝わりのぼってきて、最後に手の先から放出されていくのをイメージしても良いでしょう。

自然でしなやかな姿勢を保つ

身体を揺らしながら施術を行ってもよいでしょう。身体が垂直軸を中心にして絶えずバランスをとろうとわずかに揺れる性質を利用しましょう。身体を揺らしながらマッサージを行うと、動きやタッチがより滑らかでゆったりするため、施術効果も上がるでしょう[1]。

施術者とクライアントの動きの調和がとれると、コンフォート・タッチはやさしいダンスのようになります。心地よいリズムとゆったりとしたエネルギーの受け渡しを楽しみましょう。やさしく押圧をかけた身体部位があなたの手を押し返す感覚を感じてください。

衣服とドレーピングに対する配慮

コンフォート・タッチは広範囲にわたる直接的な押圧とコンタクトを基本とするため、皮膚にローションやオイルを塗る必要はありません。滑らせたり揉んだりするストロークを使用する従来のスウェーデン式マッサージでは通常、衣服やドレーピングの問題に気を遣いますが、コンフォート・タッチではその必要がないのです。クライアントは着衣のまま、あるいは楽な服装でコンフォート・タッチを受けることができます。そのため、身体を自由に動かせないクライアントにとっては、マッサージ前の準備が楽になります。パジャマや寝間着などのゆったりとした服装をしてもらうとよいでしょう。

クライアントに適当な暖かさと心地よさを感じてもらうため、シーツや毛布を用意しましょう。薄着を好む患者さんもいますが、そのような場合は、従来のマッサージのように身体を隠すためのシーツが必要でしょう。

ローションとオイルの使用

コンフォート・タッチのテクニックの大半はマッサージオイルやローションを必要

としません。必要性がないだけでなく、皮膚への潤滑油の使用を避けた方がよいという理由があるのです。

- **石油系オイル** 石油（鉱油）ベースのスキンケア製品は皮膚の毛穴を詰まらせます。皮膚の機能の1つは不要物の体外への排出であるため、皮膚を清潔に保ち、この排出機能を妨げないようにすることが重要です。スキンケア製品にアレルギー反応を引き起こす成分が含まれていることもあります。
- **植物系オイル** 植物系オイルは消費期限までの期間が短く、劣化しやすいのが特徴です。また、高齢者や寝たきりのクライアントにとって洗い流すのが困難です。成分に含まれる保存料や精油でアレルギー反応を起こす可能性もあります。また、布団やシーツを汚すこともあります。

  下記のような理由により、ローションやオイルの使用がふさわしい場合もあります。使用するのは無香料の保湿ローションや患者さんが普段、使い慣れているものがよいでしょう。
- **皮膚の保湿** 皮膚の保湿目的でローションを使用します。入浴後の施術で使用すると効果的です。手や足が乾燥している場合にローションを使うのもよいでしょう。しかしコンフォート・タッチのテクニックの大半は、ローションを必要としないことを忘れないでください。ローションを使用する際は、従来式のマッサージのような強く滑らせるようなストロークをしないように注意してください。組織を損傷させ、あざをつくる可能性があります。
- **クライアントの好み** クライアントによっては良質のローションで皮膚が滑らかになるという心地よい感覚を好む人もいます。着衣している患者さんには手や足にローションを塗るだけで満足感をもたらすかもしれません。

最終的には潤滑油よりも上質のタッチが最も重要であることを忘れないでください。多くのマッサージ師は、オイルやローションを使わない時や少量使用にした時の方が、かえってゆっくりとした速度で手を動かすことになるため、患者さんとの結びつきが深まると言います。

クライアントのニーズとフィードバックに耳を傾け、それに合わせる

手技を開始する前に決めた話し方と意図に従ってコミュニケーションを図ります。始めから終わりまでクライアントに意見を聞き続けてください。特に初回の施術では、クライアントとの信頼関係を築きながらクライアントのニーズに合わせて調整することになるため、非常に重要です。「これは気持ちがいいはずですが、もし嫌な感じがしたらすぐに教えてください」と繰り返して言う必要があるかもしれません。クライアントはこのように感じているに違いないと思い込んではいけません。

クライアントから正直な感想を得るのに役立つヒントを紹介しましょう。自由回答形式の質問、例えば「大丈夫ですか」や「これはどんな感じがしますか」などではなく、「どのくらいの力が気持ちよいですか。このくらいですか。それともこのくらいの力ですか」と聞きましょう。前者の質問に対する答えは「大丈夫です」「いいです」などとなり、クライアントが本当に満足しているかどうか確認できません。それに対して「どちらがいいですか。これですか。それともこちらですか」のような質問をした場合、より具体的な答えを得ることができ

ます。そのような質問形式はクライアントに選択肢を与え、自らが主体的に施術内容を決定しているという気持ちにさせるのです。

　多くの人は否定的な感想を言うのをためらうため、様々な方法を試してください。頻繁に不快な治療を受けている人には、コンフォート・タッチは心地よい上に自分で気持ちよさを選択できるということをはっきりと知らせる必要がある場合もあります。

　特定の原則に基づいた様々な技術の習得と実践だけで、コンフォート・タッチが完成するわけではありません。コンフォート・タッチは、クライアントのニーズに応えるために、施術者の知性、直感そして想像力を駆使してつくり上げる芸術とも言えるでしょう。直感とはあなたの五感すべてであり、それを通して行ったマッサージから得る情報に基づいて、判断し、調整を行うのです。言葉を使わないコミュニケーションは、言葉によるコミュニケーションと同じくらい重要です。あなたのタッチにクライアントが喜びや不快感を表現していないか、敏感に感じ取りましょう。五感のすべてを使い、以下の点に注意してください。

- **何が見えますか**　クライアントが顔をゆがめていませんか。眉間にしわを寄せていませんか。顔をそむけていませんか。
- **何を感じますか**　あなたが力をかけすぎてクライアントの身体がたじろいだり、緊張したりしていませんか。クライアントが身体を引いているように感じますか。
- **何が聞こえますか**　クライアントの呼吸に変化がありますか。クライアントが満足感を表すため息や声を出していますか。あるいは不満を表す声を出していませんか。

コミュニケーションの方法には触れることや言葉、あるいは意図など様々な形が存在しますが、相手とのつながりを真摯に望む心があれば、最もうまくコミュニケーションを図れるでしょう。触れること自体がコミュニケーションの1つの形であり、相手に真心と思いやりを伝える特別な機会を提供するのです。「会話しているみたいね」。これはコンフォート・タッチを受けていたある高齢の女性の言葉です。

施術時間の長さ

　クライアントの前に立ったら、決して気を抜いてはいけません。施術前の準備をする時も、施術後も常に礼儀正しい態度を保ってください。手技の時間は、クライアントの状態と希望により異なりますが、およそ30分から50分でしょう。1時間以上行うことは避けましょう。長時間の施術はクライアントに刺激を与えすぎ、疲労させる恐れがあります。初回の施術時間は短めに設定しますが、特にマッサージを受けるのが初めてのクライアントについては施術時間を短くしてください。そうすれば、施術後のクライアントの反応を正しく評価することができるでしょう。

　あなたの時間が十分にとれない場合、10分から15分でも効果はあります。あなたが主にケアを行う者であったり、看護師、あるいは看護助手である場合、通常の仕事の合間に数分間コンフォート・タッチを行うだけでも、クライアントにとって大きな違いとなるでしょう。

体験談

「誰かを幸せにしてあげて」

「こんにちは。私はメアリー・ローズと言います。こちらのマッサージ師です」。ホスピスケアセンターに入院していた93歳の女性に、私はこう自己紹介しました。私はソファに座っていた彼女の隣に腰掛けて、彼女の明るい青い瞳をのぞき込みながら彼女の手を私の手に重ねて、こう尋ねました。「コンフォート・タッチを受けてみたいですか」。

やさしく手と肩に触れている私の手を拒むことなく、彼女はこう答えました。「いいえ、結構よ。うちの家族はマッサージを信じてないの。父が医者だから誰もそういうことに関心がないのよ」。そう言いながらも、彼女は私が触れる手に気持ちよさそうな表情を見せていました。そして彼女の肩や腕や手にやさしく触れている私に、彼女は少し身体を傾けました。

彼女はそのホスピスの介護がいかによいかを話し続けました。私は少しの間、彼女の手を私の両手で挟んでから「それじゃ、わかったわ、グレイシー。もう行くわね。お元気で」と言いました。私が部屋を出て行く時、彼女は微笑んでいました。

1週間後、再び彼女を訪ねてもう一度自己紹介をしました。この時、私はマッサージ師の生徒を連れており、生徒もグレイシーに紹介しました。グレイシーは私に向かって「あなたのこと見たことがあるわ。お知り合いだったかしら」と尋ねました。私はマッサージ師だと答え、彼女の左手をとると、彼女はこう言いました。「まあ、なんて温かい手なの！」。彼女の少し冷たくなった手を包み込むようなタッチでなでながら、肩と腕にも触れました。

「こっちの手も冷たいの」。そう言って、彼女は私に右手を差し出したので、そちらの手にもコンフォート・タッチを行いました。私の合図を受けて、生徒がこう尋ねました。「グレイシー、足にもコンフォート・タッチをしてみましょうか」。「ああ、いいわね、足も冷たいの」。私が手に触れている間、生徒は床に座って包み込むようなタッチで彼女の足と下腿部をなでました。

「いい気持ちだわ。他に冷たいところはなかったかしら」。グレイシーは喜びの声を上げました。しばらく彼女に触れてから私は言いました。「グレイシー、それじゃ、私たちはもう行かないと。一緒に過ごしてくれてありがとう」。

すると彼女はこう言いました。「わかったわ。それじゃ、他の人も幸せな気持ちにしてあげてね」。

● 施術後

手技が終わったら、クロージング、コミュニケーション、安全面の考慮とフォローアップの記録を行います。

クロージング（終了の合図）

言葉によるコミュニケーションとクロージングはコンフォート・タッチの重要なポイントです。シンプルでありながらも、思いやりがあり、プロ意識の高い言葉を選びましょう。老化や病気のために体が弱ってしまっている人や、終末期の病気と闘う人にとって、小さな思いやりが大きな励ましになります。ホスピスでマッサージを行う時は特に、終了の合図の重要性を感じるでしょう。例えば、あるクライアントへの施術がその日で最後になると知ったとしましょう。あなたの「さようなら」という言葉が彼らにとってあなたから聞く最後の言葉になるかもしれません。別れを告げる時

に彼らの顔に浮かんだ微笑みや満足そうな表情はあなたが見る彼らの最後の表情になるかもしれません。

穏やかに、優しくもはっきりと終了したことがわかるように手技を終えてください。最後に触れた部位に数秒間、手を置いて動きを止めます。続いてクライアントの身体から手を数センチ離してください。完全に手を遠ざけるまで数秒間、そのままの姿勢を続けます。そうするとクライアントは、触れられているという経験を通して自分が人として完全であることをスムーズに認識することができます。

クロージングで自然で適切な言葉を言ってもよいでしょう。「今日はこれで終わりにしましょう」「他にどこかもの足りないところはありますか」あるいはシンプルに「ありがとうございました」でもよいでしょう。

安全性

あなたが部屋を出た後もクライアントが心地よく安堵感を感じていられるために、するべきことがないか確認してから退出しましょう。ベッドの上の枕やリネン類を整えた方がよいかもしれません。医療用ベッドの高さを変えたのであれば、必ず元の高さに戻しましょう。転落防止柵は元の位置に戻してください。動かした家具の位置を元に戻し、医療器具が安全な場所にあって正常に稼働しているかを確認します。施設によっては、床に安全用パッドを敷いている場合があります。それが正しい位置にあるかを確認しましょう。

手技の後、石けんとお湯を使ってあなたの手と前腕を十分に洗ってください。衛生面で重要なだけでなく、手と腕をリラックスさせ、施術中に蓄積された精神的、感情的な緊張を静めてくれるからです。

退出する前に、患者さんや介護をする人に何か問題がないか確認してください。例えば、部屋の温度を再確認し、窓やカーテンの開閉を確認しましょう。クライアントに水がほしいか尋ねたり、メガネ、水飲みグラスやティッシュペーパーなどの必要品が簡単に手の届く位置にあるか確認したりしましょう。

コミュニケーションと記録

施術後すぐに、施術記録を書き留める時間を設けてください。施設内であれば、別の部屋や待合室を使って記入しましょう。患者さんの家を訪問した場合、家を出たら車の中などで記憶が新しいうちに書き留めるようにしましょう。Chapter 7 で詳細を紹介するケア（CARE）ノートの書式を使用してください。このシステムは米国の医療機関で使われている看護師の記録書式に準じており、使い方も簡単です。書式は非常にシンプルで、クライアントの症状（C：Condition）、行った施術（A：Action）、クライアントの施術への反応（R：Response）、そしてクライアントのマッサージへのニーズの評価（E：Evaluation）、すなわち、「ケア（CARE）」の４つの項目からなっています。

ケア（CARE）ノートの最初の項目は、現在の具体的な状況を含む患者さんの体調で、問診票に記録した情報の要約です。施術は実際に行った手技の内容です。クライアントの反応はあなたが行った施術に対するクライアントの顕著な反応や生理学的反応です。施術の評価には、クライアントのニーズを満たすため、次回の施術に役立つ情報を書き留めます。クライアントのケアをする他の人に対する提案や役立つ情報も含まれます。

Chapter 7のサンプルの書式をそのまま用いても、患者さんの医療カルテに書き込んでもよいでしょう。施術する場所の方針や手順に従ってください。

クライアントの安全と満足感のために、適切な記録を残すことは重要であるとともに、医療現場においてケアをする他の人たちとのコミュニケーションの手段にもなります。ホスピスや自宅に患者さんを訪問する場合は、施術後毎回、ケアの責任者に対して報告するよう求められるかもしれません。クライアントの安全に関わる情報であれば、迷わずに患者さんのケアの責任者に連絡しましょう。例えば、出血があったり、心臓や呼吸速度の急激な変化が起こったり、興奮状態に陥ったり、痛みを訴えたりした場合は、必ず報告しましょう。マッサージ師は床ずれやかぶれ、あざなど、他の人が見落としがちな状況を見つける場合があります。深刻な状況の場合は、その問題が解決するまで患者さんのそばを離れないようにしましょう。

守秘義務の重要性を忘れないようにしてください。患者さんのカルテを見ることができるのは患者さんのケアに直接関わりのある人に限ってください。それ以外の人に患者さんの身体的、精神的な情報、私生活や家庭環境の情報が漏れないようにしてください。ケア（CARE）ノートは他人の目に触れない安全な場所に保管しましょう。管理者への記録の提出や過去の記録の破棄についてはあなたの属する組織の規則に従ってください。施術者とクライアントのよい人間関係は信頼の上に成り立つことを忘れないでください。患者さんとその家族のプライバシーは必ず守られなければなりません。

個人的な成長と変化

高齢者や病を持つ方への施術は日々学習の連続です。時間を掛ければ、技術を磨いてコミュニケーションに自信を持つこともできるようになるでしょう。あなたの考え、感じたこと、疑問点などの個人的な記録をつけるとよいでしょう。医療カルテとは異なり、施術を行いながら学んだことや発見したことに焦点を当てて書くことができます。

あなたのコンフォート・タッチを必要とする人々が提示する課題に対処することで、あなたは人間としての思いやりを育てる機会を得ることになります。老化、病気、外傷や喪失感という困難に直面している人の人生に変化をもたらすチャンスを得るのです。あなたの施術中の態度や意図や技術は、感謝の気持ちとなって相手から戻ってくるでしょう。あなたはその人を「世界で最も重要な人」であると感じさせるのですから。

この章のまとめ

- コンフォート・タッチの施術者の役割と責任には、自分の専門業務の範囲の厳守、衛生面における特定の手順の遵守、クライアントや関係スタッフとのコミュニケーション、安全で心を癒す環境づくり、などが含まれます。
- コンフォート・タッチの施術前に、クライアント本人あるいは、介護者からクライアントに関する適正な情報を集めておきます。クライアントの連絡先、主な病歴、現在の健康状態、そしてコンフォート・タッチに希望することなどです。
- コンフォート・タッチのテクニックは身

体的に虚弱なクライアントにも適用できる一方で、避けた方がよい領域もあります。例えば、腫瘍のある領域、最近受けた手術部位、炎症やかぶれのある部位などです。
- コンフォート・タッチの施術者は医療器具、ベッドの位置、部屋の温度や照明などを含めて、クライアントの安全面と快適性に関係する要素に注意を払わなければなりません。
- 家庭用ベッド、医療用ベッド、車いす、あるいはリクライニングチェアでもコンフォート・タッチを行うことができます。クライアントのニーズや好みに応じて、仰臥位、座位、側臥位のいずれも選べますが、腹臥位にさせるのは避けてください。
- コンフォート・タッチの施術者は、施術効果を上げるためにバイオメカニクスの原則に従い、自分自身の安全面と快適性にも注意を払わなければなりません。背骨の位置や呼吸、動きのしなやかさやクライアントに対する身体のパターンなどに注意しましょう。
- コンフォート・タッチはクライアント中心の治療法です。従って、クライアントの言葉による、あるいは言葉以外の方法で表現されたニーズやフィードバックに応じて施術を調整できなければなりません。
- コンフォート・タッチのコミュニケーションと記録にはケア（CARE）ノートの記録システムなどを用います。内容項目は、クライアントの症状（C：Condition）、行った施術（A：Action）、クライアントの施術への反応（R：Response）、そしてクライアントのマッサージへのニーズの評価（E：Evaluation）です。

参考文献

1) Foster M.A. Your birthright: a case for the human stance. Massage and Bodywork. 2005; April/May: 72-81.

推薦図書

Callahan M, Kelly P. Final Gifts: Understanding the Special Awarness, Needs and Communications of the Dying. New York: Bantambooks, 1992.

Centers for Disease Control and Prevention. Standard Precautions: Excerpt from the Guideline for Isolation Precautions: Preventing Transmission of Infectious Agents in Healthcare Setting 2007.

Coulehan J, Block M. The Medical Interview: Mastering Skills for Clinical Practice. 3rd ed. Philadelphia: F. A. Davis; 1997.

Feil N. The Validation Breakthrough: Simple Techniques for Communicating with People with "Alzheimer's-Type Dementia." 2nd Baltimore, MD: Health Professions Press; 2002.

Foster MA. Somatic Patterning. Longmont, CO: EMS Press; 2004.

MacDonald G. Massage for the Hospital Patient and Medically Frail Client. Baltimore, MD: Lippincott Williams & Wilkins; 2005.

Nelson D. From the Heart Through the Hands: The Power of Touch in Caregiving. Forres, Scotland: Findhorn Press; 2006.

4

コンフォート・タッチの原則 ─ SCRIBE

コンフォート・タッチの
6つの基本原則「SCRIBE」の概要

コンフォート・タッチの
6つの基本原則とテクニックの関係

ゆっくり（Slow）
心地よく（Comforting）
相手を尊重して（Respectful）
中心に向けて（Into Center）
広範囲に（Broad）
包み込むように（Encompassing）

> 「川が海に流れ込む
> ああ 母よ 私を癒してくれ
> 私は永遠にあなたの子どもであり続ける
> ああ 母よ 私を海に連れて行ってくれ」
> ダイアナ・ヒルデブランド・ハルの歌より

　高齢者や重い病を持つ方に施術を行う際は、彼らの身体的、感情的ニーズに特に敏感にならなくてはなりません。一方、コンフォート・タッチはとてもシンプルで本能的な施術法です。この方法は病気やけがをした子どもをあやす母親のタッチのように自然なものです。人とのつながりを求める人に、思いやりと真心を与えたいという人間の基本的な欲求から生まれました。しかし、多くの人は安全で適切に、さらに効果的に人に触れる知識や自信を持ち合わせていません。経験豊富なマッサージ師や医療従事者ですら、医学的に虚弱な状態の人の身体に触れる時は不安になるでしょう。

　コンフォート・タッチと名づけられたこのマッサージ法は、従来のマッサージとは異なるアプローチが必要である身体的状況の人にもタッチの効果をもたらしたいというニーズから生まれました。従来のスウェーデン式マッサージのテクニックである軽擦法、ペトリサージュ法、振動法、摩擦法、あるいは叩打法は、高齢者や病を持

つ方の弱い皮膚を傷つける恐れがあります。マッサージ師は通常、特定症状の患者さんに対する禁忌テクニックについては学びますが、虚弱者、高齢者や慢性疾患の患者さんにどのように触れたらよいかということについては学ばないでしょう。

本章では、ケアをする人がタッチを必要とする人に安全に触れるための基本的な情報を紹介します。下記がその要約です。
- コンフォート・タッチの6つの基本原則
- 6つの基本原則とコンフォート・タッチの具体的なテクニックの関係
- コンフォート・タッチの施術者が基本原則を認識し、理解を深めるのに役立つエクササイズ

コンフォート・タッチの6つの基本原則「SCRIBE」の概要

コンフォート・タッチの基本原則に従うことで、施術者は施術意図と目的を持って、このボディワークの特定のテクニックを行うことができます。クライアントに触れる際の基本原則は6つあり、「SCRIBE」という言葉はその原則を覚えるためのツールです。

コンフォート・タッチの基本原則は以下のとおりです。
- **ゆっくり（Slow）** ゆっくりとしたリズムで落ち着いた雰囲気をつくります。自分自身の呼吸を意識しながら大きく深く呼吸しましょう。ゆっくりとしたペースで行えば、クライアントにとって安全で適切であるかを注意深く評価するゆとりが生まれ、あなた自身の身体へも注意を払うことができるでしょう。
- **心地よく（Comforting）** この施術は心地よさを与えることを目指しています。クライアントを楽な姿勢にさせて、心地よく、安心感をもたらすようなタッチを行いましょう。クライアントを治療したり変えたりしようと努力しないでください。英語の「心地よくする」という言葉には、「力を与える」という意味が含まれています。そのためには、力を必要とする人に自分の内面的な力を分け与え、その人を支えなければなりません。
- **相手を尊重して（Respectful）** クライアントに対して常に礼儀正しくしましょう。触れられていると人は精神的にもろく感じやすいということを認識しましょう。「相手を尊重する」とは思いやりがあり、決めつけたりせず、安全で心の安まる雰囲気をつくり出す態度です。クライアントの言葉、あるいは言葉を使わないすべてのフィードバックに敏感になりましょう。
- **中心に向けて（Into Center）** コンフォート・タッチは、触れている身体部位の中心に向けて押圧します。すなわち皮膚表面と身体組織の層に対して垂直に力をかけるため、皮膚を傷つけたりあざをつくりません。触れている身体部位の中心、あるいは中心軸に押圧の方向を向けることに意識を集中しましょう。この特定の押圧方向と中心に向かうという意識があれば、軽度から中程度の力で身体の芯まで届くような押圧の効果をもたらします。そして施術者とクライアントは互いに深いつながりを感じるでしょう。
- **広範囲に（Broad）** すべてのストロークは一般的に広範囲を均等に加圧するため、心地よい感覚と人とのつながり感をもたらします。しっかり押圧していても、広範囲にコンタクトすれば、けがや不快感を生じさせる可能性を防ぐことができます。手掌全体を触れている部位に均等

になるように置いてください。相手の身体に手が溶け込んでいくようなイメージを想像しましょう。
- **包み込むように（Encompassing）** クライアントの身体部位の周りを大きく包み込むように触れましょう。あなたの左右の手の関係とその間にあるエネルギーを意識し、その空間に患者さんを置いてください。包み込むように触れることで、人として完全体であることや大切に扱われているということを相手に意識させ、大切な価値のある人間として認められているという気持ちをもたらします。

コンフォート・タッチのそれぞれの原則を1日の行動や態度に置き変えると、あなたの人生の指針にもなります。あなたに周囲に常に癒しの心を与えることを意識させ、より意義深い人生へと導いてくれるでしょう。

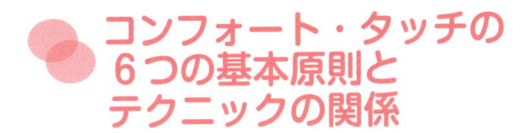

コンフォート・タッチの6つの基本原則とテクニックの関係

原則についてさらに深く掘り下げて、それらの理論的根拠と特定のテクニックの適用について見てみましょう。各原則の定義に続いて、施術者がその理解を深めるための体験エクササイズを紹介します。

ゆっくり（Slow）

コンフォート・タッチの最初の原則は「ゆっくり」と行うことです。リラックス度を高め、安全で信頼できる雰囲気をつくるため、この原則を守ることが非常に重要です。タッチのリズムとペースを指すだけでなく、施術者の体内リズムと風采の質も示しています。

施術のリラックス度

コンフォート・タッチのテクニックはゆっくりとリラックスして行います。コンフォート・タッチとは対称的に、速い動きをするマッサージ法もあります。例えば、スウェーデン式マッサージには循環促進や筋組織マニピュレーションの目的で速い動きをするストローク（ペトリサージュ法、叩打法、振動法）があります。コンフォート・タッチではそれらのストロークは禁忌であるため用いません。ゆっくりしたペースはクライアントの心を落ち着かせて深いリラクセーションを誘い、痛みを緩和します。

安全性と信頼

ゆっくりとしたペースは安全で信頼できる雰囲気をつくる一方で、施術者はクライアントのニーズを注意深くうかがい、認識する余裕ができます。クライアントは思いがけないタッチのために圧倒されたり驚かずに済みます。ゆっくりとしたペースでテクニックを行えば、施術者とクライアントの間で明確なコミュニケーションを交わすゆとりも生まれます。

触れるリズム

コンフォート・タッチはゆっくりと行いますが、手を止めることはなく、常に一定のリズムが存在します。音楽を例にして考えてください。一般的にゆっくりとしたリズムの音楽のほうが聴く人はリラックスします。コンタクト・プレッシャーや包み込むような押圧（Chapter 5を参照）を行う際、例えば、手を次の位置に移動させる前にその場所で約1.5秒間保持します。このゆっくりとした一定のペースは、恍惚状態

のような作用をもたらし、神経系を落ち着かせます。また、リズムは一定であってもアクセントの効いた音楽のように、速いテンポを混ぜるようなバリエーションもあります。例えば、手掌部や指を優しく押しているときに速いリズムを混ぜます。あるいは、肩や膝などの関節を包み込むようになでる時、手を置いたまま数秒間、動きを止めるのもよいでしょう。

コンフォート・タッチが確立した一般的なリズムは、神経系を落ち着かせることによって、鎮静効果と心地よさをもたらします。さらに内分泌系に働きかけてホルモンの分泌を刺激し、身体の化学的性質に作用して精神的な充足感をもたらします。ゆっくりとしたリズムのタッチに反応すると、体内でオキシトシンが生成されるという研究もあります[1]。オキシトシンは全身で生成されるホルモンですが、主に脳下垂体から放出され、分娩時に子宮を収縮させるという機能以外に人とのきずなやつながりを生み出すと言われています。

施術者の体内リズム

人体には様々なシステムの中で動いている多くのリズムがあります。即ち、血液やリンパの循環、脳脊髄液のリズム、消化速度、代謝作用、呼吸、神経インパルス、器官や分泌腺からの分泌などです。独立しつつも相互に依存し合っているこれらの体内リズムは、人が起きている間も眠っている間も、無意識で起こっています。しかしながら、呼吸を意識するとこれらのプロセスに影響を与えることができます。

つまり、意識することで簡単に呼吸を速めたり遅めたりすることができます。マッサージを行う時に自分の呼吸を意識して大きく深い呼吸をすることは、非常に有効です。自分の体内で起こるリズムと共鳴する一体感とリラクセーションを高めると、これが今度はクライアントへと伝わるのです。

エクササイズ
意識呼吸

クライアントの施術を始める前に、自分の呼吸を意識する時間を設けるとよいでしょう。意識的に呼吸をすれば、あなた自身の身体的な不快感や気持ちの迷いを解放できる上、あなた自身の身体を慈しみ、精神的な充足感を高めるのに必要な生命力を取り入れることができます。

呼吸を意識するためのコツは以下のとおりです。

1. 右手をへそのすぐ下の腹部に置き、大きく深く息を吸いながら腹部を膨らませます。
2. リラックスして息を吐きながら腹部をへこませます。
3. 左手を胸上部の胸骨の上に置きます。呼吸に応じて、胸郭が膨らんだり、縮んだりするのを感じてください。
4. 数回繰り返します。

このエクササイズはいつでもどこでも行えます。1〜2回の意識的な呼吸だけでも、あなたの意識を高めて気持ちを切り替えることができるようになるでしょう。

エクササイズ
パートナーの呼吸に合わせる

最終的にあなたのクライアントと行うことを想定して、パートナーと一緒に練習しましょう。まず、パートナーを背もたれの真っすぐないすに座らせます。パートナーの背部といすの背も

たれの間に、折りたたんだタオルを入れて、背筋が真っすぐになるようにします。

1. パートナーの後方に立ち、両肩にあなたの両手を置きます。手掌で左右それぞれの耳のすぐ下にある僧帽筋の最も盛り上がっている部分を軽く押さえます。
2. 手の位置をそのままにして、パートナーが呼吸するたびに身体が動くのを感じましょう。手掌を通してパートナーの呼吸を聞くようなイメージです。吸気とともに手の圧迫を弱め、呼気とともに力を加えます（パートナーの身体の動きが感じにくい場合は、自分が深く呼吸をしているか確認しましょう。そうすれば必ずパートナーの呼吸を感じられるはずです。パートナーに深く呼吸するように頼む必要はありません）。これを3〜4呼吸繰り返してください。触れられているパートナーは無意識のうちに、あなたが全神経を傾けて呼吸を聞いていることを感じるでしょう。
3. パートナーの肩から両手を約3センチ離して、その位置で止めます。パートナーがもう1呼吸する間、身体の動きを感じながらそのポジションを保ってください。
4. 両手をパートナーの身体から離して、自分の両脇に下ろします。

このエクササイズは非常に短時間で人をリラックスさせる簡単な方法です。呼吸について説明したり、操作しなくても施術者と施術を受ける人の両方がより効率的に呼吸できるようになります。●4-1のような座位でコンフォート・タッチの施術を始める時に役立ちます。

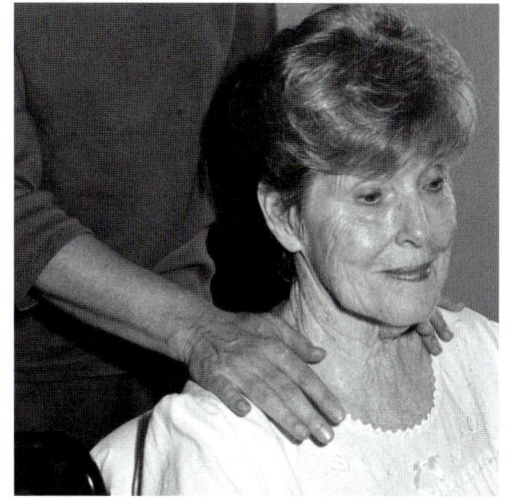

●**4-1 クライアントの呼吸とつながる** 施術者が両手をクライアントの両肩に置いて、自分の呼吸に意識を向けながらも、クライアントの呼吸にも意識を向けて微妙な動きを感じとっている様子。この方法で施術者への信頼感とつながり感を高めることができます。

心地よく（Comforting）

コンフォート・タッチの2番目の原則は「心地よく」です。適切なポジショニング、正しいテクニック、そして上手なコミュニケーションを用いて、クライアントに身体的、感情的サポートを提供することが、コンフォート・タッチのねらいです。クライアントを回復させたり、変えたり、治療することが目的ではありません。施術後、付随的に回復や変化が見られるかもしれませんが、最大の目的はその瞬間にクライアントと一緒の時を過ごすということなのです。

心地よさの定義

英語で心地よさを表すcomfortの接頭辞の「com」はラテン語で「ともに」を意味し、「fortis」は「強い」を意味します。語源的にcomfortは「人を強くする」という意味で、それに相当する古英語は「励ます、支

える」という意味を表します。タッチを通して身体的、精神的そして感情的な困難に人々が対処できるように励ましながら強くさせるのです。

心地よさのねらい

　コンフォート・タッチのねらいは、身体的な苦痛や感情的な苦痛、不快感や苦悩を抱える人の生活の質を高めるために、その人に心地よさをもたらすことです。この概念は、心地よさを必要とする人にケアする者がそれを与えるという普遍的で古代伝統的なヒーリングの概念と共通しています。患者さんを治療したり変えたりする必要はありません。そして、心地よさを提供するためには、自分の内面的な力を必要とする人に分け与え、支えなければなりません。クライアントのそばにいて、身体的、感情的に彼らを支えることがケアをする人の役目です。タッチはクライアントに安堵感を与え、心地よさで穏やかに包み込みます。ストレスや不快感で苦しむクライアントは、このタッチが持つ作用を自分たちの痛みを抑える鎮痛薬として喜んで受け入れるでしょう。心地よさは、不快な体験を打ち消す力を持っています。

　心地よさをもたらそうとする意図は、緩和医療の基本的哲学とも一致します。緩和医療の目的は症状の緩和であり、原因となる病気の根本的な治療ではありません。進歩の著しいこの医療分野において、医師や看護師を含む、医療従事者すべてが外傷や病気に苦しむ患者さんの症状を和らげ、総合的な生活の質を改善させようと努力しています。これはホスピス運動と終末期の患者さんへのケアから発展した分野で、その動きは現在は深刻な慢性症状を持つ患者さんにも拡大しており、医療ケアへの統合的アプローチから切り離せない重要な位置を占めています。コンフォート・タッチの施術者も苦痛緩和ケアを推進するチームを補完する役割を担っていると考えてよいでしょう。

　重い病を持つ方に効果を発揮する治療をしなければならないと考えたり、極端な例では、自分の使命は患者さんが死にいくお手伝いをすることだと勘違いしている、善意の施術者やケアをする人が時々います。言葉を換えると、このような方は自らに実施すべき課題を課しているのです。しかし、それはコンフォート・タッチのねらいではありません。コンフォート・タッチを行うこと、即ち人生で最も心細い時期を過ごしている人のそばにいることは施術者を心から謙虚な気持ちにさせます。しかし私たちは病を持つ方の転帰を知ることはできません。

　施術者は自分に課した課題を手放して、現在あるがままにクライアントを支えてこそ役に立てるのです。そして結果を心配することなく、タッチという贈りものをすれば物事を変えられるかもしれませんし、実際に変わることもあるでしょう。しかし、変化を起こすことに執着してはいけません。結果についてのこだわりを捨て、今まさにこの瞬間の交流と経験を楽しめた時こそ、最もすばらしいヒーリング効果を生み出せるのです。

クライアントを楽な姿勢にさせる

　クライアントにとって最も快適な姿勢にしましょう。高齢者や病弱な人に施術する場合、クライアントの状況に合わせてクライアントが楽な姿勢で行うよう努力することは施術者の務めです。車いすでも、医療用ベッドでも、リクライニングチェアでも、自宅の通常のベッドであっても、施術者はクライアントが最も快適でいられるポジションを見つけることができるようになら

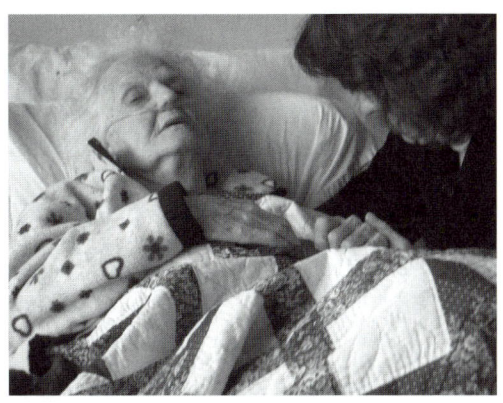

Chapter **4** コンフォート・タッチの原則— SCRIBE

●**4-2 クライアントが快適なポジション** コンフォート・タッチを始める前に、ケアする人がベッド、枕やベッド周りのものの位置を調整している様子。

なければなりません。コンフォート・タッチを効率的に行うために、患者さんをマッサージテーブルに移動させる必要はなく、それは望ましいことでもありません。枕やタオルをたくさん使って患者さんの身体を支えてください（● 4-2）。

施術者も快適なポジションを見つける

コンフォート・タッチを行う時、施術者も楽な姿勢をとることが重要です。もし、施術者が落ち着かない姿勢や中途半端なポジショニングをとると、触れられているクライアントも無意識に、あるいは意識的にそれを感じとります。そのため施術者は、よりよい体勢パターンをとらなければならず、そのために、小さなスツールやいすを利用するとよいでしょう。

心地よさとコミュニケーション

コンフォート・タッチの基本原則に従って、適切なテクニックを用いれば、患者さんは心地よさを感じるでしょう。しかし、あなたの思いやりと気遣いは言葉や声のトーンを通じて相手に伝わります。あるクライアントがこのように表現しました。「あ

なたの声を聞くと心が安まるわ」。患者さんに「心地よいと感じてもらうために来ました。希望があれば教えてください」と、あなたがこれから行おうとしていることの意図を言葉で説明してもよいでしょう。

相手の経験を理解しているということを、言葉で表現しましょう。例えば、「痛みがあるのがわかります」「どうしたらもっと楽になるか教えてください」などのように、心地よさを与えるということは相手の内面的な強さと能力を認めることも意味します。相手の気持ちを高揚させるような声のトーンで話をしましょう。タッチが不快感を喜びに変えられるように、あなたの言葉にも力が必要です。相手を喜ばせる言葉やその人にとって意義のある言葉をかけることはよい効果を生むことがあります。例えば、花や部屋にあるものや窓の外に見える美しい青空の話は相手を元気づけられるかもしれません。部屋に飾ってある親しい人の写真について話しかけるのもよいでしょう。

エクササイズ
心地よさを意識する

各質問を他の人に読み上げてもらい、時間をかけて答えてください。1人で行う場合は1問ずつ読み、答えを考えて、書き終わったら次の質問に進んでください。

1. いすの上にリラックスして座るか、床にマットを敷いて横になってください。あなたの選んだポジションで身体を楽にして、大きく深い呼吸をします。
2. 子どもの頃を思い出しましょう。けがをしたり病気になって、誰かが慰めてくれた時、どんな気持ちがしましたか。
3. その人はどのように慰めてくれましたか。あなたに触れましたか。何か話をしましたか。何かをくれましたか（食

57

べもの、ぬくもりなど）。
4. 慰められた後、どうなりましたか。何かが変わりましたか。何が最も役に立ちましたか。他に何があればもっとよい経験になったでしょうか。何に一番感謝しましたか。
5. 次に、身体的あるいは精神的に傷ついて誰も慰めてくれなかった時のことを思い出してください。その時、どのように感じましたか。何を求め、何を必要としましたか。
6. その状況を思い浮かべて、誰かがあなたを慰めに来たと想像してください。それは誰ですか。どのようにしてあなたを慰めますか。あなたに触れますか。何か話をしますか。何かをくれますか。
7. 慰められた後、何が起きましたか。何かが変わりましたか。何が最も役に立ちましたか。何があればもっとよかったですか。何に一番感謝していますか。

このエクササイズでわかったことを書き出してください。どのように慰められたいかわかりましたか。触れられたいですか。そうであれば、どのように触れられたいですか。話をしてもらいたいですか。慰められることが嫌ですか。このエクササイズを繰り返して心と身体の傷や不快感など、あなたの人生のいろいろな面を探りましょう。あなた自身はどのような方法で心地よさを感じたいですか。

エクササイズ
楽な姿勢をとる

このエクササイズはパートナーと一緒に行います。ベッドやマッサージテーブル、床にマットを敷くなどして平らな面をつくります。枕、タオルや毛布なども用意してください。

1. パートナーに仰向けに寝てもらい、楽な姿勢になっているかを見ます。実際に楽な姿勢かどうか本人に尋ね、必要であれば調節してもらいます。
2. 続いて、膝の下に枕を置きたいか尋ねます。「この方が楽ですか、それともつらいですか」という形式の質問にしましょう。
3. 他の選択肢を試してください。例えば、頭の下に枕を入れる、頭の下に丸めた小さなタオルを入れる、両腕の下に枕かタオルを入れる、寒ければ毛布を使う、足と腕のポジションを再調整する、照明を暗くする、音楽をかける、音楽の音量を調整する、などです。それぞれの選択肢について尋ねる時は、「この方が楽ですか、それともつらいですか」という形式の質問にしましょう。

楽だと言いながらも選択肢を与えられると他の方法のほうが快適であると気づくことはよくあります。これは特に病気や寝たきりの人に当てはまります。例えば、呼吸障害がある人は2〜3個の枕を使って頭と背中の位置を高くするだけで、かなり呼吸が楽になるかもしれません。続いて、パートナーを側臥位にして、前述のエクササイズを繰り返してください。

エクササイズ
心地よさを与えることを意図する

このエクササイズは3人で行います。Aさんはいすに座るか仰向けに寝て、BさんとCさんがAさんに触れます。Aさんには知らせずに、BさんとCさんは次の2つの役割のいずれかを演じます。BさんはAさんの問題を治し、症状を治療するという意図でAさんに触

れます。Cさんは心地よさを与えることを意図してAさんに触れます。Aさんにはそれを言わずに、それぞれの意図を持って触れてください。

1. 触れる前に、Aさんに何か気をつけるべき不快な個所がないかを尋ねてください。痛みや不快感を感じる特定の領域がありますか。
2. BさんとCさんはAさんの答えを考慮した上で、それぞれの意図を持ってAさんに触れてください。1人ずつ交代で数分ずつ行います。何回か繰り返してもよいでしょう。
3. Aさんに経験したことを報告してもらいます。AさんはBさんが触れた時に何を感じましたか。また、Cさんが触れた時はどうでしょうか。

Aさん、Bさん、Cさんの役を交代して行うこともできます。あなたの経験したことを話してください。何を学びましたか。好き嫌いはありましたか。BさんあるいはCさんの意図は別の状況、時や場合によっては適切だと言えるでしょうか。

このエクササイズは、意図を変数とすることさえ守れば、コンフォート・タッチ以外のテクニックを用いて行ってもよいでしょう。

相手を尊重して（Respectful）

コンフォート・タッチの3つ目の原則である「相手を尊重して」は患者さんに触れている間に保つべき態度を示します。クライアントを尊敬する施術者の態度はその人に自尊心を与え、クライアントは自らをかけがえのない、完全な人間であると認識することができます。決めつけをせず、思いやりに満ちた施術者の態度は安心感にあふれた癒しの空間をつくり出します。

尊重の定義

英語のrespect（尊重する）の接頭辞「re」はラテン語で「再び」という意味を表し、「spec」は「見る」を意味します。そのため、respect（尊重する）は文字どおり「再び見る」ことを意味します。相手を尊重する態度でいれば第一印象に縛られず、交流を図るたびに再び相手を見直すことができます。相手を尊重する態度は、相手への礼儀、敬意や大切に思う気持ちを伝える手段なのです。

相手への敬意と大切に思う気持ち

相手に触れる時、ただ単に身体に触れているのではありません。相手の精神的、感情的な実在にも触れているのです。人生の経験は身体の神経系に記録されます。私たちがタッチすることを通して、相手とつながりを持つということは、その人の感覚受容器に働きかけて、相手の存在が完全なことを認識することでもあります。ある女性はコンフォート・タッチを受けた後に「施術中、私は世界で一番重要な人物だと思えた」と言いました。彼女が重要な人であり、尊敬と敬愛に値すると伝えることができたことが何よりの贈りものなのです。

癒しは自分の存在が完全であることを経験する機会を生み、それを認識する過程です。コンフォート・タッチの意図は病気の治療ではありません。施術者は1人の人間としての完全性を尊重する過程に関わっているのです。病気にかかっていない人だけが「健康な人」なのではありません。身体的、精神的、感情的な状況がどうであろうと、自分自身が1人の完全な人間であると

実践のヒント

「共感」

コンフォート・タッチを行う上で重要な点は、患者さんの姿勢に注意を払い、できる限り楽な体勢にさせることです。Chapter 3 ではクライアントの様々なポジショニングの選択肢（座位、仰臥位、側臥位など）を紹介しましたが、枕やタオルを使うことでさらに快適性を高められます。しかし、クライアントにとって何が最適な選択肢なのか、どうしたらわかるのでしょうか。また、どの選択肢をクライアントに勧めたらよいでしょうか。

私が実践していることをお教えしましょう。車いすやリクライニングチェアに座っているクライアントを見て、「私がこの人のように座っていたら快適だろうか」と自分に問いかけます。クライアントと同じように座っている自分を想像するのです。例えば、その姿勢では胸椎の弯曲を強めてしまい痛くなるということに気づいたとします。そして、「どうしたら、それを和らげることができるだろうか」と自問します。すると、柔らかい枕かタオルを背中に入れて背中を支えれば、よりよい姿勢を維持でき不快感を和らげられることに気づくでしょう。それを患者さんに試して「この方が楽ですか、それともつらいですか」と尋ねます。

仰臥位の患者さんについては背骨のラインを見ます。自分がその姿勢をしたら「私の首は楽だろうか、その姿勢で首の支えは十分だろうか」あるいは「呼吸機能に障害があったら、この姿勢で楽に呼吸ができるだろうか」と自問します。そして、患者さんの頭や首の下に異なる大きさの枕を置いたり、首の下に小さなタオルを丸めて置きます。患者さんに「この方が楽ですか、それともつらいですか」と尋ねて、答えを聞きます。また、クライアントの脚の位置も注意して見ます。そして「この姿勢をしたら、私の膝や腰は楽だろうか」と自問します。クライアントの膝の下に枕を入れ、膝関節と股関節を曲げさせて腰の緊張を和らげます。さらにクライアントに意見を聞きます。

このプロセスは (1) クライアントを観察、(2) 自分の身体だったらどう感じるかを推測、(3) 調整の提案、から成り立ちます。また、この方法でクライアントに共感できるようにもなります。実際にクライアントの身体の位置を調整するとあなた自身の身体も楽になることに気づくでしょう。

認識している人こそが健康なのです。

評価をしない態度

批判をしていたら相手を癒すことはできません。「相手を尊重する」とは、現状について価値判断をしたり相手を責めたりせずに、あるがままの相手を受け入れることでもあります。例えば、病を持つ人に施術する時、「どうしてこんな状況になったのですか」と言ったり、頭の中で考えているとしたら、病気やけがをしたことについて相手を責めていることになります。その質問の解釈の仕方によっては、クライアントは「私は何をしたのだろうか。何か間違った悪いことをしたに違いない」と考えるかもしれません。そのような考えや質問は意識的ではないにしても、相手に不快感を与えかねません。

もう1つ例をあげましょう。クライアントの肩のマッサージを始めて、あなたがこう言ったとします。「まあ、肩がとてもこっていますね。しっかりマッサージしましょう」。あなたの発言に悪気はないかもしれませんが、「あなたは今悪い状態です。私が治さないといけませんね」というメッセージを伝えるかもしれません。クライアントはあなたに同意するかもしれませんが、あなたはクライアントを励まして癒すどころか、クライアントの自己批判を増長してしまっているのです。

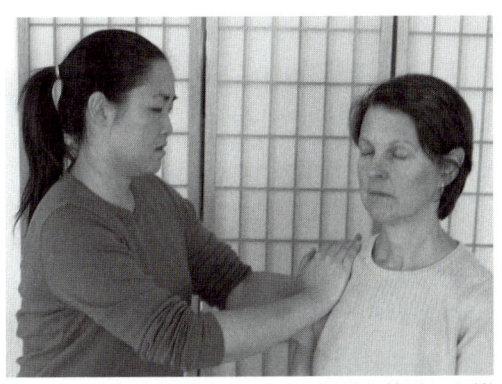

●4-3　**真心を込めたタッチ**　相手を尊重した態度でタッチを行い、タッチの持つ力で、その瞬間にクライアントに癒しの体験をもたらす。

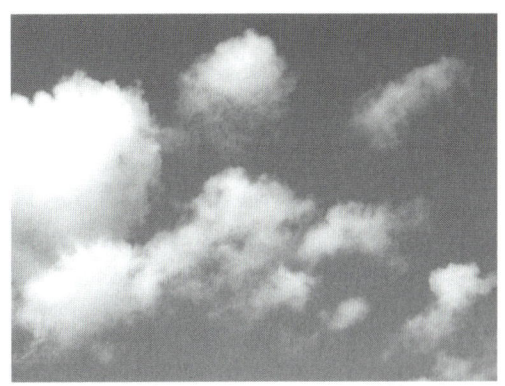

●4-4　**解き放つ**　あなたの考えや感情を空にある雲のように観察して解き放ってください。

　クライアントの身体について何か気づくのは自然なことなので、触れている部位にあなたとクライアントの意識を集中させてもよいのです。しかし気づいたことをクライアントに告げるのではなく、「ここはどんな感じがしますか」とクライアント自身の経験を聞いてあなたのタッチへフィードバックしてもらえばよいでしょう。そうすれば、患者さんは自分の経験を自分で制御していると感じられます。あなたのタッチで筋肉を包み込み、ほぐして柔らかくなったのを感じたらリリースしてください。

　「尊重する」の英語の原義は「再び見る」であることを忘れないでください。相手を見ると、相手に対する考えや評価が頭の中に浮かんでくるかもしれませんが、それ自体は問題ではありません。人は常に他人を評価しがちですが、他人が置かれている状況をその人に伝えるという行為はある意味でおこがましいことでもあります。重要なのは、相手を評価している自分に気づき、その考えを捨てることです。相手をもう一度見直すように心がけましょう。

　相手を尊重し、価値判断をしないという態度は施術者にとっても、より大きな満足感をもたらしてくれるでしょう。クライアントを判断、分析、あるいは治すことから解放させて、●4-3が示すように自分の意識を患者さんのそばにいることに集中させると、タッチの力そのもので、その瞬間に相手に癒しの体験をさせることができるのです。

癒しの空間

　相手を尊重する態度は、クライアントにとって信頼できる雰囲気と安全な癒しの空間をつくり出します。触れられていると人は自分のもろさを感じるということを施術者がよく理解してあげることは大切なことです。タッチは喜びや痛みをもたらすかもしれません。また、記憶、恐怖心、懐かしさや好奇心を引き起こすかもしれません。クライアントが感じているかもしれないということに注意を払ってください。言葉によるフィードバックや言葉を使わないフィードバックに耳を澄ませ、あなたのタッチに対するクライアントの感想に敏感になりましょう。

エクササイズ
解放すること

　これはあなたの心を周囲とのしがらみ

から解き放つエクササイズです。評価してしまう心や執着心を捨てる方法を学び、それらに振り回されない自分になりましょう。

1. 楽な姿勢で座り、目を閉じます。自分の呼吸に集中してください。
2. 呼吸を変えたり、特別なことをしようとしないでください。ただ自然な呼吸を続け、息を吐くたびに自分を解放しましょう。身体や心に何かを感じたら、雲が流れるのを見ているかのように、それを観察して解放しましょう（●4-4）。
3. 何か考えが浮かんだら、それを観察して解放しましょう。無理やり追い払おうとはせず、浮かぶままに放っておきましょう。
4. 価値判断が頭に浮かんだら、それを観察して解放しましょう。あなた自身や他人に対する評価が浮かぶことがあるかもしれません。それと闘おうとせずに、ただその存在を認めて放っておきましょう。

　このエクササイズを1日10分間、1週間行い、あなたの生活にどのような影響を与えたか考えてください。この意識は日常生活にも応用できます。例えば、1日の中でどうしても気になってしまうことが頭に浮かんだら、その考えを解放できるか試してください。その存在を認めてしばらくの間その考えと会話を交わしてから解放しましょう。

　ユーモアのセンスを磨くことは大切です。物事をあまり真剣に考えすぎないようにしましょう。「考えることすべてを信じるな」という格言を覚えておきましょう。

エクササイズ
癒しの空間を心に描く

　このエクササイズはパートナーと一緒に行い、視覚化を手伝ってもらいます。続いて、交代してあなたがパートナーの視覚化を助けます。終わったら互いの経験を話し合います。2回目からは1人で行ってもよいでしょう。その際、自分が安全で癒される空間を想像しながら行ってください。

1. 楽な姿勢で座って目を閉じます。大きく深い呼吸をしてください。ゆったりと安定して無理のない呼吸ができるまで呼吸を意識し続けましょう。
2. あなたが訪れたいと思う楽しそうな場所を心に描いてください。実際によく知っている場所でも心地よい安堵感のある光景を想像してもよいでしょう。それはどこですか。どのような空間ですか。自然の中ですか、それとも建物の中ですか。その空間について他に何か気づいたことはありますか。明かりは？　色は？　そこにあるものは？　匂いは？　気温は？　誰がいますか。
3. その癒しの空間に自分がいると想像してください。その空間はあなたの心にどのような影響を与えますか。しばらくの間、その空間に身を置くと、どんな感じがしますか。
4. その空間にいる自分を数分間、視覚化したらそのイメージを消してください。意識をあなたの身体と呼吸に戻してください。そして、ゆっくりと目をあけてください。

　現実の環境に意識を戻したらどのように感じましたか。癒しの空間で感じた感覚はまだ残っていますか。あなたとクラ

イアントの両方が癒しの空間にいると想像しながらコンフォート・タッチを行うとよいでしょう。

中心に向けて（Into Center）

コンフォート・タッチの4つ目の原則は「中心に向けて」です。この原則は、クライアントの体表にかける力の方向を表します。これを意識して行うことは、コンフォート・タッチのテクニックの重要な鍵になります。それを守れば、タッチを必要とする人に安全で効率的な効果をもたらすことができます。決められた加圧方向と内側に向かう原則を守れば、軽度から中程度の力でもタッチの効果は患者さんの身体の奥深くまで浸透します。さらに施術者とクライアントは互いに深いつながり感を体験できるでしょう。

押圧の角度と方向

コンフォート・タッチは、触れている身体部位の中心に向けて押圧します。皮膚表面に垂直に力をかけるため、皮膚を傷つけたり内出血を起こすことを避けることができます。触れている部位の中心軸に向かうような意識を持ってください。皮膚表面から90度の角度で、その領域にしっかりと広範囲に均等に力をかけます。触れている部位の組織層を通って、中心に向かうようにゆっくりと慎重に加圧します。触れている手がクライアントの身体の中心に沈み込むようなイメージで力をかけましょう。強く押してはいけません。ゆっくりと患者さんの身体に手が沈み込むのを感じましょう。●4-5 の矢印は腕に触れる時の角度と方向を示しています。

「中心に向けて」とは、心臓に向けて加

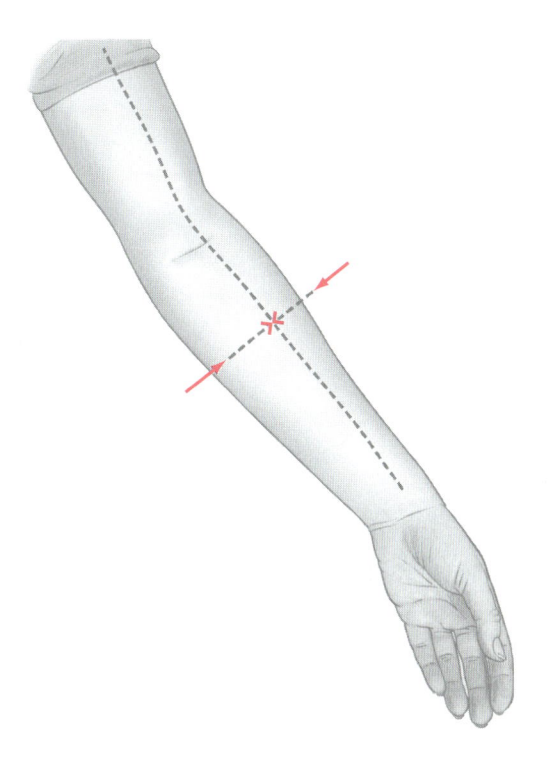

● 4-5　腕の中心に向けて　コンフォート・タッチの施術では、触れている部位の皮膚表面に垂直に、中心軸に向かって力をかけます。

圧することではありません。それが、従来型のマッサージストロークと大きく異なる点です。正しい力をかければ、皮膚を摩擦したり引っ張ったりする必要はありません。そのため、コンフォート・タッチにはローションもオイルも必要ないのです。力をかける角度が正しいかどうかは、患者さんの衣服を見れば簡単にわかります。服にしわが寄っていたり、一方向に布地が引きつれていなければ正しい角度です。

手指や足趾と同様に、腕や脚の中心軸は簡単に図で示すことができます。解剖学的な中心軸は長骨で、その周囲に他の組織が存在します。頭部の中心は常に頭蓋骨の中心付近です。肩部や背部の筋肉に関しては、

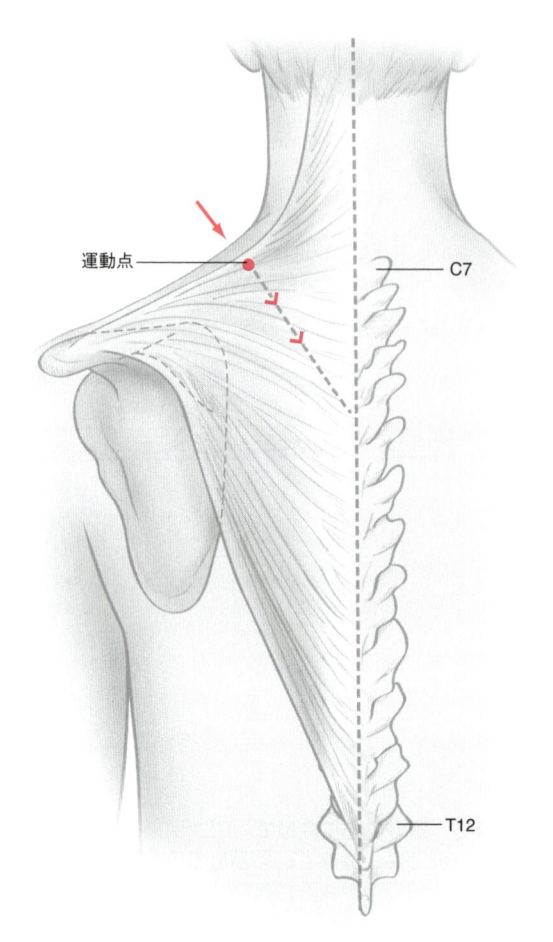

●4-6 **僧帽筋の運動点へ向ける** この図は肩上部にある僧帽筋上部線維の筋腹の運動点を示しています。運動点は耳の下、肩上部の中心ラインよりやや後方に位置します。皮膚に対して垂直に力を加え、身体の中心軸に向けて押圧しなければなりません。

中心に向けてという概念はややわかりづらいかもしれません。●4-6 の矢印は僧帽筋上部線維の筋腹を押圧する際の方向を示しています。コンタクトする点は皮膚に対して垂直で、組織層を通り身体の中心軸に向けて加圧します。重要なのは、皮膚表面に対して直角（90度）に手を当て、絶対に皮膚を引っ張らないことです。例えば、脊椎に沿って脊柱起立筋にタッチする時は筋肉の塊の中に手を沈めるようにしましょう。

癖を直す

　滑らせる、押す、擦る、揉むなどのマッサージストロークに慣れている人は、コンフォート・タッチを行う際にその癖を直すよう特に注意しなければなりません。最も一般的に行われている上記のようなストロークは何をしているか、わかりやすいテクニックです。コンフォート・タッチのテクニックは中心に向けた押圧であるため、何をしているのか、はっきりとわからないでしょう。そのため、常に神経を研ぎ澄ませていなければなりません。パートナーと組んで実際に自分で体験することも重要です。そうすれば、自分の身体でこの原則を実際に経験し、学ぶことができます。

直接的な押圧の利点

　「中心に向けて」という原則を特徴とするこのタイプのタッチはクライアントにとって、以下のような利点があります。

- **安全性**　皮膚に摩擦を生じず、広範囲にコンタクトするため、皮膚や皮下の弱い組織を損傷する可能性を最小限に抑えられます。

- **鎮静効果**　触れている部位の中心深部に向けて力をかけるため、神経系を鎮静させる効果があります。それとは対称的に、皮膚表面だけのマッサージや摩擦を起こすマッサージは末梢神経に作用して刺激、くすぐったい感覚や痛みを与える恐れがあります。

- **身体が統合されていることを尊重する**
　この原則に従うことは即ち、身体組織層の全体性を尊重することです。表皮に触れることから始め、続いてより深い真皮に働きかけ、次に浅筋膜（脂肪層）、深筋膜、筋層、そして最終的には骨に向けて手を沈ませてください。各層

を同時に直接的に押圧すれば、層ごとに操作するよりも統合した層を認識することができ、それによって身体が統合されているということの認識が高まるのです（● 1-6 を参照）。

- **循環** コンフォート・タッチの一次的機能は血液やリンパ液の循環の促進ではありませんが、圧迫とリリースを交互に繰り返すことで、結果的に体液の循環を促進し、神経系に鎮静効果をもたらします。
- **一体感とつながり感の知覚** 身体の中心に向かっていくタッチによって、クライアントは手から放散する温もりを感じ、まるで自分の中心と施術者のあなたがつながったように感じることがあります。ある人はこの感覚を「満ち足りて暖かく中身がぎっしりと詰まった広い空間」と表現しました。あなたのタッチは相手に安定感を与えて身体の核の部分までつながっているような気持ちにさせるのです。

エクササイズ
各層を通り、中心に向ける

このエクササイズを始める前に、これから触れる身体部位の解剖学を参照しましょう（例えば、大腿部の大腿四頭筋など）。組織層は● 1-6 で確認してください。

1. 楽な姿勢でいすに座ってください。目を閉じてもよいでしょう。一方の手掌を大腿部に置いてゆっくりと大腿部の各層を頭の中に描いてください。
2. 皮膚に触れているあなたの手を感じ、さらに深い皮膚層を頭の中に描いてください。
3. 表皮に手掌を置いたまま、次の層に手を沈めましょう。表皮の下の浅筋膜（脂肪層）を頭の中に描いてください。
4. もう少し力を加えて、筋肉を囲んでいる深筋膜を思い浮かべてください。
    a. さらに力を加えて筋層、すなわち大腿四頭筋を思い浮かべてください。
    b. 同じ力を保ちながら大腿骨を思い浮かべてください。
5. リリースして、同様の手順を身体の別の部位に繰り返してください。

このエクササイズを行う時、時間をかけて各層に手を沈めながら、神経がより鋭敏になるのを感じてください。力をかけずにこのエクササイズを行うこともできます。手を表皮に置き、1層ずつ頭の中に描いていきます。

このエクササイズをパートナーと一緒に行いましょう。相手をマッサージテーブルに寝かせ、身体の部位に触れながら（大腿部あるいは腕）、組織層を思い浮かべます。役割を交代して感じたことを話し合いましょう。

エクササイズ
中心に向けて押圧を加える／受ける

このエクササイズはパートナーと一緒に行いましょう。パートナーをいすに座らせます。

1. パートナーの前にいすを置いて対座します。
2. 両母指を平行にして上に向け、手掌でパートナーの上腕を握ります。
3. 腕の中心軸、骨の方向に向かって広範囲に均等に直接的な力をかけてください（血圧計カフのような均等な圧迫と考えてください）。そのまま数秒間、保持します。
4. パートナーから感想を聞いてください。圧迫は均等だったでしょうか。中心に向いていたでしょうか。

肩部、腕部や背部など、他の部位にも行ってください。このエクササイズはパートナーと一緒に行うことが非常に重要です。中心に向けて圧迫を加える練習であるだけでなく、中心に向けて圧迫を受ける感覚を知るエクササイズでもあるからです。この原則の根底にあるタッチの特質を自分の身体で理解して初めて、クライアントにも同質のタッチを与えることができるでしょう。

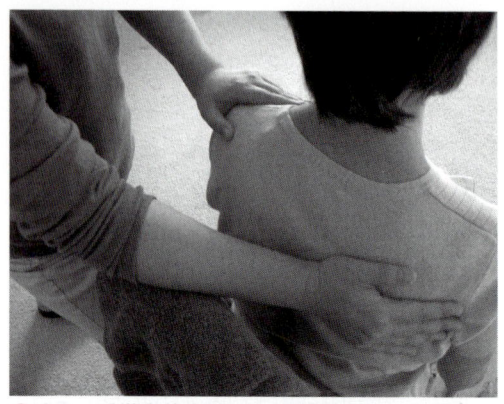

● 4-7　手掌全体を使った広範囲なコンタクト
クライアントの背中に広範囲に均等な力をかける施術者。

広範囲に（Broad）

　コンフォート・タッチの5番目の原則は「広範囲に」です。コンフォート・タッチの一般的なストロークは広範囲に均等な圧力をかけることで、相手に心地よさと人とのつながり感をもたらします。しっかりした加圧でも広範囲なコンタクトは、けがや不快感の可能性を防ぎます。手の表面すべてを使って、触れている部位に均等にコンタクトするようにしましょう。手が相手の身体の中に溶け込むようなイメージを持ちましょう。

広範囲に手掌全体を使って

　手をリラックスさせ、四指や母指の指先に入れる力は最小限にします。最初に手掌で患者さんの身体に触れて指をやさしく添えてください。このようなアプローチの仕方は患者さんにぬくもりと安堵感をもたらします。手の位置を次の位置に移す時も、できる限り広範囲に触れるようにします。強く押すのではなく、慎重にしっかりとコンタクトします。つまんだり、突いたり、くすぐったりしないようにしましょう。
● 4-7 は、クライアントの背部に対して手掌全体を使った広範囲のコンタクトを示しています。

手掌

　手掌と指先には触覚小体と呼ばれる特殊な感覚器官があり、特に押圧に対して敏感です（● 1-3 を参照）。クライアントに触れる時、手掌を意識することで、患者さんに対する適切な力の量を容易に感じることができます。触れている部位の中心に向けて力を加えると、手掌から患者さんの「身体の声」を聞くことができるでしょう。

エクササイズ
指先のタッチ vs 広範囲のタッチ

　このエクササイズはパートナーと一緒に行ってください。パートナーをいすに座らせ、黙って行います。

1. いすに座っているパートナーは目を閉じます。
2. あなたの指先を使ってパートナーの身体の5つの異なる部位に連続して軽く触れます。例えば、頭頂部、右頬、左肩、前腕と膝などです。
3. 次に、手掌を使ってパートナーの身体の5つの異なる部位に連続して軽

Chapter 4　コンフォート・タッチの原則— SCRIBE

　　く触れます。
4. 最初の２つのステップを繰り返しますが、今度はしっかりとした深い押圧をかけます。

　指先で軽く触れられた時、手掌で軽く触れられた時、指先で、あるいは手掌で深い押圧をかけられた時、それぞれどのように感じたか、パートナーにフィードバックをもらいます。

　役割を交代して、エクササイズを繰り返してください。

　様々な種類のコンタクトの方法でタッチの質がどう変わるかを学んでください。どれが最もリラックスできて心地よいですか。そして、それがコンフォート・タッチの施術における「触れられる」という経験全体とどのように関係するかを考えてください。（注：次頁の「形に合わせる」のエクササイズでも「広範囲に」の原則を説明しています）。

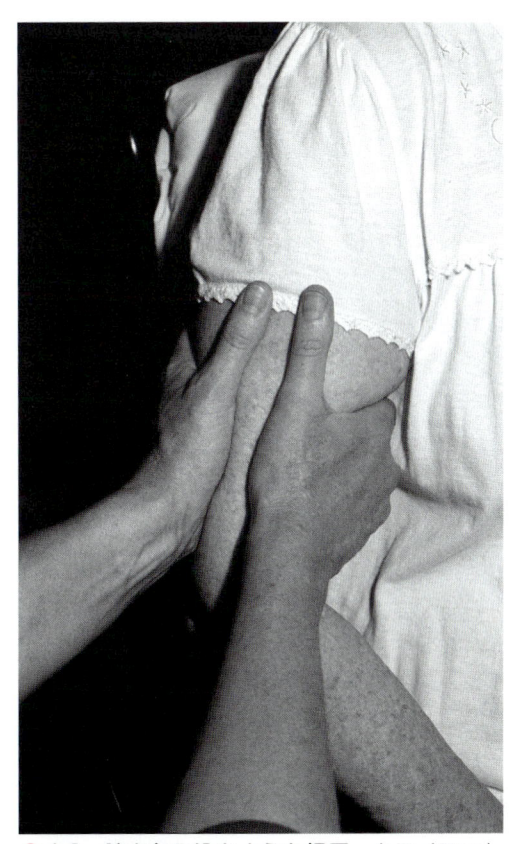

●4-8　腕を包み込むような押圧　クライアントの腕の形に合わせて包み込むように保持しながら広範囲に均等な力を加えている施術者の手。両母指を平行に並べていることに注目してください。こうすることで、母指先でなく、手掌と母指の表面全体のより大きな部分で患者さんの腕の周りに均等な力を加えることができます。

包み込むように（Encompassing）

　コンフォート・タッチの６つ目の原則は「包み込むように」です。身体部位を包み込むように触れてください。あなたの両手に挟まれた空間（両手の間の空間）を意識して、その空間の中に患者さんを置いてください。この原則はテクニックについて示していますが、同時に施術者の態度も表しています。包み込むようなタッチは人の全体性の認識と人とのつながり感をもたらします。コンフォート・タッチの施術者が相手を育む存在であり続けることで、その人は大切にされていると感じ、人として完全であることを認識することができるのです。

形に合わせる

　両手でクライアントに触れる時、その手を身体部位の形に合わせてください。例えば、クライアントの手を持つ時は、あなたの両手を丸めてクライアントの手の形に合わせて包み込みましょう。同様に、腕を持つ時は、●4-8 が示すように両手をクライアントの腕の形に合わせて広範囲に均等な力をかけてください。

　背部など大きな領域に触れる時は、身体の形と輪郭を意識しましょう。手足や足趾に触れる時は、その部位全体を包み込むよ

67

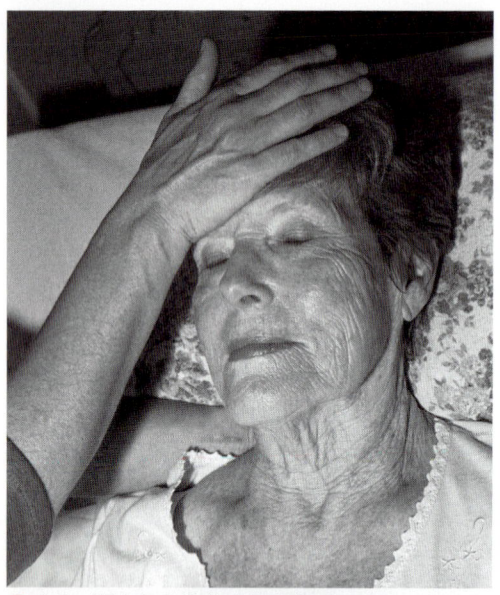

● **4-9 頭を包み込むような押圧** クライアントの頭を両手で包み込むように保持しながら、両手の間に存在するすべてのものに意識を集中します。

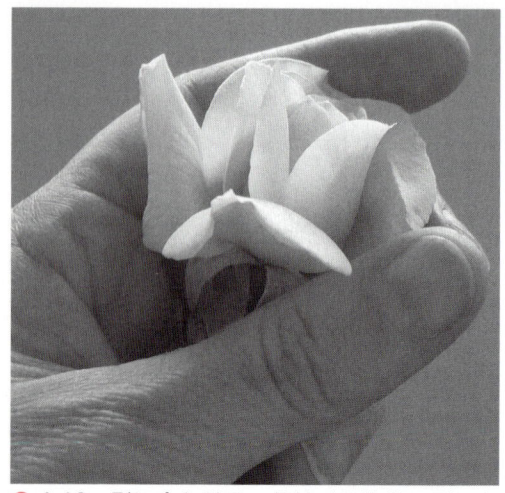

● **4-10 形に合わせる** 保持する物体の形にあなたの手の形を合わせてください。この図のバラのように繊細なものを持つ場合、つぶさないように気をつけなければなりません。

うに触れます。ある患者さんは「まるで全身をハグされているみたいだ」と言いました。包み込むようなタッチは相手の自己認識を助け、安堵感や人に支えられている感覚を伝えます。

両手に挟まれた空間と物質

「包み込むように」という原則は身体の表面へのコンタクト方法を示しますが、両手に挟まれた空間とその空間にある物質について考えるヒントにもなります。例えば、両手でクライアントの頭を包み込むように保持している時、両手の間に存在するすべてのものを意識してください。単なる身体的構造だけでなく、あなたが触れている身体の中で循環し、存在しているすばらしい生命について考えてください（● **4-9** を参照）。

エクササイズ
形に合わせる

1. 目を閉じて、少しの間、静かに座ってください。
2. 一方の手の形をもう一方の手の形に合わせてホールディングしてからリリースしてください。
3. 次に、一方の手、あるいは両手を他の身体部位の形に合わせてホールディングしたのち、リリースしてください。
4. 特に目の焦点を合わせないようにして、いすから立ち上がり、部屋の中を歩いて様々なものに触れてください。例えば、ドアのノブ、コップ、鉛筆、本などです。小さな物体であれば、一方の手をぴったりその形に合わせて触れることができるでしょう。大きな物体であれば、両手で包み込む必要があるかもしれません。
5. 触れている物体の質感を感じ、その質を損なわないようにするためには、どのようにコンタクトを調節すればよ

いか考えてください。例えば、陶器のボウルであれば両手でしっかりと持たなければならないかもしれません。一方、一輪の花であれば、●4-10のように、つぶさないように注意しなければならないでしょう。

エクササイズ
パートナーの形に合わせる
1. 目を閉じて静かに座ってください。
2. パートナーにいろいろな物体を1つずつあなたに渡してもらいます。例えば、石、はさみ、紙、器、羽などです。
3. あなたの両手をそれぞれの物体の形に合わせて包み込むようにして持ってください。できる限り広範囲に触れるようにしてください。

これは患者さんに触れる時、クライアントの身体部位の形に合わせるようにするエクササイズであることを念頭において行いましょう。

エクササイズ
両手に挟まれた空間
1. いすに座って、足裏を床につけてください。大きく深い呼吸をしましょう。
2. 両手を身体の前に伸ばし、指先を上に向けて手掌を内側に向けて数センチ離します。両手の力は抜きます。
3. 手掌が触れないようにしながら、できる限り近くまで近づけてください。その時、指先と手掌に挟まれた空間を意識します。
4. 両手を数センチ離します。それからまた、両手が触れないようにしながら、できる限り近くまで近づけてください
5. この動作を繰り返します。続いて、両手の間の距離を何通りか変えて行います。それぞれどのように感じるか意識してください。始めから終わりまで深い呼吸を忘れないようにしましょう。

何か気づいたことがありましたか。熱、圧力、あるいは他の感覚でしょうか。それとも何も感じなかったでしょうか。このエクササイズに正解も誤りもありません。人によって感覚が異なるかもしれません。別の日に行えば、違う感じ方をするかもしれません。両手の間の距離を変えた時、どのように感覚が変化するか感じてください。

両手に挟まれた空間に、圧迫感や抵抗を生じる磁場のようなものを感じる人もいます。実際に人体は電磁場に囲まれ満たされているのです。これはその現象に気づくためのエクササイズでもあります。一方で、その感覚は単に手自体のぬくもりや熱伝導を感じる能力だと考える人もいるかもしれません。

この認識をコンフォート・タッチのテクニックに適用すると、両手に挟まれた空間がタッチと同じくらい重要であると理解できるでしょう。両手に挟まれた空間に意識を集中し、そこから何かを感じ取る感覚を研ぎ澄まします。両手で相手に触れている時、両手の間の空間に存在するぬくもりやエネルギーの中にその人を置いているのです。

体験談
「マイケル」

これは1980年代初頭からサンフランシスコ郊外で高齢者と病を持つ方に施術を行っていたマッサージ師、アイリーン・スミスの実話です。

マイケルは30代の男性で、私たちのホスピスで初めてケアしたエイズの患者さんでした。私が彼に会ったのは1982年の7月でした。その当時はまだエイズについて十分な情報がなかったため、誰もがとても怖がっていました。しかし看病のために故郷を捨ててサンフランシスコまでやって来た両親を含め、彼は強いサポート体制で守られていました。

私はマッサージのボランティアとして週3回マイケルを訪ねました。脚に強い痛みがあった彼はフットマッサージが大好きでした。マイケルの父親は時々病室の入口に立ち、私を通して彼に触れているような目で私たちを眺めていました。マイケルの身長は約188センチで、以前体重は約118キログラムありましたが、当時は約54キロにまで減っていました。父親にとって彼のそばにいるのは非常につらいことでした。悲しみがあまりに強かったのです。

ある日、しばらく病室の入口に立っていた父親が、私と一緒にマイケルにマッサージをしていいかと聞きました。マイケルは喜んで父親にベッドの脇にいすを持ってくるように言いました。父親と息子がユーモアを交えて、互いの距離を埋めて初めて触れ合ったことに私は深く感動しました。なごやかな雰囲気の中で父親は私の動きを真似ました。私たちはベッドの両脇に座ってマイケルの足をやさしくマッサージしたのです。私は、彼らの赦し、親愛の情、癒し、そして勇気の橋渡しになれたことを光栄に思いました。

この章のまとめ

- コンフォート・タッチの施術には6つの基本原則があります。ここではこのボディワークのリズム、ねらい、態度、そしてテクニックを示します。
- ＳＣＲＩＢＥとは、原則を覚えやすくするためのツールで、ゆっくり（Slow）、心地よく（Comforting）、相手を尊重して（Respectful）、中心に向けて（Into Center）、広範囲に（Broad）、包み込むように（Encompassing）です。
- コンフォート・タッチのリズムはゆっくりとしたものです。ゆっくりとしたペースで行うことで、施術者と施術を受ける者の両方にとって心の休まる雰囲気を生み出します。
- コンフォート・タッチのねらいは心地よさを与えることです。相手を心地よくさせるテクニックを用いることに重点が置かれます。施術者は患者さんを回復させたり、治療したり、変えたりすることに気をつかう必要はありません。
- コンフォート・タッチの施術者は相手を尊重する態度を持ってクライアントに接します。すなわち、思いやりにあふれ、人を評価しない態度です。そうすることで、安全な癒しの環境をつくり出します。
- コンフォート・タッチでは、触れている身体部位の中心に向けて圧を加えます。すなわち、力をかける方向は表皮と組織層に対して垂直です。そのため皮膚を傷つけたり内出血を起こすことを防ぐことができます。この加圧方向と中心に向けてという原則を意識すると、身体の深部まで浸透力のあるタッチを可能にし、クライアントの神経系を鎮静してリラックスさせます。
- 一般的に広範囲に均等な力でストロークを行います。手掌全体を使ったコンタクトを強調することで、クライアントに心地よさと人とのつながり感をもたらすことができます。
- コンフォート・タッチでは患者さんの身体部位を包み込むようにコンタクトしま

す。そうすることにより、相手に人として完全であることを認識させ、安堵感をもたらすことができます。
- コンフォート・タッチのそれぞれの原則を1日の行動や態度に置き変えると、あなたの人生の指針となり、より意義のある人生に導いてくれるでしょう。周囲に常に癒しのこころを与えることをあなたに意識させ、より意義深い人生へと導いてくれるでしょう。

参考文献

1) Angier N. Woman: An Intimate Geography. New York: Houghton Mifflin; 1999.
2) Pan CX. Palliative Medicine. ACP Medicine Online.

推薦図書

Rose M. Comfort Touch — Massage for the Elderly and the Ill [videotape and video guide]. Boulder, CO: Wild Rose; 2004

Smith I. Providing Massage in Hospice Care: An Everflowing Resource. San Francisco, CA: Everflowing; 2007.

5

コンフォート・タッチのテクニック

コンフォート・タッチのテクニックの概要
  解剖学を意識する
  呼吸と地に足をつける感覚を意識する

コンフォート・タッチの基本テクニック
  包み込むような押圧
  広範囲のコンタクト・プレッシャー
  特定範囲のコンタクト・プレッシャー
  広範囲のコンタクト・サークリング
  特定範囲のコンタクト・サークリング

補助テクニック
  包み込むように持ち上げてつかむ
  包み込むように持って関節あるいは四肢を動かす

広範囲のコンタクト・ブラッシング
ホールディング:接触と非接触
ウォーター・ストローク
皮膚の保湿

コンフォート・タッチの施術の手順
  座位
  仰臥位
  側臥位

他のボディワーク法との組み合わせ
  アジアのボディワーク
  インテグレイティブ・マッサージ
  ボディエネルギー・セラピー

> 「あなたが病気の時にかかりたいと思えるような施術者になりなさい」
> J.R.ワースレー

　コンフォート・タッチの基礎となる原則（SCRIBE）を習熟したら、続いてテクニックを学びます。コンフォート・タッチのテクニックではローションの使用は必要ないため、クライアントが着衣のままや楽な服装で行えます。クライアントとのインテーク（面接）後、必要であれば枕などを使ってクライアントの身体を支え、最も適切で楽な姿勢にしてから施術を始めましょう。

● コンフォート・タッチの テクニックの概要

　コンフォート・タッチのテクニックはChapter 4で述べた原則に従います。施術者はクライアントとつながり感を持つためにゆっくりと、心地よさを与える意図を持って、相手を尊重する態度でテクニックを行います。触れている身体部位の中心に向けて押圧し、広範囲に、包み込むようにコンタクトします。これらの原則の意味を掘り下げて理解するために、Chapter 4 で紹介したエクササイズを活用してください。

　コンフォート・タッチは一見シンプルに見えますが、個々のクライアントにテクニックを実践しようとした時、その複雑さに気づくでしょう。そのため、最大の効果を引き出すためにコンフォート・タッチのテクニックを正しく行うことが重要です。コンフォート・タッチは従来のスウェーデン式マッサージを和らげた方法ではありません。高齢や病気で弱くなった身体組織にダメージを与える危険性のある軽擦法、ペトリサージュ法やニーディングといったストロークは使用しません。そしてさらに重要なことは、コンフォート・タッチは神経系を鎮静し、深いリラクセーションをもたらし、痛みを緩和するという点です。コンフォート・タッチには多くの特有なテクニックがあり、クライアントの状態、施術者の訓練や技術レベルに応じて用いることが可能です。

解剖学を意識する

　解剖学の知識は、触れている部位の下で起きていることの理解と視覚化を助け、施術の質を高めます。骨格と筋膜の構造、内臓器官の位置や機能について熟知することは重要です。また、血管、神経終末や分泌腺を含む皮膚層と浅筋膜（脂肪層）についての知識も役に立つでしょう。解剖学の知識があれば自信を持ってクライアントに対応できるため、結果としてクライアントの自信も高めることができるのです[1)-4)]。

呼吸と地に足をつける感覚を意識する

　コンフォート・タッチを行う際、呼吸を意識し続けることは重要です。施術中、最初から最後まで楽で自然な呼吸を続けなければなりません。意識的に呼吸を利用すると、テクニックの効果を高められます。広めの部位や特定ポイントでのホールディング（p82を参照）を通常の1秒半よりも長く行う場合には、タイミングを施術者の呼吸に合わせましょう。その際に、1～2回の呼吸サイクルにあわせて押圧するとよいでしょう。

　施術中、クライアントに意図的に呼吸してもらう必要はありません。例えば、「深く呼吸をしてください」と言うと、かえってクライアントのリラクセーションを妨げ、逆効果となる可能性があります。さらにクライアントを混乱させたり、プレッシャーを感じさせたりするかもしれません。経験豊富な施術者であれば、自分が大きく深い呼吸をしていればクライアントも自然とそれに続くということを知っています。

　地面にしっかり足をつけ、大地とつながっているような感覚を常に保ってください。足の位置に注意し、手でクライアントを押圧すると同時に、足の裏で地面を意識しながら押すようにしてください。そうすることで、あなたの神経系が統一的に機能することができ、施術の効果を高めます。

クライアントもあなたのタッチをより深く感じ、あなたが大地とつながっているような感覚を味わうことができます。

コンフォート・タッチの基本テクニック

以下に紹介するテクニックは、様々な力加減でクライアントに行うことが可能です。しっかりとしたタッチの感覚は必要ですが、患者さんを締め付けてしまったり、深すぎる押圧をしたりしてはいけません。やや広範囲に、あるいは広範囲に接触する時は、まず約900グラムの力をかけ、クライアントの状態や好みに応じて、徐々に1.8～2.2キログラム程度まで力を強めます。腕部、脚部、背部などの大きな領域はそのクライアントに適した力の強さを判断し、一定の力を保ってください。例えば、高齢で身体の弱いクライアントには、900グラム～1.8キログラム程度の力がよいでしょう。若者や筋肉がある人にはおよそ2.2～3キログラム程度の力をかけてよいかもしれません。施術中、クライアントのフィードバックを聞き、目安にしてください。

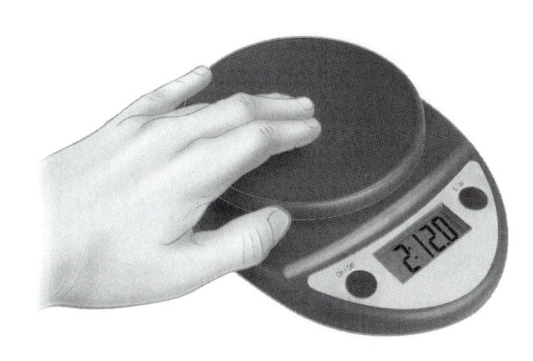

●5-1 **キッチンスケールで力の量を計測する**
キッチンスケールを使って、コンフォート・タッチのテクニックで使用する力の量を計測することができます。コンタクトの範囲が広くなるほど、力を大きくすることができます。

特定の範囲に行うストロークに関しては、皮膚に若干へこみができる程度の約0.45～1.3キログラム程度の力で十分かもしれません。●5-1 が示すような小さなキッチンスケールを使って加圧力を測ってみてください。コンタクトの範囲が広くなるほど、力を大きくすることができます。

これらのテクニックの開始前に力加減についてクライアントの意見を聞き、施術中は言葉によるフィードバックに耳を傾けるとともに言葉で表現されない反応も観察してください。若くて健康なクライアントの場合、その人のニーズと好みに応じて、もっと強い力を使ってもよいでしょう。あなたのタッチに慣れるに従って、クライアントはリラックスすることができるようになります。施術中は、押圧の強さを一定に保つことで、心地よさと安堵感をクライアントにもたらします。

それでは、コンフォート・タッチの各テクニックを説明し、その行い方と適用の例を紹介します。

包み込むような押圧

「包み込むような押圧：エンコンパッシング（encompassing）」は特に四肢に適したテクニックです。身体部位（腕、手、脚、足）を両手で挟み持ち、両母指を平行に並べて指先の力を抜きます。●5-2 のように平行に並べた両母指を中心として、両手の四指を蝶の羽根のように広げます。

「羽根」の部分で触れている身体部位の周辺を包み込みます。その時、手の表面全体を使ってコンタクトします。●5-3 のような形でしっかりと均等な力配分をかけながら押圧します。手掌全体がクライアントの身体に触れていることが重要です。指先から力を抜き、指で強く押さないように

75

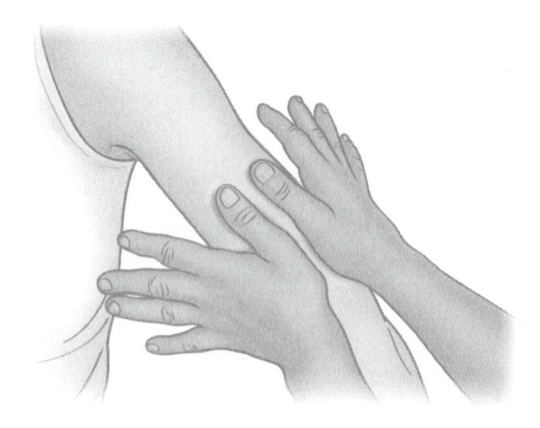

●5-2 包み込むような蝶のタッチ　腕や脚を包み込むには、まず両母指を平行に並べ、両手の四指を広げて蝶の羽根のような形をつくります。そして「羽根」の部分で触れている身体部位の周辺を包み込みます。

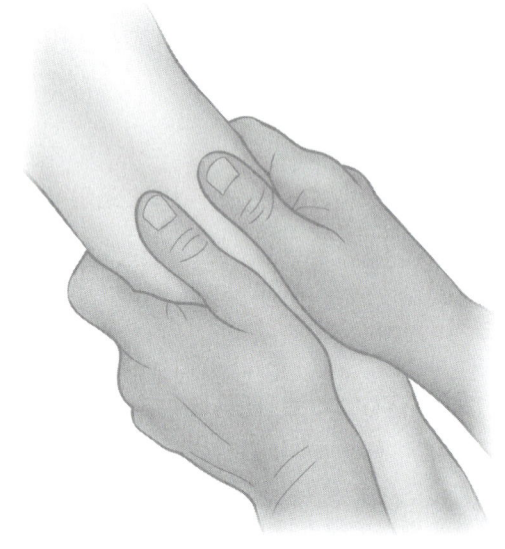

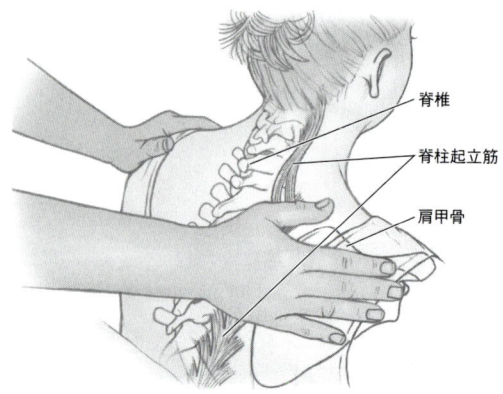

●5-4 上背部への広範囲のコンタクト・プレッシャー　脊椎の外側、肩甲骨の内側に位置する脊柱起立筋を手根部で押圧します。力の方向は体表面に対して90度の角度で、2～3秒間押圧を保持します。

のまま手の位置を変えながら腕の先まで行います。手の位置を変えている間は力をリリースします。安定してゆったりとしたリズムをキープしながら1.5秒～2秒間隔で手の位置を変えます。クライアントの五指すべてと手の表面全体にも包み込むような押圧を行いましょう。

広範囲のコンタクト・プレッシャー

「広範囲のコンタクト・プレッシャー（Broad Contact Pressure）」は身体の1つの領域、あるいは連続した部分を押圧する時に使用し、特に背中の広い領域を脊椎に沿って平行に押圧するのに適しています。手全体、手掌や手根部、あるいは母指基部でおよそ1.3～2.7キログラム程度の力をかけます。このテクニックでは、標準的ないすや車いすにクライアントを座らせて行うのがよいでしょう。またクライアントをベッドの端に座らせ、施術者はその横に座ってもよいでしょう。

●5-3 腕を包み込むタッチ　蝶のタッチの後、両手の表面全体を使ってコンタクトし、しっかりとした一定の力で腕を包み込みます。

しましょう。
例：クライアントをいすに座らせるか、ベッドに寝かせてください。腕に行う時はまず、両手を●5-3のような位置にして上腕の中心に向けてやさしく包み込むような押圧（エンコンパッシング）を行います。そ

例：クライアントを標準的ないすや車いすに座らせ、左手でクライアントの左肩をや

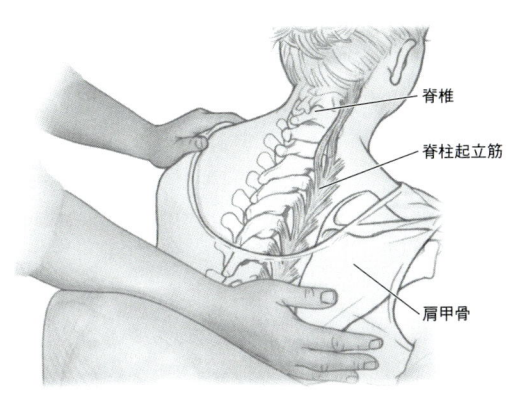

● 5-5　中背部への広範囲のコンタクト・プレッシャー　右手でクライアントの右中背部に広範囲のコンタクト・プレッシャーを行います。腕をいすの背もたれに押し、そこを支点にして、テコの力を利用しながら下背部に向けて押圧を続けましょう。

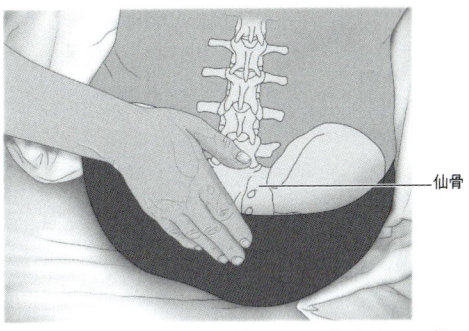

● 5-6　仙骨への広範囲のコンタクト・プレッシャー　仙骨の上を直接押圧して数秒間保持すると、鎮静効果があります。

さしく持ちながら、クライアントの左側に立ちます。● 5-4 が示すように、右手根部を脊柱右側の脊柱起立筋の最上部に置きます。

皮膚表面に対して90度の角度で押圧し、2～3秒間保持します。1度リリースしてから、● 5-5 のように、手根部を足方に向かって移動させながら中背部まで脊柱起立筋を押圧していきます。

左手でクライアントの身体を支えながら、上体をやや前屈みにさせ、右手で腰部の脊柱起立筋を押圧しましょう。必要であれば、前腕をいすの背もたれ部分に押し当ててテコの力を利用してください。腰部の最下部まで押圧しながら移動させます。続いて、● 5-6 が示すように、四指の表面で仙骨を直接押圧します（腰背部と仙骨への押圧は、クライアントの横に置いた背もたれのないいすであるスツールに座って行ってもよいでしょう）。仙骨の押圧はクライアントを非常に穏やかな気持ちにします。

続いてクライアントの右側に立ち、右手をクライアントの右肩に置いて左手で

上背部左側の脊柱起立筋にも同様に押圧を行います。最後に仙骨を押圧してください。

特定範囲のコンタクト・プレッシャー

「特定範囲のコンタクト・プレッシャー（Specific Contact Pressure）」は、広範囲のコンタクト・プレッシャーよりも小さな特定の領域に働きかける時に用います。通常、広範囲のコンタクト・プレッシャーでその領域全体を温めた後に、範囲を絞った特定範囲のコンタクト・プレッシャーを行

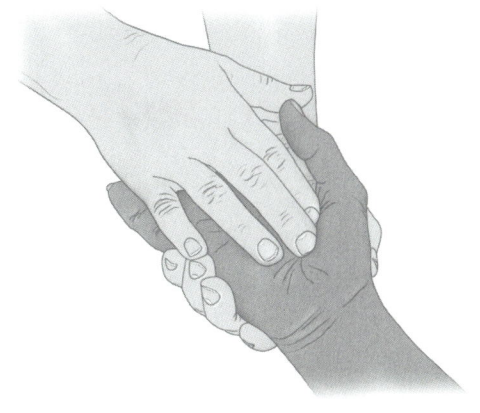

● 5-7　手への特定範囲のコンタクト・プレッシャー　クライアントの手を片方の手で保持しながら、もう一方の四指の平らな部分を用いて手掌と手根部を押圧します。

77

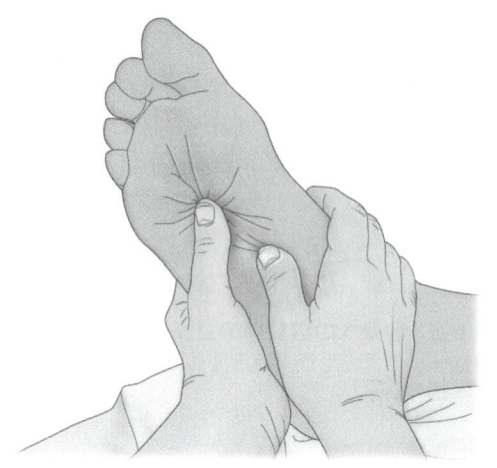

● 5-8 足への特定範囲のコンタクト・プレッシャー　両手で足を包み込みながら、母指の指先ではなく、母指腹を使って足の裏を押圧します。

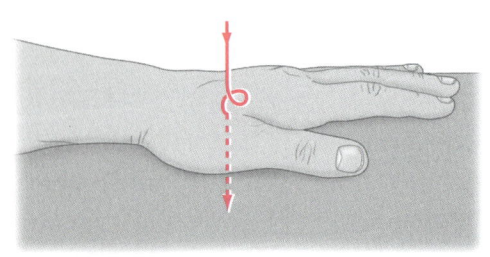

● 5-9 広範囲のコンタクト・サークリング　まず、広範囲のコンタクト・プレッシャーを行い、その手を離さず力を入れたまま、さらに深い層に向けて螺旋状に進むようなイメージで1回転と1/4回転、円を描きます。そのまま数秒間、中心に向けて直接的な押圧を続けます（長い矢印は押圧方向を示し、小さな螺旋は身体の深部に向けた手の動かし方を表します）。

うのがよいでしょう。クライアントが過敏性でくすぐったがる場合（足の裏など）、特定範囲のコンタクト・プレッシャーは避け、広範囲のコンタクト・プレッシャーを行いましょう。

例：四指の平らな部分を使ってクライアントの手掌と手根部に特定範囲のコンタクト・プレッシャーを行います（● 5-7 を参照）。足の裏は母指の指腹（指先ではないことに注意）で押圧してください（● 5-8 を参照）。

広範囲のコンタクト・サークリング

「広範囲のコンタクト・サークリング（Broad Contact Circling）」は常に、広範囲のコンタクト・プレッシャーと組み合わせて用います。その目的は身体組織層の奥深く（筋膜や筋肉）まで浸透させることです。まず、コンタクト・プレッシャーを行います。続いて、その手を離さず力を入れたまま、さらに深い層に向けて螺旋状に進むようなイメージで1回転と1/4回転、円を描くように手を回します（● 5-9 を参照）。描くのは直径がおよそ0.5～1センチの非常に小さな円です。右手を使う時は時計回りで、左手の場合は時計と反対回りに回します。皮膚をこするように皮膚表面に円を描くのではないことを覚えておいてください。このテクニックは圧が皮下の組織に届くような加圧に耐えられるクライアントにのみ使用してください。また、深く押しすぎないように注意しましょう。

広範囲のコンタクト・サークリングは、厚みのある領域、例えば、脊柱起立筋の筋腹や上腕の大きな筋肉（三角筋、二頭筋）や大腿部（大腿四頭筋）などに用いてください。

例：三角筋にコンタクト・サークリングを行います。まず、肩関節を包み込むように触れます。一方の手を肩の上方に滑らせ、もう一方の手で肩外側の三角筋を押圧します。● 5-10 が示すように、その手を離さず力を入れたまま、さらに深い層に向けて螺旋状に進むようなイメージで1回転と

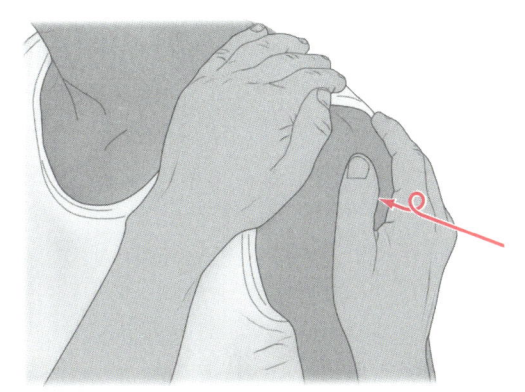

Chapter 5　コンフォート・タッチのテクニック

● 5-10　三角筋への広範囲のコンタクト・サークリング　左手で肩を包み込み、右手で三角筋にコンタクト・プレッシャーを行います。右手を離さず力を入れたまま、さらに深い層に向けて螺旋状に進むようなイメージで1回転と1/4回転、時計回りに円を描きます（長い矢印は押圧方向を示し、小さな螺旋は身体の深部に向けた手の動かし方を表します）。

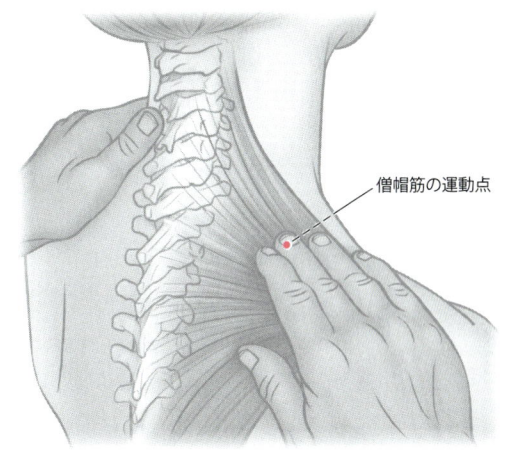

● 5-11　僧帽筋の運動点への特定範囲のコンタクト・サークリング　右手の中指で僧帽筋の運動点を押圧します。その手を離さずに力を入れたまま、筋肉のさらに深い層に向けて螺旋状に進むようなイメージで1回転と1/4回転、円を描きます。

1/4回転、円を描きます。

特定範囲のコンタクト・サークリング

「特定範囲のコンタクト・サークリング（Specific Contact Circling）」は特定範囲のコンタクト・プレッシャーと組み合わせて行います。小さな範囲のコンタクトが最も効果的に緊張をとり除く場合、このテクニックを用いて特定の領域に深く働きかけましょう。まず、指の平らな部分を使って特定範囲のコンタクト・プレッシャーを行います。その手を離さず力を入れたまま、さらに深い層に向けて螺旋状に進むようなイメージで右手を1回転と1/4回転、直径およそ0.5センチの非常に小さな円を描きます。右手を使う時は時計回りで、左手の場合は時計と反対回りに回します。皮膚をこするように皮膚表面に円を描くのではありません。このテクニックも圧が皮下の組織に届くような加圧に耐えられるクライアントにのみ使用できることを覚えておい

てください。深く押しすぎないように注意しましょう。

「特定範囲のコンタクト・プレッシャー」は通常、筋肉の緊張が大きい領域（三角筋の筋腹）、組織密度の大きな領域（かかと周りの固くなった部分）や経穴療法で使うような特定の施術ポイント（腕橈骨筋の筋腹など）に用いられます。

例：僧帽筋の運動点へ向けて特定範囲のコンタクト・サークリングを行います。まず、左手をクライアントの左肩に置き、広範囲を包み込むような押圧をしながら、右手の中指で右僧帽筋の運動点を押します。右手を離さず力を入れたまま、● 5-11 が示すように、さらに深い層に向けて螺旋状に進むようなイメージで1回転と 1/4 回転時計回りに円を描きます。

僧帽筋の筋腹に存在する運動点は、伝統的経穴理論ではGB21、あるいは「肩井（けんせい）」と呼ばれます。通常、広範囲のコンタクト・プレッシャーでこの領域を温めてから、特定範囲のコンタクト・プレッシャーやコ

79

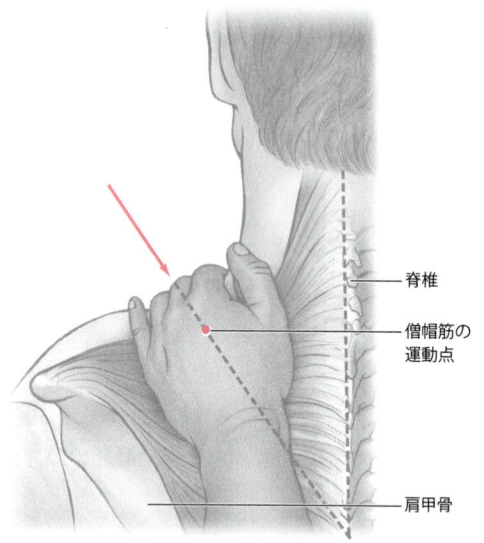

● 5-12 「肩井」 僧帽筋の筋腹にまず、広い範囲のコンタクト・プレッシャーを行ってから、特定範囲のコンタクト・プレッシャーとコンタクト・サークリングを行います。

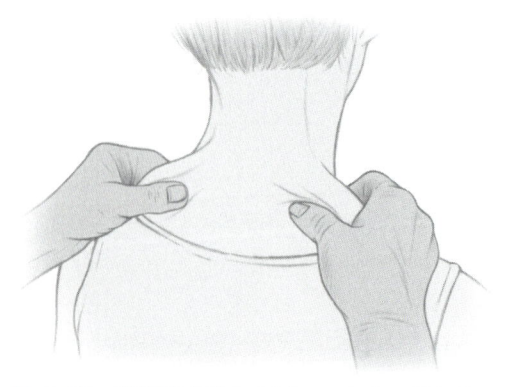

● 5-13 僧帽筋を持ち上げてつかむ 僧帽筋の筋腹を、母指と四指の広い部分を使って持ち上げます。指先を使うのではないことに注意しましょう。筋肉の塊に向けて圧を押し込んだらリリースします。

ンタクト・サークリングを行うのが最も望ましいでしょう（● 4-6 と ● 5-12 を参照）。この運動点に押圧を加える場合、広範囲あるいは特定範囲のどちらであっても必ず皮膚表面に対して垂直に、身体の中心軸に向けて行ってください。押圧位置が適切であれば、2〜3分押圧しただけでも頸部や肩部の痛みと緊張をとり除き、すばらしい効果をもたらします。

補助テクニック

コンフォート・タッチで最も頻繁に用いられるのは基本テクニックですが、特定の効果を出すためにその補助として使用されるテクニックもあります。

包み込むように持ち上げてつかむ

「包み込むように持ち上げてつかむテクニック：エンコンパッシング・リフト・アンド・スクイーズ（Encompassing Lift and Squeeze）」は特定の筋肉を持ち上げてつかみ、その筋肉の塊の中に向かって圧を押し込むようにします。このテクニックは、大きな筋肉がひどく緊張している場合にその領域に限定して用います（皮膚や血管がもろくなっている領域には行わないでください）。肩のこりをとる場合や、また容易に分離できる大きな筋肉（前腕の腕橈骨筋や下腿の腓腹筋）にも適しています。

例：クライアントを座位にします。四指の指腹ではなく、指の表面全体を使って僧帽筋の筋腹を持ち上げ、筋肉の塊に向けて押し込んでからリリースします（● 5-13 を参照）。この部位は年齢、身体活動のレベルにかかわらず、過緊張を起こしやすい領域です。この広範囲を持ち上げて圧を押し込むテクニックは、筋線維を包んでいる筋膜の緊張を緩めるとともに、神経に対する締め付けを和らげ、栄養素が血管をスムーズに流れるようにします。

図のように僧帽筋中央の筋腹を引き上げてつかむと、筋肉の運動点に効果的に作用

Chapter 5　コンフォート・タッチのテクニック

させることができます。クライアントの反応に応じて、2～7秒間保持してもよいでしょう。あなたがこの位置に力を加えている間、クライアントは頭をゆっくりと動かし始めるかもしれません。そうすると頸部の筋肉をやさしくストレッチすることができるからです。このテクニックは、コンフォート・タッチが行われている施設の医療スタッフや介護をする人でも行える非常に有効な方法です。

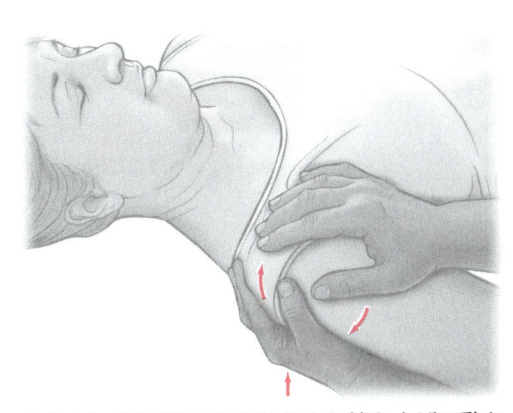

● 5-14　肩関節を包み込むよう持ち上げて動かす　肩関節を包み込むように持ち上げて小さく回します。

包み込むように持って関節あるいは四肢を動かす

「包み込むように持って関節あるいは四肢を動かす：エンコンパッシング・ジョイント・オア・リムーブメント（Encompassing Joint or Limb Movement）」の目的は、触れている身体部位をやさしく動かすことです。局所の血液とリンパ液の循環を促進するだけでなく、クライアントを自由でゆったりとした気持ちにさせます。通常は、包み込むような押圧（エンコンパッシング）、あるいはコンタクト・プレッシャーと組み合わせて行います。身体部位に触れて持ち上げ、ゆっくりと円を描くように、あるいは波のように、穏やかに動かします。よくある関節可動域訓練とは異なり、このテクニックの目的は可動域を測定したり改善することではありません。手足のストレッチや関節を引っ張ることでもありません。このテクニックを肩関節、腕や手、または足に対して包み込むような押圧（エンコンパッシング）と併用する時は以下の例のとおりです。

例：両手の表面全体を肩関節周辺に当て、関節全体を包み込むように押圧します。それから、やさしく肩を持ち上げて非常に小

実践のヒント

「SCRIBE」

コンフォート・タッチの施術を始める前に、SCRIBEの原則を頭の中で思い返してください。多くの施術者から役に立つという意見が寄せられています。一番目の原則、「ゆっくりと」を考えながら大きく深呼吸します。そして、地に足をつけて自分が大地とつながっていることを感じましょう。クライアントを「心地よく」することと「尊重して」対応することを考えながら、現在の状況に置かれたクライアントのそばにいる目的と態度を確認します。「中心に向けて」、「広範囲に」、そして「包み込むように」と考えながら、これから用いるテクニックを再確認します。

施術中であっても、特に自分の行っていることに不安を感じた時は、これらの6原則を心の中で繰り返すとよいでしょう。原則を復唱することで施術する目的がはっきりしてテクニックに集中できるようになり、相手にタッチというすばらしい贈りものをする自信と喜びで満ちあふれることでしょう。

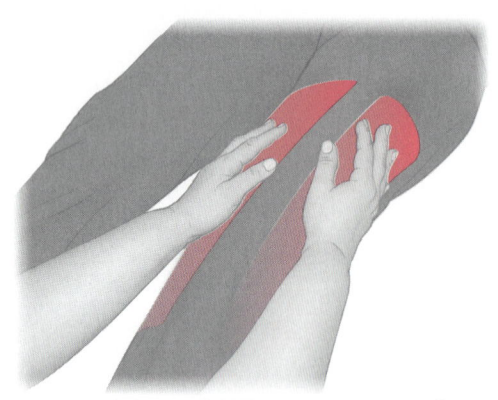

●5-15　脚部への広範囲のコンタクト・ブラッシング　クライアントの脚に両手の手掌全体を当てて足の先まで滑らせます。

さな円を描きます（●5-14 を参照）。
例：手を包み込むように押圧しながらやさしく円を描くように、あるいは波のようにゆらして、手と前腕を動かします。一方の手でクライアントの肘関節を支えながら、やさしく腕全体を持ち上げて動かしてもよいでしょう。腕を強く引っ張って肩関節を痛めないよう気をつけてください。

広範囲のコンタクト・ブラッシング

「広範囲のコンタクト・ブラッシング（Broad Contact Brushing）」は腕や脚など特定の部位に対して、他のテクニックを終えた後に行う仕上げのストロークです。触れている部位の遠位末端まで片手あるいは両手の手掌全体を滑らせてください。心地よい開放感を得られるストロークです。適切な力を用いるようにして、弱すぎて患者さんをくすぐらせたり、刺激が強すぎて不快感や損傷を与えることがないように注意しましょう（およそ220～450グラムの力）。このストロークは患者さんに体内エネルギーの流れを認識させてリラクセーション

効果を高めます。クライアントがくすぐったがったり、あるいは特に敏感であったり、よい反応を示さない場合は行わないでください。

クライアントが座位の場合、頭頂部から頭外側部を通り、肩あるいは腕まで広範囲のコンタクト・ブラッシングを行うことができます。仰臥位の場合、肩、腕、手を施術した後、肩関節から手の先までコンタクト・ブラッシングして施術を終了します。脚に関しても同様に、足の先までコンタクト・ブラッシングを行って施術を終了します。このテクニックは比較的短い時間で終わりますが（腕の場合は約3秒）、短かすぎないようにしましょう。また、コンタクト・ブラッシングを行った後に特定の部位を保持して施術を終える方法はよく使われます。例えば、脚のコンタクト・ブラッシングをしてから足先を数秒間ホールディングして終了します。

例：クライアントを仰臥位にして脚の施術を終えた後、脚に広範囲のコンタクト・ブラッシングを行ってください。両手の手掌を脚に当てた状態で足先まで手を滑らせます。そして、足先を数秒間保持した後に施術を終えます（●5-15 を参照）。

ホールディング：接触と非接触

ある特定の身体部位にタッチを始める時や終える時に、最も頻繁に使われるのがホールディング（Holding）というテクニックです。施術を開始する時に使用すると、クライアントとのつながり感をもたらし、触れる手のぬくもりと心地よさを経験してもらうことができます。ホールディングを行うには、しっかりと包み込むようにコンタクトして約5秒間保持します。手、足や頭などあらゆる身体の部位に行うことが可

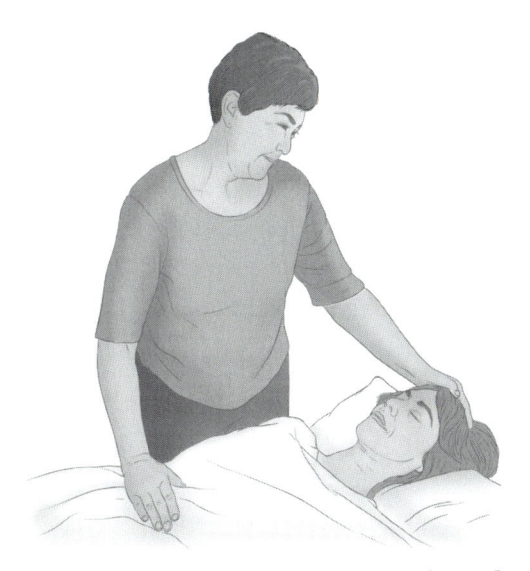

Chapter 5 コンフォート・タッチのテクニック

●5-16 施術を終える時の接触ホールディングと非接触ホールディング　右手をクライアントの腹部に、左手を頭頂部に当て、3〜7秒間、約450〜900グラムの力で押圧してください。クライアントの身体から手を約2.5センチ離して数秒間ホールディングしたら、完全に手を遠ざけて施術を終了します。

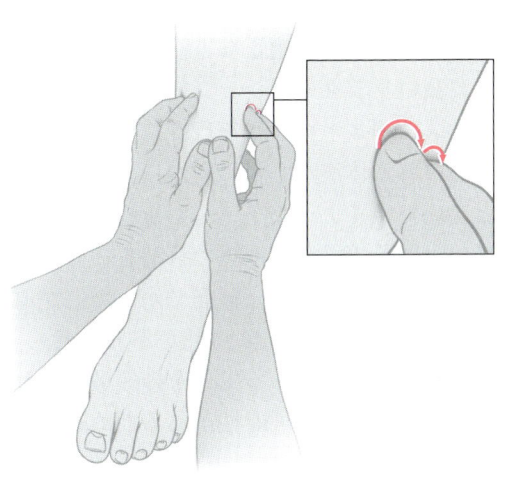

●5-17 下腿へのウォーター・ストローク　母指以外の指先を下肢の脛骨の中ほどに当て、約170〜230グラムの力で非常に小さな円を描きます。指先の位置を約1センチ下方へ移動させて同様に繰り返し、かかとの側面にも行います。

能です。

　ホールディングは、施術を締めくくる手技としても有用で、クライントに満足感を与えることができます。例えば、腹部あるいは胸骨の領域に行います。最後のストロークとして用いるには、数秒間ホールディングした後に手を離して、クライアントの身体から約2.5〜5センチの位置で手を止めます。数秒間、クライアントの身体に非接触のホールディング（触れずにその位置を保持）をした後、クライアントの身体から完全に手を遠ざけます。この方法を使うことで、施術を終えた途端に相手から離れることなく、施術が終了したことを明確に伝えることができます。

例：仰臥位のクライアントに対し、接触ホールディングと非接触のホールディングの両方で施術を終了します。まず、クライアントの右側に立ち、右手をクライアントの腹部に置き、左手を頭頂部に置きます（●5-16 を参照）。

　3〜7秒間、約450〜900グラムの力をかけて両手で押圧してください。続いて両手を身体から約2.5センチ離して、数秒間そのまま保持します。その後、両手をクライアントの身体から完全に遠ざけて施術を終了してください。

ウォーター・ストローク

　「ウォーター・ストローク（Water Stroke）」はコンタクト・サークリングのバリエーションです。下腿や足首のリンパ液の循環を促進し、浮腫やむくみを軽減するため、主に下肢に用いられます。ウォーター・ストロークを行うには、まず、触れている領域に五指すべての指先を当てます。皮膚にコンタクトしたまま、170〜230グラム程度の力をかけて1つの小さな円を描きま

83

す。手の位置を約1センチ移動させて同様に繰り返します。適正な方法で行えば、非常に高いリラクセーション効果をもたらします。このストロークを行う時、身体の皮下層にある体液が心臓に向かってゆっくりと動いていくようなイメージを持ってください（多くの場合、浮腫の解消を促しますが、例えば進行した心臓病やがんなどが原因の極端なむくみには効果がありません。いかなるタッチであってもその領域に触れると痛みを生じる可能性があるため避けてください）。

例：患者さんの足のほうに座り、両手の指先を一方の下腿の中ほどに置きます。指先は、脛骨の両側面に自然に置きます（●5-17を参照）。指先を当てたまま小さな円を描きます。指先の位置を約1センチ足の方へ移動させて同様に繰り返し、かかとの側面にも行います。もう一方の足にも同様の手順を行います。

皮膚の保湿

コンフォート・タッチは皮膚や組織に摩擦を起こさないため、ローションやオイルを必要としません。特に施術初心者は、従来式のマッサージで使われる滑らせたり、揉んだりするテクニックに頼る習慣をなくすために潤滑油の使用を避けてください。しかし、肌の保湿目的で無香料の保湿ローションを使用して、ゆっくりと広範囲を包み込むようなストロークを行うことがあります。クライアントの肌が乾燥して、使用が適切だと思われる場合は、クライアントあるいはクライアントを介護する人の許可を得た上で使用してもよいでしょう。保湿ローションを塗ると心が落ち着いて気持ちがよいという理由で、患者さん自身が希望することもあります。

例：クライアントの足や手にローションを塗り、ゆっくりと広範囲に、包み込むような押圧を行います。特に、皮膚が非常に乾燥してかゆみがある場合はローションの使用が効果的です。アレルギー反応や過敏性反応を避けるため、良質で無香料のローション、あるいは患者さんがすでに使い慣れているものを選びましょう。

コンフォート・タッチの施術の手順

クライアントにとって最も心地よく、安全で、適切なポジションで施術を行います。最もよく使用される3つのポジションである、座位、仰臥位、側臥位の施術手順を紹介します。実際の施術では、クライアントの具体的なニーズと好みに応じてさらにバリエーションを加えることができます。

施術時間は、身体の1つの領域に焦点を当てるのであれば、約10〜20分、身体全体では約50分はかかるでしょう。手技の時間は60分を超えないようにしてください。クライアントの許容範囲をオーバーし、疲れさせてしまう可能性があります。ホスピス、病院や在宅ケアで行うコンフォート・タッチの平均的な施術時間は30〜40分です。

座位

クライアントは通常のいすか車いすに座わります（リクライニングチェアの手順は、後述する仰臥位の説明に従ってください）。必要であればタオルか小さな枕をいすの背もたれとクライアントの背中の間に入れ、背中を支えて正しい姿勢にします。座位はクライアントに正しい姿勢と楽な深い呼吸を促すのに役立ちます。またクライアント

の身体への施術も楽になります。

肩部、背部、腕部と手部

1. **肩部の頂点** クライアントの後方に立ち、両手をクライアントの両肩の頂点に置いてコンタクト・プレッシャーを行います。両手掌を僧帽筋の筋腹（耳の真下にある筋肉の最も厚みのある部分）に当てます。手掌を通してクライアントの呼吸をゆっくりと感じてください。皮膚表面に対して直角（90度の角度）に、身体の中心軸に向けて押圧しましょう。

2. **僧帽筋の運動点** 僧帽筋の筋腹に特定範囲のコンタクト・プレッシャーを行い、続いて手根部あるいは四指の腹でコンタクト・サークリングを行います。反対側の僧帽筋にも同様に行います（●5-11 と●5-12 を参照）。

3. **上背部** クライアントの左側に立ち、右手の手根部でクライアントの右側の脊柱起立筋にコンタクト・プレッシャーを行います。脊柱起立筋は脊椎側部で肩甲骨の内側に位置します。筋肉の塊に向けて力をかけましょう。ある方向に筋肉を押すのではなく、シンプルに筋肉に圧を押し込むように行います。左手をやさしくクライアントの左肩の上に乗せてクライアントの身体を支えながら行いましょう（●5-4 を参照）。

4. **中背部と腰背部** そのまま足の方へ向けて手の位置を移動させながら、右側の脊柱起立筋のコンタクト・プレッシャーを続けます。毎回、約1.5秒から2秒間押圧を保持します。脊柱起立筋の最下部に向けて同様に続け、いすの背もたれの高さまで到達したら、背もたれをテコの支柱に利用します。クライアントの左側に立ったままで（あるいはスツールに座り）、腕と手をクライアントといすの背もたれの間に入れて最下部まで押圧を続けます（●5-5 を参照）。

5. **仙骨** 脊椎の最下部に到達したら手掌を直接、仙骨に当ててコンタクト・プレッシャーを行います（●5-6 を参照）。

6. **ステップ3〜5を左側に繰り返す。**
   続いて、右手をクライアントの右肩に乗せてやさしくクライアントの身体を支えながら、左手でコンタクト・プレッシャーを行います。

7. **肩関節部** クライアントの横にスツールかいすを置いて座ります。両手で肩関節を包み込むように押圧（エンコンパッシング）します。あなたの両手のぬくもりが肩の深部まで伝わるように意識しましょう。その間、関節全体を包み込むように持って動かしても（エンコンパッシング・ジョイント・オア・リムーブメント）よいでしょう（●5-14 を参照）。

8. **上腕部** 上腕を包み込むように押圧（エンコンパッシング）します。まず、両母指を平行に並べ、他の指をすべて開いて蝶の形にして（●5-2 を参照）腕の周辺全体に均等に力をかけます。手掌はしっかりとコンタクトし、他の指を使って腕を包み込むことが特に重要です（母指や他の指先で強く押してはいけません。クライアントに不快感を与えたり、皮膚にあざや損傷を負わせる可能性があります）。手を次の位置に移動するまで約1.5秒間押圧を保持し、遠位端まで続けます。

9. **前腕部** 肘関節から前腕にかけて、包み込むように押圧します（エンコンパッシング）。片方の手を上面に、もう一方の手を下面に当て、腕の周り全体に均等に力をかけます。次の位置に移動するまで約1.5秒間押圧を保持し、遠位端まで続けます。

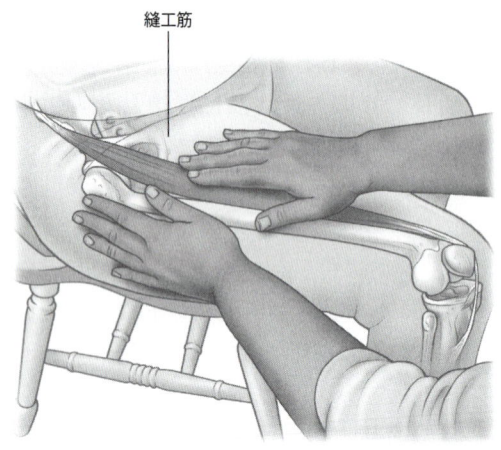

●5-18 殿部と大腿部　左手を大腿部の外側面に、右手を上面に置き、脚の中心軸に向けて広範囲のコンタクト・プレッシャーを行います。左手は大腿部の外側面に置いたまま、大腿部と膝を結ぶ対角線上に存在する縫工筋の走行に沿って、同筋に垂直に圧を加えながら右手を動かしていきます。

10. **手部**　手を包み込むように押圧（エンコンパッシング）し、手全体にコンタクト・プレッシャーを行います（●5-7を参照）。母指と四指の根元から先まで、さらに側面を包み込むように押圧します。肩から指先にかけて広範囲のコンタクト・ブラッシングを行いましょう。
11. ステップ7から10をもう一方の肩部、腕部と手部に行います。

腰部、脚部、足部

1. **殿部と大腿部**　殿部と大腿部には広範囲のコンタクト・プレッシャーを用いて、大腿部の中心軸に向けて両手で広範囲に押圧します（クライアントが車いすの場合、アームレストを外して手が届くようにしてください）。一方の手を大腿部の外側面に、もう一方の手を上面に置き、広範囲に包み込むような押圧（コンタクト・プレッシャー）を行います。大腿部上面の手の位置を足のほうに変える時、膝内側と結んだ対角線上に移動させます。つまり、内側に置いた手を縫工筋に対して垂直に押圧し、その走行に沿って移動させていきます。指先は股関節へ向けてください（●5-18を参照）。
2. **膝部**　膝を包み込むように押圧（エンコンパッシング）します。一方の手を膝頭に置き、もう一方の手を膝の裏に当てて膝関節を支えます。あなたの手のぬくもりを関節の奥まで伝えてください。
3. **下腿部**　足のほうに向かって広範囲のコンタクト・プレッシャーや包み込むような押圧（エンコンパッシング）を行います。次の位置に移動するまで約1.5秒間ホールディングし、遠位端まで続けます。
4. **足部**　足部の全表面に広範囲のコンタクト・プレッシャーと包み込むような押圧（エンコンパッシング）を行います。楽な姿勢で施術できるよう身体の位置を調節しましょう。いすか小さなスツールに座ってもよいでしょう。
5. ステップ1〜4をもう一方の側にも繰り返します。

頭部とクロージング

1. **頭部**　頭部を包み込むように押圧（エンコンパッシング）をします。一方の手全体で後頚部にコンタクトし、もう一方の手でやさしく額を支えます。クライアントの頭の重みをあなたの両手の間で支えることを意図して行いましょう。
    a. **後頭骨縁**　頭蓋底の後頭骨縁には特定範囲のコンタクト・プレッシャーとコンタクト・サークリングを用いますが、頚部は避けます（●5-19を参照）。（重要な注意事項：頚部に特定範囲の押圧を行ってはいけません。頚部には頚椎の棘突起や横突起などの骨の突起と頚動脈や椎骨動脈など主要な血管があ

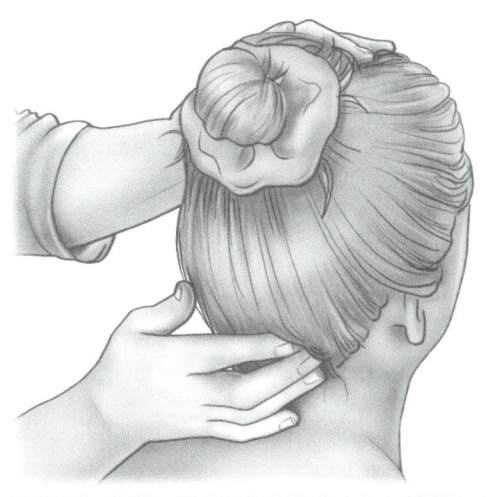

● 5-19 頭部　頭部を包み込むように押圧します。左手でやさしく頭を支え、右手の四指や母指で頭蓋底の後頭骨縁に沿って、特定範囲のコンタクト・プレッシャーとコンタクト・サークリングを行います。その時、頸部を押圧しないよう気をつけてください。

り、安全な施術を行うには脆弱な構造になっています。通常、頸部の痛みを和らげるには、後頭骨縁のサークリング・コンタクトと僧帽筋筋腹の特定範囲のコンタクト・プレッシャーが効果的で、頸部自体に損傷を与える危険性も回避できます）

b. **頭皮**　クライアントの後方に立ち、両手を頭の側面に置きます。大きく深い呼吸をしながら、両手で頭をやさしく保持します。あなたの手がクライアントの頭を支えていることをクライアントに意識してもらい、あなたの呼吸のサイクルが広がってくる感じを体験してもらいましょう。頭皮にやさしくコンタクト・サークリングを行います。

2. **クロージング**　広範囲のコンタクト・ブラッシングでクライアントの髪をなでます。両肩の上に両手を置いて深呼吸しながらホールディングします。続いて、クライアントの身体から両手を約2.5セ

Chapter 5　コンフォート・タッチのテクニック

ンチ離して数秒間ホールディングします。腕を身体の両脇に戻して施術を終了します。

仰臥位

　クライアントを仰臥位にし、必要であれば、頭の位置を高く調整してください。枕を使って頸部と脊椎を正しい位置にして、クライアントが楽な姿勢になるようにします。首の下に柔らかい羽毛あるいは綿毛の枕を入れると気持ちがよいでしょう。また、膝の下に枕を入れて膝を支え、腰の筋肉を緩めましょう。医療用ベッドの場合、施術を行いやすい高さに調節できます。高さの低い家庭用ベッドやマッサージテーブルの場合、楽な姿勢で施術できるよう、好みに応じてスツールに座ってもよいでしょう。

　この手順は、クライアントをリクライニングチェアに座らせても行えます。リクライニングチェアは背もたれの角度が何通りにも調節できるため、クライアントにどの位置が最も快適であるか決めてもらいましょう。必要であれば、枕や小さなタオルを使ってクライアントがさらに楽な姿勢になるようにしましょう。以下の手順のいくつかのステップは、リクライニングチェアの背もたれのウィングとの関係で、細かな調整が必要になるかもしれません。施術を成功させるためには、施術者であるあなたの姿勢も重要であることを忘れないでください。クライアントとあなたの両方が楽な姿勢になるように心がけましょう。

肩、背中、腕と手

1. **C7のホールド**　クライアントの右側から始めます。クライアントを仰臥位にし、左手で頸部最下部の第7頸椎（C7）周辺を支えます。手を丸めて力を抜いて包

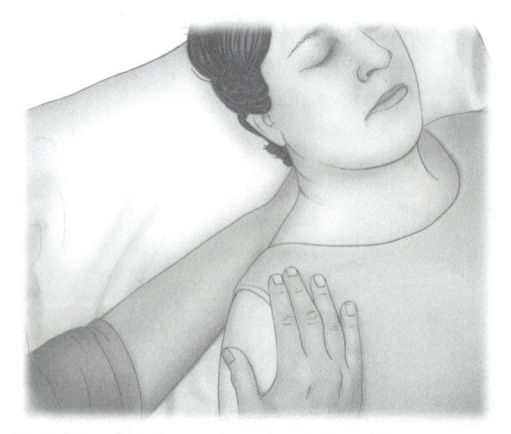

● **5-20 C7ホールド** 右手を軽く肩の上に置き、左手を頚部の下に入れて第7頚椎（C7）を支えます。その時、手を丸めて力を抜き、頚椎自体を押さないように注意します。

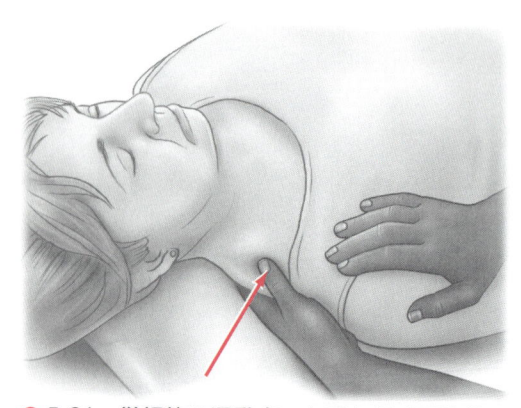

● **5-21 僧帽筋の運動点** 右手を軽く肩前部に置き、左手で僧帽筋筋腹を持ち上げてつかみます。僧帽筋の運動点に向けて、コンタクト・プレッシャーと特定範囲のコンタクト・サークリングを行います。

み込むように関節に当てます。頚椎自体を押してはいけません。右手を肩の上に置き、肩部を包み込むように押圧（エンコンパッシング）します。5〜10秒間ホールドします（● **5-20** を参照）。

2. **僧帽筋の運動点** 右手で肩関節前部（三角筋前部）に包み込むような押圧（エンコンパッシング）を続け、左手の位置をC7から僧帽筋へ移してその筋腹を触診します。さらに、僧帽筋を包み込むように持ち上げてつかみ（エンコンパッシング・リフト・アンド・スクイーズ）、筋腹の運動点（経穴ではGB21の「肩井」に相当する部位）へ向けてコンタクト・プレッシャーを行います。次に、運動点に特定範囲のコンタクト・サークリングを行います（● **5-21** を参照）。

3. **肩部** 左手を肩の下に入れ、右手を肩の上に置いて、両手で肩を包み込むような押圧（エンコンパッシング）をかけます。あなたの手のぬくもりが肩関節の奥まで浸透するようなイメージで行いましょう。包み込むような押圧をかけながら、肩関節全体を包み込むように動かし

ても（エンコンパッシング・ジョイント・ムーブメント）よいでしょう（● **5-14** を参照）。

4. **腕部** 腕を遠位端まで包み込むようにエンコンパッシングと同時にコンタクト・プレッシャーを行います。上腕を押圧する時は両母指を平行に並べて、他の指を蝶の羽根のように広げて腕の周囲に置きます（● **5-2**、● **5-3** を参照）。肘関節と前腕も包み込むように押圧します。その時、一方の手を腕の上に、もう一方の手を腕の下に当て、腕の周囲全体に均等に力をかけます。次の位置に移動するまで約1.5秒間、押圧を保持し、遠位端に向けて続けます。

5. **手部** クライアントの手を両手で挟み持ち、エンコンパッシングと同時にコンタクト・プレッシャーを行います。続いて左手でクライアントの手（背側面を上にして）を保持しながら右手の母指と四指の平らな部分を使ってクライアントの五指を包み込むように押圧します。さらにクライアントの手掌を上にして、その表面にやや広範囲のコンタクト・プレッ

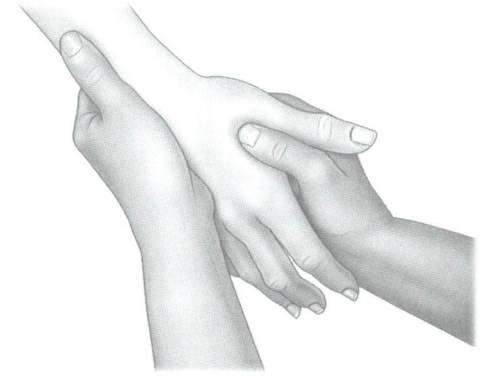

Chapter 5 コンフォート・タッチのテクニック

● 5-22 手の特効穴（経穴） 左手でクライアントの手首を持ち、右母指の指腹で患者さんの母指と第二指の間の水かき部を押圧しながら、数秒間保持します。

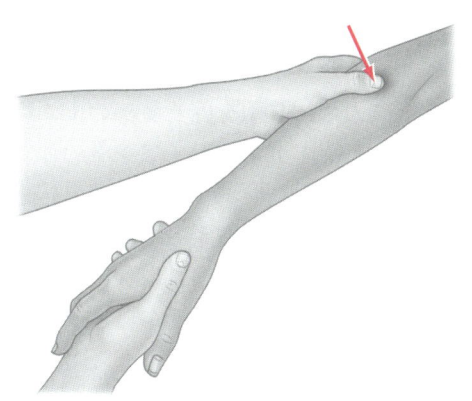

● 5-23 前腕の特効穴（経穴） やさしくクライアントの右手を持ち、左母指腹が橈側手根伸筋の筋腹の中に沈み込むようなイメージで押圧しながら、数秒間保持します。

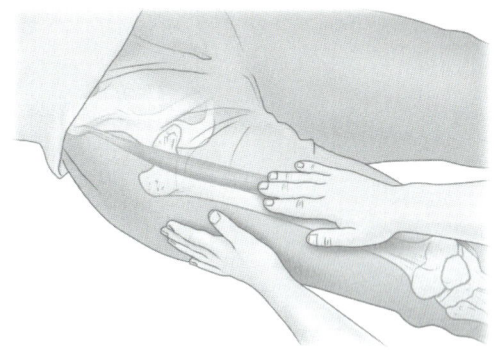

● 5-24 殿部と大腿部 左手をクライアントの大腿部の外側面に、右手を上面に置き、腰部と大腿部を包み込むようにエンコンパッシングと広範囲のコンタクト・プレッシャーを行います。右手は縫工筋の走行に沿って動かします。指先は股関節へ向けてください。

シャーと特定範囲のコンタクト・プレッシャーを行います（● 5-7 を参照）。

6. **特効穴（経穴）** 左手でクライアントの手首を保持し、右手で手を保持します（握手をするように）。右母指の指腹でクライアントの母指と第二指の間の水かき部を押圧して数秒間保持します（● 5-22 を参照）。右手でクライアントの手を持ったまま、左手でクライアントの肘関節すぐ下の前腕を包み込むように触れます。左手の母指腹が橈側手根伸筋の筋腹の中に沈み込むようなイメージで力をかけな

がら、数秒間、保持します（● 5-23 を参照）。

7. **腕のコンタクト・ブラッシング** 肩から指先まで広範囲のコンタクト・ブラッシングを行います。

8. ステップ 1 から 7 を左側にも行います。

殿部、脚部、足部

1. **殿部と大腿部** 殿部と大腿部には広範囲に包み込むようなコンタクト・プレッシャーを用いて、脚の中心軸に向かって両手で広範囲にわたり押圧します。一方の手を大腿部の外側面に置き、広範囲のコンタクト・プレッシャーを行い、もう一方の手は大腿部の上面に置いて膝の内側に向けて対角線上、すなわち縫工筋の走行に沿って動かします。指先は股関節へ向けてください（● 5-24 を参照）。

2. **膝部** 膝を持ち上げ、包み込むように押圧（エンコンパッシング）します。その時、一方の手を膝の上に置き、もう一方の手を裏側に置いて膝関節を支えます。あなたの手のぬくもりを関節の奥まで伝えてください。

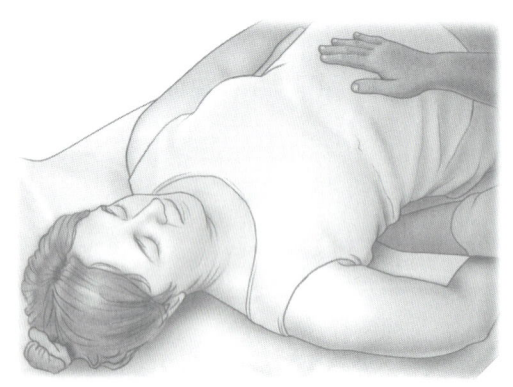

● **5-25 腹部と腰部** 左手を腰のくびれた部分の下に入れ、右手を軽く腹部の上に乗せます。クライアントの体重を感じながら腰部をあなたの左手に沈み込ませ、腰部と腹部を包み込むように押圧しながら、クライアントの体重があなたの左手に沈み込むのを感じとります。右手を患者さんの腹部から離さずに患者さんの呼吸動作に合わせて数回、力を入れて緩めます。

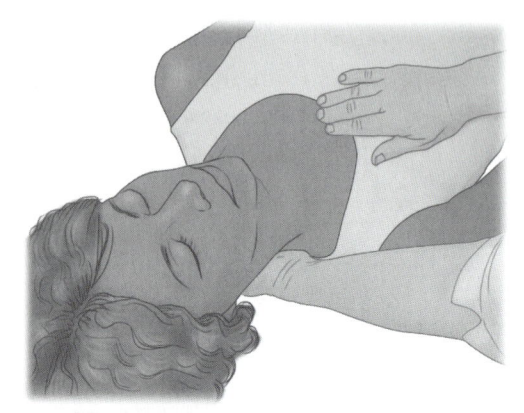

● **5-26 体幹上部** 左手でやさしくクライアントの後頚部を支え、右手の指先を胸骨に当てます。息を吸うたびに胸郭が膨らむのを妨げないよう、軽い力で包み込むように押圧してホールドします。

3. **下腿部** 下腿部全体に広範囲のコンタクト・プレッシャーや包み込むような押圧（エンコンパッシング）を行います。足方に向かって次の位置に移動するまで約1.5秒間押圧を保持します。

4. **足部** 足部の全表面を包み込むようにエンコンパッシングか広範囲のコンタクト・プレッシャーを行います。足裏全体を特定範囲のコンタクト・プレッシャーとコンタクト・サークリングでマッサージします。その時、指先を使うのは避け、五指の指腹表面を用いましょう（● 5-8 を参照）。この手技の大半はクライアントが着衣のままでもできますが、靴下は脱いでもらってください。施術後は脱いだ靴下を履かせましょう。

5. ステップ1から4をもう一方の側にも行います。

腹部、腰部、体幹上部と頭部

1. **腹部と腰部** クライアントの右側面に立つか座ります。左手を腰のくびれた部分の下に入れ、右手を軽く腹部の上に乗せます。左手の上にクライアントの体重をかけてもらい、腰部を左手に沈み込ませましょう。そして左手と腹部に乗せた右手でやさしく腰部と腹部を包み込むように押圧してください。その時、クライアントの呼吸を意識します（● 5-25 を参照）。クライアントの呼吸動作に合わせて数回、手に力を入れてから緩める動作を繰り返します（注：クライアントに呼吸するよう促したり、呼吸についての指示をする必要はありません。施術者が大きくて深い呼吸を続けていれば、クライアントは自然とそれに従います）。包み込むような押圧で腰部と腹部の筋肉を緩められます。

2. **体幹上部** 左手をクライアントの後頚部に当て、右手の指先を胸郭上部の胸骨中央に軽く置きます。体幹上部を包み込むように押圧しホールドします。患者さんの呼吸に注意して息を吸うたびに胸郭が膨らむことを確認します（● 5-26 を参照）。

3. **頭部** 左手をクライアントの後頚部に

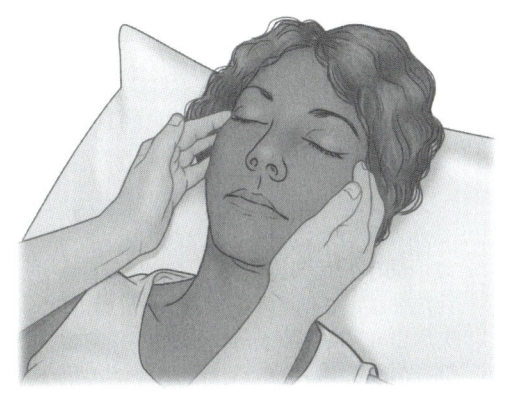

● 5-27 頭部　両手の指先で、両方のこめかみに軽いコンタクト・サークリングを行います。

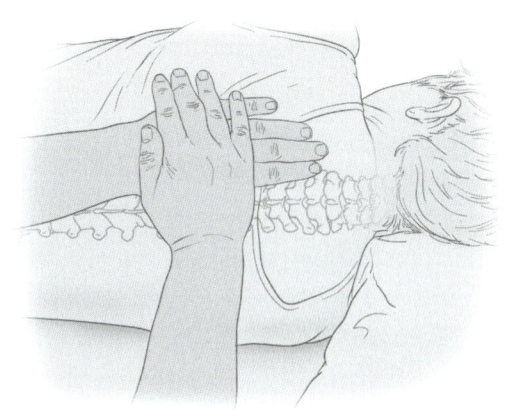

● 5-28 背部　脊椎側方にある脊柱起立筋に沿ってコンタクト・プレッシャーを行います。左手を脊椎と平行に置き、右手を左手の甲の上に重ねて力を加えます。足方に向かって次の位置に移動するまで約1.5秒間押圧を保持して筋肉の最下部まで続けます。

当てたまま、右手の手掌をクライアントの額に乗せて軽いコンタクト・プレッシャーを行います（あなたとクライアントのどちらかでも左手を後頚部に当てていることに違和感がある場合は、代わりに右肩の上に軽く置いてください）。四指の指先の平らな部分を使って両眉の間にコンタクト・サークリング、眉のラインに沿って軽くコンタクト・プレッシャーを行います。両手の指先を使い、両方のこめかみに同時に軽いコンタクト・サークリングを行ってもよいでしょう（● 5-27 を参照）。

4. **クロージング**　左手をクライアントの額あるいは頭頂部に、右手をクライアントの腹部に置いて数秒間ホールドします（● 5-16 を参照）。両手をクライアントの身体からおよそ2.5〜5センチ離して数秒間、クライアントに触れずにホールディングします。そして両腕をあなたの両脇に戻して施術を終えてください。

側臥位

多くの人にとって側臥位は非常に快適で、施術者にとってはクライアントの背中の施術を行いやすいポジションです。そのため、主に背中の施術に用いられますが、他の身体部位にも触れやすい姿勢です。まず、クライアントにとって楽な側を下にして寝てもらいます（クライアントに可動域制限がある場合、通常は片側だけを下にして施術します）。頭の下に枕を置き、背骨が正しいラインになるようにします。また、脚と膝の間にも枕を入れます。身体の前に抱き枕を置いて体重を乗せると楽な姿勢になるかもしれません。

1. **肩部**　上側の肩部を包み込むように押圧（エンコンパッシング）します。僧帽筋筋腹にコンタクト・プレッシャーをかけてから持ち上げてつかみます。
2. **背部**　脊椎側方の脊柱起立筋に沿って、片側ずつコンタクト・プレッシャーを行います。広範囲にわたって均等にしっかりと力をかけましょう。脊椎自体を押してはいけません。クライアントが右側を下にしている場合、左手を脊椎と平行に置いて脊柱起立筋を押圧します。手関節を疲労させないように、常に角度を

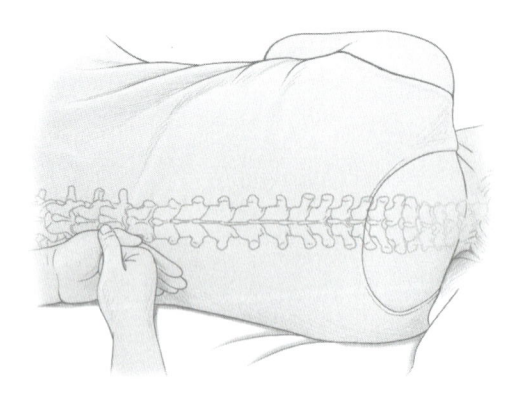

● **5-29　腰部**　左手の背側面をクライアントの腰に当て、これを握り拳にした右手で押して力と安定性を強めた広範囲のコンタクト・プレッシャーを行います。クライアントに触れている左手の背部がクライアントの筋肉の中にやさしく溶け込むようなイメージで、柔らかいタッチを心がけましょう。

ニュートラルに保ちましょう（角度をつけすぎないようにします）。右手を左手の甲の上に重ねて押圧を手伝ってもよいでしょう（● 5-28 を参照）。足方に向かって次の位置に移動するまで約1.5秒間押圧を保持し、背中の最下部まで続けます。

一方の手の背側面をクライアントの背部に置き、握り拳にしたもう一方の手で押して力と安定性を強めたコンタクト・プレッシャーを行うこともできます。クライアントに触れている手は柔らかいタッチにしましょう。正しく行えば、クライアントはあなたの手のどの部分が触れているかわからないでしょう（● 5-29 を参照）。

3. **仙骨**　仙骨の上に直接コンタクト・プレッシャーを行います。仙骨と上背部の両方に同時にコンタクト・プレッシャーを行い、脊椎に沿ってエネルギーのバランスを整えます。ゆっくりと手を離します。

体験談

「メニュー」

ティムは私が指導していたホスピスのマッサージプログラムに参加したマッサージ師です。最初のトレーニングを終えた彼は、筋萎縮性側索硬化症（ALS）を患う45歳の男性デニスの施術に意気揚々と臨みました。デニスは車いすの生活を強いられていました。病気が進行するにつれ、運動や会話に制限が出てきた彼は、毎週のタッチ療法を緊張しながらも受け入れていました。ティムは車いすのデニスに包み込むような押圧（エンコンパッシング）、広範囲のコンタクト・プレッシャー、特定範囲のコンタクト・プレッシャーやコンタクト・サークリングなど、コンフォート・タッチの基本テクニックを使うと私に報告し、デニスの頭部、頸部、肩、腕と手に施術を行いました。デニスは言葉が不自由であるにもかかわらず、ティムの施術を楽しめたと感謝の気持ちを表しました。

ティムは消耗性疾患と闘いながら懸命に生きているデニスを尊敬し、彼に施術できる機会に恵まれたのは光栄なことで、彼のQOL（生活の質）に貢献できることをうれしく思うと言いました。

数週間後、ティムは他に使えるテクニックがないかと私に質問しました。彼はマッサージ学校でトレーニングを受け、多くの治療技術を習得していました。彼は毎回同じことを繰り返していることに不安を感じ、メニューを変えるか、あるいはバリエーションを加えてみようかと思うと言いました。私は、デニスが満足しているなら同じテクニックを続けても構わないと言い、さらに彼にこう説明しました。「レストランに行って毎回違うメニューを頼む人がいれば、必ず同じメニューを頼む人もいます。慣れ親しんだ選択肢の方が安心できるからです。でも、相手にどうしてほしいか聞いてもいいんですよ。そうすれば、あなたが彼の

Chapter 5 コンフォート・タッチのテクニック

ニーズと好みに合わせられるということをわかってもらえるでしょう」。
　2～3週間後、私はまたティムと話す機会がありました。彼は私のアドバイスに従って、興味があるなら他のテクニックも行えるがどうしてほしいかとデニスに聞いたところ、デニスはこう答えたそうです。「いつもので頼むよ」と。

他のボディワーク法との組み合わせ

　コンフォート・タッチの原則を守って本章で示すテクニックを用いれば、施術者は幅広い層のクライアントに安全で、効果的、かつ満足してもらえる施術を行うことができるでしょう。コンフォート・タッチのテクニックは数々の伝統的なヒーリングテクニックの影響を受けています。これらの方法を学び、実践することは高齢者や医学的に身体の虚弱なクライアントに対して行える技術の幅を広げてくれるでしょう。コンフォート・タッチの第一の目的はクライアントを治したり変えたりすることではなく、相手に育むような心地よさをもたらすことであり、それがコンフォート・タッチの特徴であることを決して忘れないでください。

アジアのボディワーク

　経穴療法と指圧は中国と日本で生まれたボディワークのスタイルであり、経絡と呼ばれるエネルギーの道を通る生命力、即ち気の流れを認識することを基本としています。この経絡上の経穴を押圧することは、多くのアジアのボディワークの基礎をなしています。伝統的な針治療では経絡上の特定の経穴に細い針を刺します。

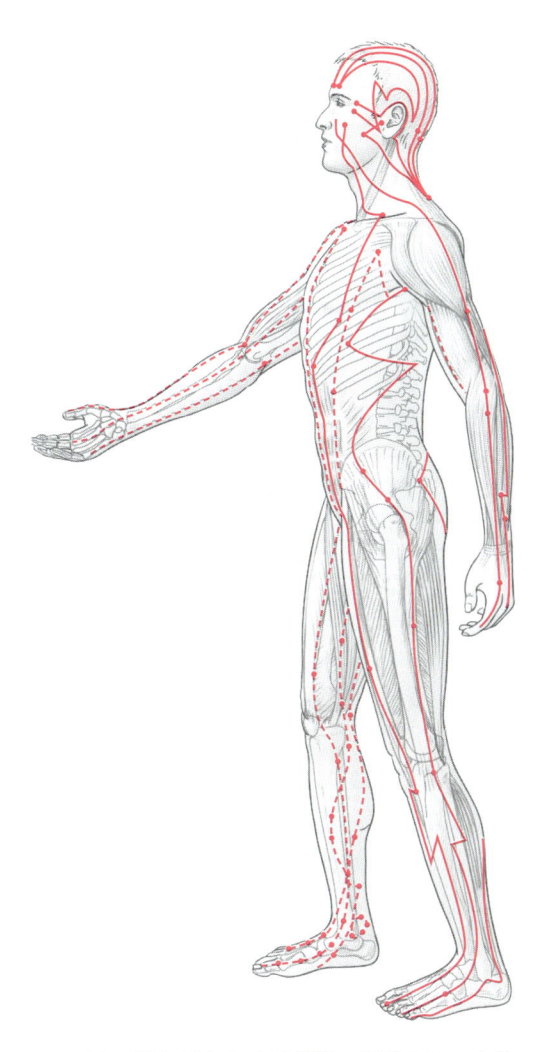

● 5-30　経穴が存在する経絡　経絡とは、人体において気（エネルギー）が流れる複雑な通り道を表します。実線で表されている経絡は「陽」の経絡です。一方、点線で表されている経絡は「陰」の経絡です。コンフォート・タッチで使用する主な特効穴（経穴）は一般的に「陽」の経絡に位置しています。

　経絡の走行は、長骨、筋膜のネットワーク、神経走行など西洋医学の解剖学的特徴とも共通点があります（● 5-30 を参照）。14ある主な経絡にはそれぞれ、伝統的中国医学において機能的な関係があるとされる臓器にちなんだ名前がつけられていま

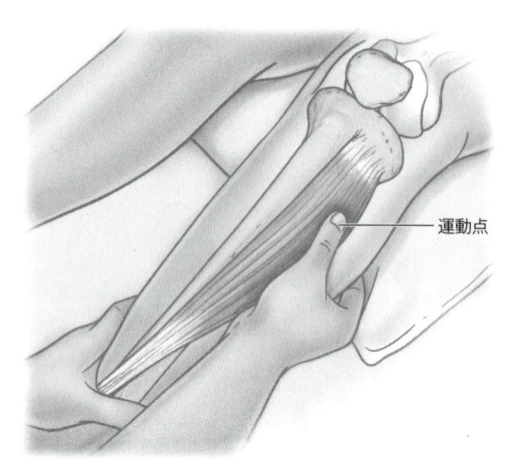

● 5-31 下腿部の特効穴 ST36（足三里） 下腿部の前脛骨筋の筋腹（運動点）へ特定範囲のコンタクト・プレッシャーと特定範囲のコンタクト・サークリングを行います。

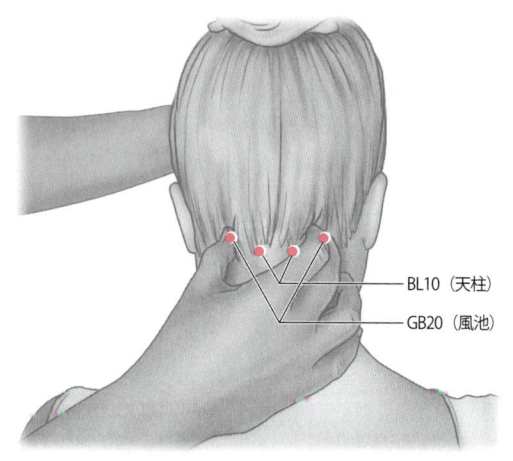

● 5-32 後頭骨の特効穴 BL10（天柱）とGB20（風池） BL10は頭蓋骨正中線から約4センチ外側にあり、GB20も後頭骨縁に沿って正中線から約8センチ外側にあります。母指や四指の指腹でこの経穴に特定範囲のコンタクト・プレッシャーと特定範囲のコンタクト・サークリングを行います。

す。さらに、これらの経絡上の主な経穴には筋肉の運動点（motor points）と一致しているものもあります。運動点にはより強い電気的活動の存在が認められ、その位置は大抵、運動神経が筋肉へ入り込んでいく筋腹部分に存在します。

経絡の認識

アジアのボディワークのトレーニングを受けた人はコンフォート・タッチの手順が主な経絡に従っていることに気づくでしょう。例えば、脊椎側方の脊柱起立筋にコンタクト・プレッシャーを使う順序は足太陽膀胱経の流れに一致しています（● 5-4、● 5-5、● 5-6を参照）。脚全体の広範囲のコンタクト・プレッシャーは、胆経、胃経、脾経そして肝経の経絡をカバーしています（● 5-18を参照）。

特効穴（経穴）

ここでは、筋肉の緊張と痛みを和らげ、リラクセーションと精神的な充足感を高めることが知られている身体の主な経穴を紹介します。その多くは筋肉の運動点と一致します。以下はコンフォート・タッチの施術に組み込めば施術効果を高めることのできる押圧ポイントの例です（これらは自分自身にも同様に使うことができます）。以下の経穴に対して特定範囲のコンタクト・プレッシャーを行い、数秒間（あるいはひと呼吸する間）ホールドしてからリリースします。

- **GB21（胆経：肩井）** 肩井は、耳のすぐ下、肩部頂点の僧帽筋筋腹にあります（● 5-12を参照）。この経穴は年齢や健康状態にかかわらず、すべての人に効果があります。その領域を温めるために、必ず広範囲のコンタクト・プレッシャーを行ってから、特定範囲のコンタクト・プレッシャーと特定範囲のコンタクト・サークリングを行いましょう（● 5-11を参照）。肩井は頭部、頚部、肩部の経絡と筋膜のネットワークが交わる点でもあり、上半身全体に効果があります。こ

の部位と後頭骨縁の押圧は頚部の痛みの緩和に非常に効果的です。頚部の直接押圧は不要である上、安全ではありません。

- LI4（大腸経：合谷）　手の母指と第一指の間の水かき部にあるこの経穴を押すと（● 5-22 を参照）、手三里と同じく手や前腕の緊張が和らぎます。頭痛、便秘、生理痛の緩和にも効果があることが知られています。
- LI10（大腸経：手三里）　橈側手根伸筋にあるこの経穴の押圧は（● 5-23 を参照）、合谷と同じく手や前腕の緊張を和らげます。頭痛、便秘、生理痛の緩和にも効果があることが知られています。
- ST36（胃経：足三里）　下腿部にある前脛骨筋の筋腹に位置するこの経穴は消化器系を強める働きがあります（● 5-31 を参照）。この経穴上や周辺へのコンタクト・プレッシャーとコンタクト・サークリングは脚部の緊張や疲労の緩和に効果があります。
- BL10（膀胱経：天柱）と GB20（胆経：風池）　これらのツボは頭蓋底の後頭骨縁に位置します（● 5-32 を参照）。天柱は頭蓋骨正中線から約4センチ外側にあり、眼精疲労、緊張性頭痛や頚部の痛みに効果があります。風池も後頭骨縁に沿って正中線から約8センチ外側にあり、頭部、頚部や肩部の痛み、そして全身の筋膜緊張の緩和に効果があります。
- CV6（任脈：気海）　腹部中央、へその下約5センチにある経穴は気海と呼ばれます（● 5-25 を参照）。解剖学的には下部消化管と神経叢の複雑なネットワークと関係があります。身体の重心点です。この経穴への広範囲のコンタクト・プレッシャーは非常に心地よく、がんこな身体的、精神的緊張を和らげます。また、この経穴を意識すると深くゆったりとした大きな呼吸ができます。これを例えて言えば、身体を育むような愛情を受け入れる経験をするようなものであるため、身体の創造的エネルギーが蓄積される場所とも考えられています。
- GV20（督脈：百会）　頭頂部の頭蓋骨正中線に沿った柔らかい部分（大泉門）にあるこの経穴は古くから「百会」と呼ばれ、人と外界の接点や人と精神世界との接点と考えられています。百病（万病）を治す経穴とも呼ばれるこのツボを意識すると身体の左右のバランスを整えると言われます。この経穴を軽くホールドして施術のクロージングにすることもしばしばあります（● 5-16 を参照）。

インテグレイティブ・マッサージ

　インテグレイティブ・マッサージは、感情的な経験と筋膜に存在するホールディング（拘縮）パターンの表現との間に存在する関連性に着目したボディワークのひとつです。マッサージはストレスや心的外傷（トラウマ）によって惹起された身体的緊張のリリースを助ける手段として考えられます。このテクニックは身体のパーツを統合し、身体的、感情的、精神的そしてスピリチュアルな面で自己の調和を図ることを目的としています。

　人を慈しむことを意図したインテグレイティブ・マッサージは手の全面を使って長くゆっくりと身体の中心から遠位末端に向けて滑らせるストロークを用います。その時、身体のパーツをつなぐように関節を包み込みます。施術者自身の体液のパターンを意識しながら行い、クライアントのエネルギーの流れについてもスムーズでよどみがないようにしていきます。クライアントの自己認識を高める手段として呼吸法を用

い、身体の拘縮パターンを緩め、開放感と広がり感をもたらします。安全で評価を必要としない雰囲気の中で、クライアントは人としての完全性の意識と精神的な充足感をとり戻すことができます。

　コンフォート・タッチの人を育むようなリラクセーションを与えるという意図と、1人の完全な人間としてクライアントの統合性を尊重する態度はインテグレイティブ・マッサージと共通しています。しかしながら、コンフォート・タッチは幅広い層のクライアントに対して安全であるのに対し、インテグレイティブ・マッサージの特定のテクニック（滑らせたり、揉む等の様々なテクニック）は一般的に若くて身体的に健康な人に適しています。

ボディエネルギー・セラピー

　エネルギー療法、あるいはバイブレーショナル・ヒーリングとも呼ばれるボディエネルギー・セラピーは人体をとり囲み、人体の中に浸透している微エネルギーの理解や気づきを基礎としています。このエネルギーは、生体磁気、気、プラーナ、エーテル・エネルギー、オーラ・フィールド、チャクラやオルゴンなど、様々な名称で呼ばれます。ボディエネルギー・セラピーは、気功、レイキ、タッチ・セラピー、ポラリティ・セラピー、ヒーリング・タッチ、アチューンメントや祈りを始めとする多くの文化的でスピリチュアルな癒しの伝統に由来しています。クライアントに軽く触れたり、クライアントの身体から数センチ離した位置で手をホールドして、エネルギーフィールドに影響を与えてバランスを整えるテクニックを用います。中には内分泌腺や主な臓器や神経叢に関連した身体領域に焦点を当てる治療法もあります。

　ボディエネルギー・セラピーの施術法や治療効果については様々な説明がされ、身体の電磁場への効果について科学的研究が行われています[5]。クライアントに心地よさを与える直接的要因はヒーラーの手から出る放射熱かもしれません。つまり、クライアントの身体の組織へ熱を伝え、それがリラクセーション効果をもたらすのです。空気の流れに関する問題、そして押圧や動き、静止が神経系に与える効果ついてはさらなる研究が必要でしょう。それ以外に今のところエネルギー・ヒーリングの治癒効果の説明は、スピリチュアルな信仰と実体験を基にした伝統にその根拠を置いています。

　すべてのエネルギー・セラピーは、施術者の存在感と精神集中が施術の要となっています。施術者の中には特定の治療結果を主張する人もいますし、具体的な結果に固執せず、クライアント自身の中で起こる自然治癒過程を助けることが目的であると言う施術者もいます。

　エネルギー・セラピーの大半はクライアントへ軽く触れる、あるいは全く触れないというテクニックを用います。エネルギー・セラピーは多くの人にとって利点がありますが、コンフォート・タッチの経験から言うと、クライアントに全く触れないエネルギー・セラピーに比べて、高齢者や病を持つ方は実際に触れられることを好みます。高齢者や病を持つ方、あるいは障害を持つ方は、なぜ他人が自分に触れるのをためらうのだろうと思っているかもしれません。多くの人が持つ疎外感は、コンフォート・タッチで行われる身体に直接に触れることによって、解決することができるのです。

要約

- コンフォート・タッチのテクニックはSCRIBEで表される6つの原則に基づいています。それは、ゆっくり（Slow）、心地よく（Comforting）、相手を尊重して（Respectful）、中心に向けて（Into Center）、広範囲に（Broad）、そして、包み込むように（Encompassing）です。
- コンフォート・タッチのテクニックは患者さんが着衣のままで行えます。また、座位、仰臥位、側臥位のいずれのポジションでも可能です。
- コンフォート・タッチの基本テクニックには力の強さと押圧方法にいくつかの種類があります。即ち、包み込むような押圧（エンコンパッシング）、広範囲のコンタクト・プレッシャー、特定範囲のコンタクト・プレッシャー、広範囲のコンタクト・サークリング、特定範囲のコンタクト・サークリングなどです。
- 患者さんの特別なニーズを満たすため、他の様々なテクニックも用いられます。それには、包み込むように持ち上げてつかむ（エンコンパッシング・リフト・アンド・スクイーズ）、包み込むように持って関節や四肢を動かす（エンコンパッシング・ジョイント・オア・リムーブメント）、広範囲のコンタクト・ブラッシング、ホールディング、ウォーター・ストロークや皮膚の保湿などが含まれます。
- コンフォート・タッチは患者さんにとって最も快適かつ安全で適切なポジションで行います。座位、仰臥位、側臥位によって施術の手順は異なります。
- コンフォート・タッチは他の様々な伝統的なボディワークの影響を受けています。それらの方法を理解することはコンフォート・タッチに応用できる技術の幅を広げます。他のボディワークにはアジアン・ボディワーク、インテグレイティブ・マッサージやボディエネルギー・セラピーなどがあります。

参考文献

1) Bowden B, Bowden J. An Illustrated Atlas of he Skeletal Muscles. 2nd ed. Englewood, CO: Morton Publishing Company; 2005.
2) Netter FN. Atlas of Human Anatomy. 4th ed. Philadelphia, PA: Elsevier Health Sciences 2007.
3) Warfel JH. The Extremities: Muscles and Motor Points. Baltimore: Lippincott Williams & Wilkins; 1993.
4) Warfel JH. The Head, Neck, and Trunk. Baltimore: Lippincott Williams & Wilkins; 1993.
5) Becker RO, Selden G. The Body Electric: Electromagnetism and the Foundation of Life. New York: Harper; 1998.

推薦図書

Acland's DVD Atlas of Human Anatomy: The Upper Extremity, The Lower Extremity, The Trunk, The Head and Neck, Part1, The Head and Neck, Part2, and Internal Organs [DVD], Baltimore: Lippincott Williams & Wilkins; 2003.

Anatomy and Physiology Made Incredibly Easy. 2nd ed. Baltimore: Lippincott Williams & Wilkins; 2005.

Andrade C-K, Clifford P. Outcome-Based Massage: From Evidence to Practice. 2nd ed. Baltimore: Lippincott Williams & Wilkins; 2008.

Gach ME. Acupressure's Potent Points: A Guide to Self-Care for Common Ailments. New York: Bantam Bookds; 1990.

Hedley G. The Integral Anatomy Series, vol. 1: Skin and Superficial Fascia [DVD]. New Paltz, NY: Integral Anatomy Productions; 2005.

Hedley G. The Integral Anatomy Series, vol. 2: Deep Fascia and muscle [DVD]. New Paltz, NY: Integral Anatomy Productions; 2005.

Lundberg P. The Book of Shiatsu: A Complete Guide to Using Hand Pressure and Gentle Manipulation to Improve Your Health, Vitality and Stamina. New York: Simon and Schuster; 2003.

Marieb EN. Human Anatomy and Physiology. 7th ed. San Francisco, CA: Benjamin Cummings; 2006.

Rose MK. Comfort Touch: Massage for the Elderly and the Ill [Video DVD]. Boulder, CO: Wild Rose; 2004.

Serizawa K. Effective Tsubo Therapy: Simple and Natural Relief without Drugs. Tokyo, Japan: Japan Publications; 1984.

Thompson G. Shiatsu: A Complete Step-by-Step Guide. New York: Sterling Publishing Company; 1994.

Tortora GJ, Derrickson B. Principles of Anatomy and Physiology, 11th ed. Hoboken, NJ: John Wiley and Sons; 2007.

Yamamoto S, McCarty P. Barefoot Shiatsu. New York: Avery; 2002.

6

コンフォート・タッチを行う上での注意

人としての完全性

クライアントのニーズへの適応
　機能性
　痛みと不快感

特殊な患者への配慮
　心理的問題と心的外傷

乳幼児と子ども
周産期と分娩後
医療／手術
慢性疾患
認知症／アルツハイマー病
人生の最期（エンド・オブ・ライフ）

> 「触れることはすばらしい。目を見れば、患者さんに変化をもたらしたことがわかります」
> 理学療法士アシスタント
> キャスリーン・プレスリー

　コンフォート・タッチの原則と手技の基礎を明確に理解することで、様々な現場において、より幅広い層の人にタッチの効果をもたらすことができるようになります。本章ではコンフォート・タッチの施術者が特別なニーズを持つクライアントに、よりよい施術を行うために必要な補足的情報を述べます。

　コンフォート・タッチは、高齢者や、病気や障害の影響を受けている人にも安全で適切な治療を行えるようにつくられました。患者さんのニーズに対応するため、クライアントと関係のある症状や病理学について勉強することは役に立ちますが、最も重要なのは、人として完全であるということに目を向けることです。コンフォート・タッチの特徴である、相手を尊重する態度と慈しむという目的を持ってクライアントに接すれば、クライアントの特別なニーズ

を容易に満たすことができるでしょう。

人としての完全性

　クライアントやその介護をする人がマッサージを希望する理由は、大抵、特定の症状や病気や訴え等の問題があるからです。医療行為の大半は、患者さんの訴え、即ち、「何が悪いか」ということに治療の焦点が絞られます。コンフォート・タッチの施術で、クライアントの病気や制限を認識することは有益ですが、クライアントにとって「何がよいことか」を認識することも必要です。患者さんの病状がいかに深刻であろうと、些細な方法でも、人として完全であることを強く主張することは大切です。例えば、患者さんは寝たきりで話すことができなくても、タッチを楽しみ、人とのつながり、思いやり、ぬくもりを感じることはできるのです（● 6-1 を参照）。

クライアントの ニーズへの適応

　コンフォート・タッチの施術を開始する前に、できる限り、クライアントの健康状態について情報を得ておくことは有益です。そうすれば、最も安全で、適切かつ効果的なテクニックを用いることができます。クライアントの疾病を病理学的に理解しておくこともその置かれた状況に共感し、理解する上で役立ちます。しかし、クライアントが明瞭なコミュニケーションをとれない等の状況のために情報を得ることが難しいこともあるでしょう。クライアントの病歴に関する詳細を入手できたとしても、コンフォート・タッチの施術者は様々な病気や病理学的状態によって起こるすべ

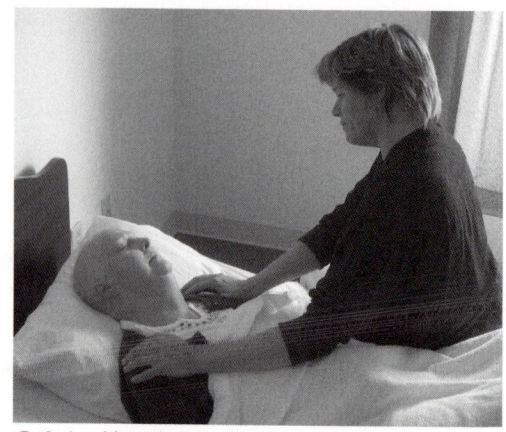

●6-1　娘に癒される女性　がんと闘いながらも、娘からコンフォート・タッチを受けることを楽しんでいる女性。

ての問題について知識を持っていないかもしれません。

　同じ病気のクライアントの中にも様々な症状がある可能性を理解しておくことは重要です。例えば、多発性硬化症でありながら非常に活動的で身体の自由度の高い人もいます。一方、同じ病気でも歩行が困難な人もいるかもしれません。糖尿病、心臓病、ぜんそくやパーキンソン病など、他の多くの病気でも同様の可能性があります。

　クライアントのニーズに対応するためには、クライアントの健康状態について、2つの側面に注目します。1つは機能性、もう1つは痛みの強さや不快感の程度です。これらはその人が経験する身体的、精神的かつ感情的な面に影響を与えます（詳細は Chapter 2 の「疾病や老化に伴う身体的および心理社会的問題」を参照してください）。

機能性

　機能性とは、身体が機能する能力のことであり、身体の生理学的な機能を使って正

常な状態を維持したり、変化に対して健康的に適応できたりする能力を指します。例えば呼吸することが難しいクライアントの場合、補助的に酸素を使用していますか。クライアントが最も楽に呼吸ができるように、施術者はクライアントの体勢を調節するでしょう。また、可動域制限があるクライアントであれば、施術中に最も楽な姿勢でいられるようにするでしょう。

身体的レベルでは、機能性とは、クライアントが経験する多くの要因を指します。例えば以下のものが含まれます。

- 運動能力や全身、あるいは身体の一部の可動性
- 酸素補給器や酸素吸入器を使用、あるいは使用しない場合の呼吸能力
- 発話能力と会話能力
- 補助なしでの摂食能力
- 視覚、聴覚、味覚、嗅覚などの特殊感覚のレベル
- 腸と膀胱機能の制御力

患者さんが会話できるのであれば、「このポジションは楽ですか。動かしましょうか。肩を動かしてもいいですか」と質問することで患者さんの機能性のレベルを評価できます。患者さんが楽に呼吸ができているか確認し、あなたの質問が患者さんにしっかりと聞こえているか注意深く観察しましょう。

精神的機能性とは人の認識機能、即ち、正確かつ適切に情報を処理し、理解する機能です。長期あるいは短期の記憶力がどれだけよいか、クライアントの精神状態が他の人とのコミュニケーションや日常生活にどのような影響を与えているか。精神的機能に制限がある場合、コンフォート・タッチの施術者は、クライアントのニーズを尊重した、明確でシンプルな方法でコミュニケーションを図るよう努めなければなりません。

感情的機能性とは人の心理的状態を指します。クライアントは喜びや悲しみ、怒り、不安など幅広い感情表現を示すかもしれません。前述のとおり、コンフォート・タッチの施術者の役割はクライアントの精神的あるいは心理的状態を診断することではなく、クライアントの感情に配慮し、ニーズにやさしく対応することなのです。

痛みと不快感

様々な機能性のレベルを観察することができる一方で、痛みの評価は主観的な経験に限られており、刺激に対する反応には個人差があります。急な痛みは何か損傷が起きていることを知らせるために身体が発する警告です。慢性の痛みは、組織あるいは臓器の損傷、炎症、慢性的な筋肉の緊張あるいは神経の障害など、複数の要因が重なった結果である可能性があります。

痛覚は、痛みに関する記憶、連想、予期など、多くの要因によって変化する可能性があります。痛みに我慢強く、笑って耐えることができる人がいれば、それができない人もいます。また、痛みは欲求不満、怒り、悲しみ、抑うつや絶望など、数々の感情的な反応を引き起こす可能性があります。

組織の損傷を修復し、痛みの原因を治療するためには、外科手術が用いられるかもしれません。薬剤も痛みを緩和するために用いられています。しかしながら、痛みの経験が長引いて、機能の喪失を起こしたり、あるいはその原因となったりすることがしばしばあります。さらに痛みが増すのではないかという恐怖心が筋肉の緊張を引き起こし、結果的に痛みを強めることもあります。痛みを予期することもまた、身体的運動や患部の動きを妨げ、筋緊張を低下させ

て、機能性を失う結果に導く恐れがあります。

身体に痛みがあるクライアントにコンフォート・タッチを行う時は、相手を尊重する態度を保ち、クライアント自身の痛みに対する評価を信じましょう。クライアントの反応で判断してはいけません。「そんなに痛いはずがない」というような発言は、クライアントを尊重しておらず、癒しの過程を妨げる恐れがあります。相手が経験していることを認めることで、その人に真心と思いやりを示すことができるという点を思い出してください。コンフォート・タッチのねらいはクライアントをリラックスさせることにあり、それは痛みがあっても可能です。心地よい経験は鎮痛剤になるのです。心を込めたタッチは、しばしば痛みに伴う恐怖心、不安や絶望感を和らげるのに役立ちます。痛みのサイクルを断ち切り、考え方を変え、不快感や苦しみをなくして人を癒すのです。

施術を始める時、クライアントに痛みや不快感のある注意すべき部位があるか、また、施術を避けたほうがよい部位があるかを聞いてください。筋肉痛のような痛みはコンフォート・タッチの直接的な押圧で和らげることができます。関節炎などの炎症性の痛みは直接的な押圧で悪化させる可能性があります（「Chapter 3　クライアントに触れる際の注意点」を参照）。

特殊な患者への配慮

共感と人とのつながりをもたらすコンフォート・タッチは一見シンプルな方法です。しかしテクニックに対する自信が高まるにつれて、タッチの奥の深さも見えてくるでしょう。それぞれのクライアントがコンフォート・タッチの施術者に対して、新たな情報、気づきや成果を教えてくれます。

心理的問題と心的外傷

人間が感情的、身体的に経験することは複雑に絡み合っており、究極的には切り離せません。この考え方はホリスティック医学における大多数の見解であり、人は一体的でかつ多面性を持つと認識されています。そのためコンフォート・タッチは人の身体的健康面だけでなく、精神的かつ感情的な面にも影響を与えます。

近代医学では病気や健康問題に対処するために様々な方法や物質を用いていますが、同時に精神的な問題にも気を配る必要があることを認識しています。コンフォート・タッチの施術者はクライアントの感情表現に対しても対応できることが必要であるとともに、適切かつ有効な方法で対処できるように努めなければなりません。

クライアントの身体的疾患の診断がコンフォート・タッチ施術者の業務範囲にはないように、心理状態の診断を行わないことを忘れないでください。それは診断技術の訓練を受け、経験を積んだ医療専門家の仕事です。しかしながら、他の医学的治療を受けている患者さんへの補完的なセラピーとして、タッチを行う場合があるかもしれません。またコンフォート・タッチの患者さんへの効果を認める他の医療従事者から紹介される可能性もあります。

時には、自らタッチの効果を求めてやってきた患者さんに対して、医師、心理学者あるいは他の医療従事者による治療など、他の専門家による援助の必要性に気づく場合があるでしょう。医療施設であれば、患者さんのニーズに対処できる人が他にいるかもしれませんが、個人的な施術環境にいる場合は、心理療法士やソーシャルワー

Chapter 6　コンフォート・タッチを行う上での注意

実践のヒント

「直感」

　直感は意識的な決断プロセスを経ずに結論に達する過程であり、理由を知らなくても何をすべきかわかる感覚です。「何となくすべきことがわかった」あるいは「ただ彼女の手を握るべきだという気がした」というような体験をしたことがあるでしょう。コンフォート・タッチの施術では患者さんに対して臨機応変に、柔軟性に富む対応を求められる状況がしばしば起こります。そのような時、直感は非常に役立ちます。直感を養う3つの方法をご紹介しましょう。

1. **経験**
　比較的に予想が容易な状況で手技を行い、自分の手技における自信を高めてください。例えば、率直で正直な感想が聞ける友人や家族にコンフォート・タッチのテクニックを行うとよいでしょう。
2. **知識**
　解剖学と病理学の勉強を続けながら、あなたが施術をする患者さんの病気や症状を調べてください。知識ベースが増え、施術をする上で役立つ見識をつくる土台となるでしょう。
3. **感覚**
　直感はほとんどの場合、全感覚と呼ばれる五感すべてを用いた知覚に基づきます。例えば、クライアントの肩にあなたの手を置いたとき、広範囲のコンタクト・プレッシャーの包み込むような押圧をするべきだと感じるかもしれません。クライアントは「まあ、なぜそうしてほしいと思っていることがわかったの？」と言い、あなたが肩に手を置き施術を始めた直感を肯定してくれるでしょう。それは、クライアントの肩がこっていると考えていることに、あなたが無意識のうちに気がついたということです。あるいは、クライアントが感じている不快な痛みの感覚をあなた自身の身体で感じたのかもしれません。
　施術を行う時は全感覚に注意を注いでください。例えば、クライアントが触れられた時に呼吸して微妙な動きをしたなど、目に入るものすべてを意識してください。クライアントがあなたに寄りかかっているか、遠ざかっているかに注意しましょう。クライアントの身体の質感や体温に神経を研ぎ澄ませ、声のトーンや質を聞き分けてください。嗅覚も直感に情報を与えます。そしてためらわずにあなたが気づいたことに対して患者さんの意見を聞き、相手から語られた情報を常に優先してください。

カーなど、あなたの知っている他の医療従事者をクライアントに勧めるとよいでしょう。あるいは、クライアントのかかりつけの医師に紹介を頼むように勧めてもよいでしょう。

　コンフォート・タッチの原則を遵守すれば、急性の心的外傷（トラウマ）や心の傷となった記憶に伴う感情的ストレス、痛みあるいは不快感に苦しむ人をサポートすることができるでしょう。

感情的ストレス

　身体的痛みや機能の喪失に苦しむ人は、しばしば不快感や矛盾するような感情にさいなまれています。例えば、命を脅かす病気にかかると、病気になったことへの怒りやその進行への恐怖に襲われるかもしれません。他人からの心遣いや心配に感謝する一方で、不安になったり、いらいらしたり、絶望を感じる可能性があります。他にも、悲しみ、罪悪感や抑うつ感などのような感情を抱いているかもしれません（「Chapter 2　ビリーブメント－悲嘆と喪失感への対応」を参照）。

　コンフォート・タッチの施術者はクライアントの身体に触れますが、同時にクライアントの心に触れ、影響を与えます。癒しの心と相手を尊重する態度を持って接すれば、相手は自身の感情に素直になれます。感情を善悪や、ポジティブかネガティブか

という基準で判断する必要はありません。感情を整理したり、変えたりする必要もありません。慈しみのタッチを通じて身体に入った情報は、クライアントの考え方を変える機会をつくり、結果的にストレスや不快感を覚えている状況を変えてくれるかもしれません。

クライアントの話を聞くことは重要です。そして、あなたがクライアントの話に耳を傾けているということを知らせてあげてください。例えば、彼らの話を振り返り、「それはさぞかし、もどかしかったでしょうね」「変化をすべて受け入れるのは大変ですね」と相づちをうって、クライアントの経験に共感を示すことができます。シンプルな言葉を使うことを心がけて、あなたの考えやその状況に対する恐怖感を言葉に織り込むのは避けましょう。患者さんのそばにいて、あなたの身体が大地とつながっていることを意識してください。そうすれば、患者さんに共感するあまりに、あなたが泥沼にはまってしまい、彼らと同じような気持ちに陥るようなことはありません。慈しみを持ったニュートラルな立場に立ち、真心と思いやりを捧げて初めて役に立つことができ、痛みと不快感の淵からクライアントが抜け出すのを援助することができるのです。

急性外傷

急性外傷とは、急に起きた身体的、感情的、あるいは精神的な外傷の経験のことです。それらは苦痛や不快感を伴う医療処置によって危機的な体験を一瞬した場合や、事故による外傷や精神的ショックかもしれません。また身体的で、さらに心的外傷が伴う自分自身や愛する人のつらい医学的診断を聞いた時に受けるショックのように、感情面の傷が主体となっているかもしれません。

あなたが事故現場に最初に駆けつける時や、医療現場や家庭で急性外傷を経験している人のそばに立ち会う時、また感情的あるいは身体的な深い痛みをあらわにしている人のそばにいる時、あなたは当惑するかもしれません。その感情の表現に居心地の悪さを感じるのであれば、さらに状況は難しくなるでしょう。しかし、訓練と経験を積めば、困難な状況を乗り越えようとしている人を手助けすることができるようになります。

急性外傷を経験している人をサポートするには、以下のことに注意してください。

- **身体の安全**　助けられる人があなただけである場合、状況が安全であるかどうか、ただちに判断する必要があります。そのため、赤十字の応急処置の訓練を受けておくとよいでしょう。あなた自身の身の安全を確認し、それから他の人の安全に気を配ってください。必要であれば、地域の救急隊か119番に通報しましょう。
- **地にしっかり足をつける**　あなたの存在感はクライアントを安心させます。状況や感情にかかわらず、足下の大地とのつながりを感じていれば、クライアントを落ち着かせる雰囲気をつくり出すことができるでしょう。
- **現時点のことに集中する**　その時点で起こっていることに集中してください。それを無視しようとしたり、終わったことや未来のことに注意をそらしたりしないようにしましょう。また、「なぜこんなことが起きたのですか」あるいは「明日には具合がよくなっているでしょう」などの発言は避けましょう。
- **話を聞き、共感を示す**　相手の話を聞き、それに応答してください。例えば、「あなたの気持ちがわかりますよ」あるいは

「どう感じているか教えてください」などと言いましょう。決して「心配しないで、痛くないから」あるいは「そんなに悪くはないですよ」などと言うのは避けましょう。相手の経験を過小評価したり、否定したりせずに、相手がそれについて話し、感情を表現してもよいということを知らせてあげてください。

- **泣くことは健康なことだと受け入れる**
クライアントは、時には静かに泣き、時には号泣して感情を表現するかもしれません。「泣いてもいいんですよ」と言ってクライアントを安心させましょう。泣くという肉体的な行為は、抑圧されたエネルギーを解放し、身体に強いヒーリング効果をもたらす可能性があることを知っておいてください。それは激しい雷が雨を降らせるのと同じです。「涙は身体の内側から浴びるシャワーですよ」と言葉をかけるのも、泣いている人への共感を示す方法でしょう。

- **シンプルかつ直接的に触れる**　コンフォート・タッチの原則に従って、言葉を使わないで落ち着きと安堵感を伝えられるタッチの力を利用してください。ゆっくりと、広範囲にわたり、包み込むようなタッチは、しばしば外傷的経験につきものの恐怖感のサイクルを断ち切ってくれます。それは相手の肩に手を置くだけのようなシンプルなタッチで十分なのです。安定したコンタクトを保ち、急な動きは避けてください。あなたがずっとそばにいてタッチを続ければ、安堵感を与えます。クライアントの出す、触れてほしいかどうかの合図に気を配りましょう。

- **クライアントが楽な姿勢になるように自由に身体を動かしてもらう**　急性ストレス障害や心的外傷後ストレス障害の人は、楽な姿勢になるように身体を動かしたがることがあります。例えば、胎位のように身体を丸めたり、両腕を胸の前で組んだりするのです。クライアントに自由に身体を動かしてもらいましょう。無理にクライアントをあなたの姿勢に合わせさせたり、不安定な姿勢にさせたりせず、クライアントの動きや姿勢にあなたのタッチを合わせることは容易にできるはずです。

- **適切な質問をする**　「どのようにしましょうか」あるいは「どうしてほしいですか」という質問がよいでしょう。相手は単にグラス一杯の水や目を拭くティッシュペーパーがほしいだけかもしれません。「何が問題ですか」のような質問は避けましょう。相手に、心の底では好ましくない感情を抱いていることを推測しているかのような印象を与えます。

心の傷になった記憶

コンフォート・タッチの施術中、身体への接触がクライアントの深い感情を呼び起こすことがあります。身体がリラックスすると、神経系に閉じ込められていた記憶が解放され、意識の表面に浮かび上がり、その経験を現在しているかのような感情的反応が起きるのです。タッチは様々な身体的反応や感情的反応を引き起こす触媒として作用する可能性があります。あなたが適切な対応をすれば、古傷を癒す手段として役立つのです。相手は、あなたが与えている安全な状況の中で、過去を再現しているのかもしれません。

例え感情を解放しても、トラウマの本体をとり除くことはできません。神経系から記憶を抜き出したり消したりすることはできないのです。しかし、心のこもったタッチと思いやりがインプットされ、神経系に

新たな情報が書き加えられると、ものの見方が変わったり、過去に起きたことにもかかわらず、情報を再構築して現在をより自由に生きる力を得られたりするでしょう。

　身体的な虐待や性的な虐待を経験した人は、しばしばコンフォート・タッチのようなタイプのマッサージを好む傾向があります。着衣のままで行えるため、従来式マッサージのような不安を抱くことなく、触れられていても容易にリラックスできるからです。

　そのようなクライアントの場合、前述した急性外傷の患者さんのガイドラインに従ってください。そのガイドラインとは、安全面への注意、地にしっかり足をつけた感覚を持つこと、相手のそばにいて話を聞くこと、共感すること、シンプルで直接的なタッチ、クライアントが楽な姿勢になるよう努めること、希望がないか意見を求めることなどです。それらに加えて下記のガイドラインがあります。

- **感情の正当化**　あなたがクライアントに対して評価を行っていないことを、態度で示してください。人は感情的な解放を経験すると、過去の外傷に関係する感情（ショック、怒り、恐れ）だけでなく、罪悪感、恥辱感を覚えたことや、感情を吐露したことに対し、謝罪の態度を表すことがあります。そのような時は、感情を表現して身体を抑圧から解放することは、正常で健康的なことだということを伝え、相手に共感しているというあなたの気持ちを態度で示しましょう。
- **相手を勇気づける**　相手の完全性に意識を向けて、感情表現に共感しましょう。相手の内に秘めた力や能力に集中して、相手を癒してください。外傷自体に焦点を当てるのではなく、外傷を乗り切ったことに焦点を当てましょう。
- **相手の名前を呼び、身体の感覚を尋ねる**

　激しい感情的ストレスを抱えている人と接するには、相手の名前を呼ぶとよいでしょう。例えば、「ヘレンさん、今あなたの身体が感じていることを話してください」などのように、名前で自己を認識させることは、その人の意識を現在に引き留めておくのに役立ちます。身体の感覚を尋ねることで、身体への意識が薄れて過去の世界にのめり込むことなく、現在の身体につながっているという感覚を保つことができます。記憶は過去の体験と関係していますが、癒しと統合感が、今の自分の身体と現実を受け入れることで起こってくるのです。

- **呼吸法と地にしっかり足をつける感覚を忘れない**　地にしっかり足をつける感覚を保ち、深く大きな呼吸を続けてください。タッチを行う際にあなたがこれを行うと、触れている相手にも呼吸を意識させ、感情と身体感覚を統合させることができます。
- **紹介のタイミングを知る**　あなたの役割は癒すことであり、クライアントの精神分析をすることではありません。必要であれば、精神保健専門のカウンセラーや施設を紹介しましょう。

乳幼児と子ども

　コンフォート・タッチは、乳幼児と子どものグループに対して非常に高い効果をもたらします。施術者が直接、特定のタッチ・テクニックを行って効果をもたらすこともできますが、子どもの親が効果的かつ自信を持って子どもに行えるようにお手伝いすることもできます。

親のサポート／タッチと子どもの関係

　乳幼児と子どものマッサージは、主に親

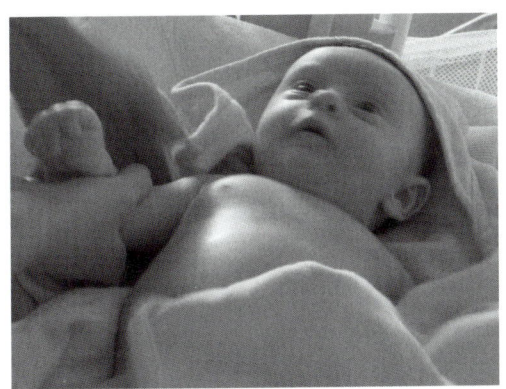

Chapter 6　コンフォート・タッチを行う上での注意

● 6-2　乳児を癒すマッサージ　自分の乳児の入浴後にローションを用いて広範囲に包み込むようなコンタクトを行う親。

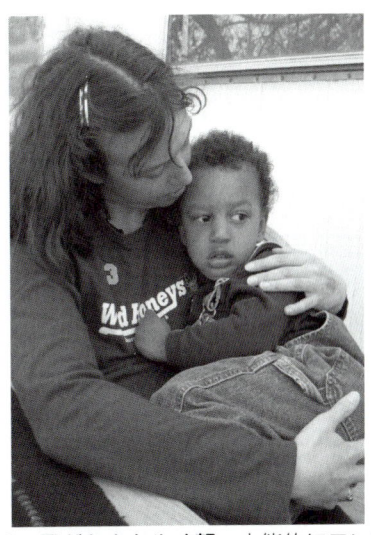

● 6-3　子どもをあやす親　本能的にコンフォート・タッチの原則に従って身体全体を包み込むように子どもを抱いている母親。

の役割です。産まれたばかりの赤ちゃんを包み込むように抱いた最初の触れ合いから、子どもに必要な安らぎを与える触れ合いまで、タッチは発達段階にある人間を育む手段なのです（● 1-1 を参照）。タッチは子どもを着替えさせたり身体を洗ったりする時など、毎日意識的に行えます。例えば、乳児の入浴後、ローションやオイル塗る際に、広範囲に包み込むようなコンタクト・プレッシャーを行うことができます（● 6-2 を参照）。

親は本能的にコンフォート・タッチの原則である広範囲に包み込むようなコンタクトで子どもを抱いています（● 6-3 を参照）。親がどっしりと地に足をつけてその場にいることは、子どもを抱くという本能的で自然な方法と合わせることによって、子どもをストレスから解放できるのです。タッチは親子両方にとって心を落ち着かせる楽しいひとときをもたらすでしょう。

乳幼児と子どものニーズに応える

コンフォート・タッチの原則とテクニックの適用範囲の広さのおかげで、乳幼児や子どものニーズを満たす上でコンフォート・タッチはぴったりのボディワークとなります。特別な器具やローションも必要なく、着衣のままでも問題ありません。数分間のタッチだけでも、しばしばポジティブな反応を引き出します。幼児や子どもを施術者の膝の上に乗せて抱っこして、特定範囲のコンタクト・プレッシャーを用いて、特効穴（経穴）に短い施術を行うとよいでしょう。腕を持って、指圧のツボの位置に数分間、特定のコンタクト・プレッシャーを行うとよいでしょう（Chapter 5 を参照）。

乳幼児や子どもを施術する時は、楽しい雰囲気をつくりましょう。子どもの身体は固定させず、アイコンタクトをとりながら、子どもの身体の動きにあなたが反応してください。子どもがあなたのタッチに慣れてくるまでは、時々手を止めて、身体的反応とフィードバックに特に敏感になってください。例えば最初は呼吸のしにくさなどを感じてぐずっても、そのスキンシップが気持ちよければ続けさせてくれるようになり

107

ます。
　コンフォート・タッチを乳幼児や子どもに行う際の注意事項は下記のとおりです。
- **新生児**　新生児はタッチにより刺激を受けて、安らぎを感じます。やや広範囲のコンタクト・プレッシャーの包み込むような押圧はバーストラウマ（出産時に受けた心的外傷）を緩和させます。このタッチは新生児の身体を温め、人とのきずなを育てるのに役立ちます。新生児の親に、もっと赤ちゃんに触れたり抱いたりするよう勧めましょう。新生児の筋肉が過緊張を起こしている場合、広範囲のコンタクト・プレッシャーと特定範囲のコンタクト・プレッシャーで、筋肉をほぐすことができます。

　反対に低緊張性の筋肉の場合、コンタクト・サークリングで神経反応を刺激して、血液を循環させ、筋肉の正常な緊張を増加させることが可能です。原因にかかわらず、特に足の筋肉が弱い新生児にとって有効です。このような場合は、熱を発するライトで新生児用のかご型ベッドを温めて、そこに新生児を寝かせます。熟練した施術者であれば、産科医や看護師の監督の下で協力し合って、この状況でコンフォート・タッチのテクニックを実施することができます。
- **乳児**　乳児に対しては一般的な刺激とリラクゼーションのためだけでなく、乳児に共通する特定のトラブルを治療する目的で、コンフォート・タッチを行います。例えば、やや広い範囲のコンタクト・プレッシャーと特定した範囲のコンタクト・プレッシャーを乳児の足に行い、消化不良や腹痛を和らげることができます。乳児は腕に抱くか、あるいは柔らかいものを敷いた所に寝かせましょう（●6-4を参照）。特定範囲のコンタク

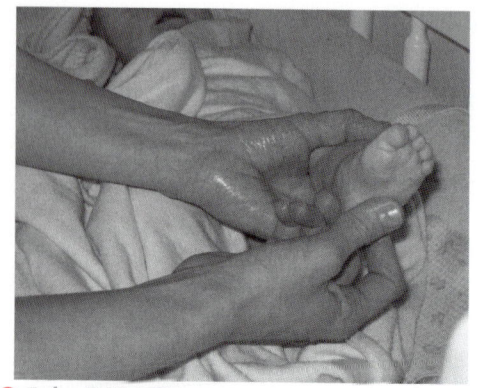

●**6-4　乳児の足へのコンタクト・プレッシャー**
腹痛、鼻づまりを和らげ、息をしやすくするために、乳児の足に特定範囲のコンタクト・プレッシャーを行います。

ト・プレッシャーを足、特に足指に行うと、鼻づまりを和らげ、息がしやすくなります。乳児の反応を見ながら、ゆっくり行いましょう。足を包み込むように押し（エンコンパッシング）ながら、乳児の身体全体の動きに合わせて手を動かしてください。
- **子ども**　大半の子どもは大人のように筋肉が緊張していないため、大人よりもタッチに過敏に反応します。また、長い間集中力が続かないため、施術時間は短めにして、最も緊張している領域や、痛みのある領域を重点に行ってください（肩部や背中など）。子どもに行う場合は、その子どもの親に立ち会ってもらうのがよいでしょう。そうすれば、子どもは家族でない人に触れられることを嫌がらないでしょう。さらに、親も自信を持って自分の子どもに触れられるようになり、効果をもたらすことができるでしょう。
- **病気の子ども**　コンフォート・タッチは病気にかかった子どもにも効果があります。身体の具合の悪い子どもは、例え自分の親であっても、触れられるのが怖いものです。コンフォート・タッチのねら

いは子どもを安心させて、守られていると感じさせることであり、それがヒーリング効果を生むということです。また、急迫症状がある場合は、脊椎に沿った広範囲のコンタクト・プレッシャーと特定範囲のコンタクト・サークリングが特に効果的です。子どものポジションは側臥位がよいでしょう。仙骨への広範囲のコンタクト・プレッシャーは子どもの気持ちを鎮め、安定させます。

- **特別な介助を必要とする子ども** 特別な介助を必要とする子ども（車いすの子どもやコミュニケーションを図ることが難しい子どもなど）に対しても、コンフォート・タッチのテクニックを簡単に適用できます。施術者たちから自閉症児や注意欠陥多動性障害の子どもを治療し、成功したという例が報告されています。コンフォート・タッチのゆっくりとしたリズムで広範囲に押圧するテクニックが効果をもたらしているのです。

周産期と分娩後

コンフォート・タッチは周産期と分娩後を通して、女性に身体的効果と心理的効果をもたらしてくれるすばらしい補完療法です。出産に立ち会うことを望む施術者は、事前に必要なトレーニング（出産前教室やドゥーラ出産サポートトレーニング〈用語集参照〉）を受けて、助産の心得を学んでおくべきです。

妊娠

妊婦特有のニーズに応えるためには、施術者は様々な方法で対処して、妊婦が最も楽な姿勢でボディワークを受けられるように手助けをしなければなりません。側臥位は背中のマッサージが行いやすく、妊婦に

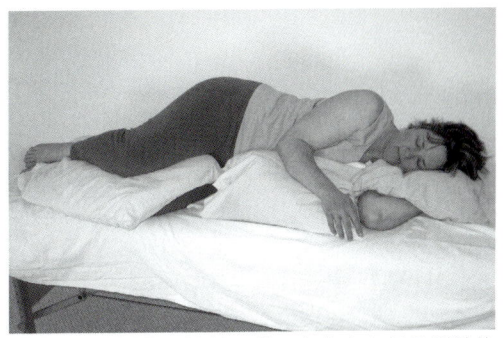

● **6-5 側臥位** 複数の枕で身体を支える側臥位は、妊婦へのマッサージポジションとして好まれます。

とって楽な姿勢です。頭の下に枕を置き、頭と背中のラインが真っすぐになっているかどうかを確認しましょう。枕を両足の間に入れて、腰と殿部の緊張を和らげます。クライアントは身体の前で枕を抱えてもよいでしょう。支えが必要であれば、腰の下に小さなタオルを入れます（● 6-5 を参照）。

妊娠は背中の筋肉、特に腰の筋肉を緊張させます。クライアントを側臥位にさせ、背中にコンフォート・タッチの様々なテクニックを行いましょう。側臥位のテクニックの手順は「Chapter 5」を参照してください。脊椎側面の脊柱起立筋に片側ずつ広範囲のコンタクト・プレッシャーと特定範囲のコンタクト・プレッシャーを行い（● 5-28 と ● 5-29 を参照）、特に緊張している部位に対しては、特定範囲のコンタクト・サークリングを行います。クライアントのニーズに応えられるように、常に相手の声に耳を傾けてください。

仙骨への押圧は、妊娠に伴う腰痛を和らげてくれます。また、脊椎周辺の緊張をほぐすために、側臥位のまま身体をやさしく揺らします（● 6-6 を参照）。このテクニックは出産時の陣痛の合間に妊婦をリラックスさせ、休ませるために用いることもできます。

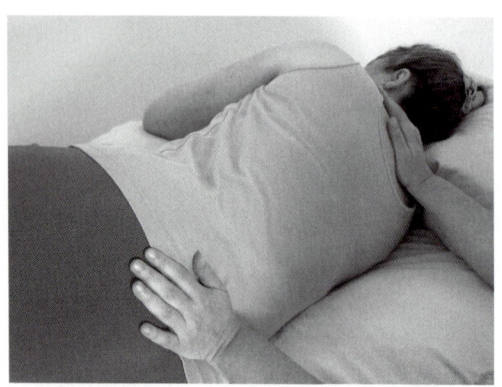

● 6-6　側臥位—仙骨の押圧　相手を側臥位にさせて、仙骨にしっかりとしたコンタクト・プレッシャーを行います。

出産

　出産の間、施術者は妊婦の変わりやすいニーズに応じられるよう準備しなければなりません。ある時は触れられることを望んでいたものの、次の瞬間には嫌がるかもしれません。常にその時点の相手の欲求を優先して希望に応じられるということを、予め相手に伝えておきましょう。

　コンフォート・タッチのテクニックは、側臥位に加えて座位や立位、しゃがんだ状態でも可能です。陣痛と陣痛との間に休ませる目的で行うこともできます。陣痛の合間にしっかりと支えるようなコンタクト・プレッシャーを腰あるいは仙骨に行うこともあります。妊婦が力む段階に入ったら、元気を保って集中できるように、サポートを目的としたタッチを行います。筋肉の痙攣を防ぐために、力みと力みの間に足部のマッサージを行うとよいでしょう。

　分娩の段階に入ったら、コンフォート・タッチの施術者は安全で幸せな出産を助けるチームの一員となります。安全を第一に考え、他の人と協力しましょう。地に足をしっかりつけた感覚を持ち、妊婦だけでなく、そのパートナーや他の医療スタッフのことも、控え目な態度でサポートしてください。

分娩後

　分娩後、あなたは新生児にマッサージをすることになるかもしれません（p108を参照）。新生児のお母さんの希望やあなたの都合に応じて、出産直後にお母さんにコンフォート・タッチを行うこともできますし、数時間後、数日後に行ってもよいでしょう。身体に大きな変化が起こり、産まれたばかりの赤ちゃんの世話を始めなければならない女性にとって、マッサージはすばらしい贈り物になるでしょう。

医療／手術

　コンフォート・タッチは非常に幅広く適用することができ、治療や手術を受けた患者さんにも行うことができます。タッチは、健康と癒しにとって不可欠な要素であるという前提に基づいているため、進んでタッチを受けようという人は、安全で、適切かつ効果的にその恩恵が受けられます。以下は、様々な病気や症状を持つ方にタッチを施術する際の注意点です。ただし、これがすべてではありません。コンフォート・タッチの施術者は新たな状況に遭遇した時も、常にSCRIBEで表される原則に従う必要があることを思い出してください。病気によって症状は異なりますが、むしろ、同じ病気で異なる症状の方が多いことを忘れないでください。また、1人の患者さんが複数の症状や病気を抱えていることもよくあります。

急性疾患あるいは急性損傷

　急性疾患には一般的な風邪から心臓発作まで、様々な疾患が含まれています。急性

疾患の患者さんにタッチを行う際には、常識に従いましょう。

明らかに命を脅かすような病気や傷害であれば、すぐに患者さんに緊急処置を行い、医療施設に搬送するために救急車（119番）を呼びます。死に至るほど危険な状態ではない場合や、適切な行動がわからない場合は、しかるべき人に医療的補助やアドバイスを求めましょう。

このような状況においてコンフォート・タッチは非常に役立ちます。医療施設内であっても外であっても、緊急事態にある人や急病の人にとって、次の助けが来るまでの間、タッチは安堵感を与えます。出しゃばらない態度と地に足をしっかりつけた感覚を重点的に学ぶコンフォート・タッチのトレーニングは、初期対応と緊急処置の訓練の補完的要素となるでしょう。

西洋文化にしばしば見られることですが、病気に対する恐怖心のために痛みや病気に苦しむ方に対する心地よいタッチは敬遠される傾向にあります。例えば、病院に入院している友人を見舞いに訪れても、友人の症状を悪化させたり、自分に病気が感染したりするのではと恐れて、手をこまねいている人がいます。隔離が必要な場合など、稀なケースを除いて、手を握ったり足をさすったりするなどのシンプルなタッチで相手を癒せば、早く回復する意欲を高めることもできるでしょう。

手術の前後

手術前の患者さんは、タッチに癒しと安堵を覚えます。育むようなタッチは患者さんにリラックスする時間を与え、差し迫った手術への恐怖心をとり除きます。家族、マッサージ師、あるいは他の医療従事者から育むようなタッチを受ければ、患者さんは明るくポジティブになります。ほんの数分でもコンフォート・タッチを受けることで、手術室へ向かう覚悟を整えることができるようになるのです。

手術がまだ先の話であれば（緊急を要する手術ではない場合など）、コンフォート・タッチを受けるかどうか、患者さんから他の専門家に相談してもらってもよいでしょう。特に、手術を担当する麻酔医に相談することは、ケアチーム全員が最善の結果に向けて努力していることを確認するのに有益でしょう。

手術後、患者さんは回復室に戻ります。患者さんへの訪問許可がおりれば、家族、あるいは他の医療従事者からコンフォート・タッチを受けることは患者さんにとって、有益な選択肢の1つとなります。しかし、最も簡単にアクセスできる部位に限るよう、細心の注意を払い、手術した部位の周囲へのコンタクトは避けてください。患者さんの身体を動かさないようにして、シンプルな広範囲のコンタクトを行うことにとどめます。あなたがそこにいて患者さんを支えているということがわかる程度の力にとどめましょう。

手術後の回復速度は、手術の内容と患者さんの健康状態により異なります。患者さんに意識がある場合（外来での手術後など）、数時間で回復して自宅に帰れるかもしれません。タッチは、手術の間に硬くなった筋肉（肩の筋肉など）をリラックスさせます。シンプルなタッチを続けて、患者さんの感想に耳を傾けてください。時にはただ座って患者さんの手を握ったり、足に触れたりするだけで患者さんを癒す時もあります。

複雑な手術や全身麻酔が使用される手術では、患者さんが意識を回復するまでに何時間もかかる可能性があります。そのような場合でも、ただ患者さんに触れているだ

けで効果があるかもしれません。一見したところ無反応な状態の患者さんでも、そのうちの多くの人が、誰かがそばにいてくれることを知ることは大切だと語っています。口がきけないからといって、耳も聞こえなかったり、何も感じていなかったりする訳ではありません。ましてや、ケアしてくれる人に感謝をしていないということもありません。

　難しい心臓の手術後に人工呼吸器をつけられ、数日間昏睡状態だった男性は、その間の経験をこのように語りました。「私は船に乗っていました。そこは暑くて、空調もありませんでした。船は動いていました。すると、数人の声が聞こえました。私は、なぜ皆が私のことを無視するのだろうと思いました。なぜ誰も私を訪ねに来てくれないのだろうかと不思議に思っていたのです」。手術後の回復期には孤独や恐怖心、心を乱す思いに襲われます。非常にシンプルなテクニックを用いるコンフォート・タッチは、手術の数時間後でも数日後でも回復期の患者さんを支えることができるのです。

　血液が心臓のメカニズムを経由して送られるのに対して、リンパ液の循環は筋肉活動に依存しています。コンフォート・タッチの特徴である広範囲の押圧は、短時間でもベッドに寝たきりになっていた人のリンパ液の循環を促進するのに役立ちます（手術後にエアーマッサージ器が使用されるのは両脚の血液とリンパ液の循環を助けるためです）。足へのコンタクト・プレッシャーは神経反応を刺激し、患者さんに元気をとり戻させ、リラックスさせます。

　手術後の患者さんに施術を行う際は、患者さんの安全を確保して癒しを与えるために、医療スタッフと緊密に協力し合わなければなりません。以下はいくつかの注意すべき点です。

- **医療スタッフとの協力**　患者さんに心地よさを与えるというあなたの意図について、病院のスタッフと明確なコミュニケーションを図ってください。彼らの時間を浪費しないようにするとともに、控え目な態度を心がけましょう。病院のスタッフの大半は家族や善意あふれる訪問客を歓迎します（マッサージ師であるあなたのことも歓迎するでしょう）。
- **清潔な施術**　手洗いは丁寧に行ってください。空気中の病原体の拡散を制限するためにマスクの着用を求められることもあるでしょう。他に規則がないか看護師に確認しましょう。
- **医療器具に注意する**　医療器具の邪魔にならないようにしましょう。患者さんにつながれているチューブや医療器具には触れないよう注意してください。
- **患者の話を聞く**　あなたが行うタッチに関する患者さんのニーズや意見に対応してください。
- **手術部位や痛みのある場所を避ける**　手術部位やその周辺組織は避けてください。痛みを引き起こすような動きをしてはいけません。患者さんの担当医の明確な許可がない限り、痛みのある領域に触れることは避けてください。
- **深部静脈血栓症に注意する**　手術後に起きる深部静脈血栓症は、命を脅かすこともある合併症です。通常、脚の深部静脈内に血栓ができる症状で、静脈の損傷、または血液のうっ滞が原因です。足に疼痛を生じ、血栓がはがれて血流に乗り、肺に到達すると生命に関わる合併症を引き起こします。術後の経過によっては、腰より下のマッサージは許されない場合があるでしょう。深部静脈血栓症は手術後、数週間後になって気づく時もありま

す。特に患者さんが脚の痛みを訴えている時は、脚の深部組織への押圧は避けてください。この症状の疑いがある場合は、すぐに担当医に報告しましょう。医療スタッフが患者さんの症状を観察し、適切な医療処置を行うことができるでしょう。

- **礼儀正しく、他人を受け入れる**　医療機関でコンフォート・タッチを行う際は、患者さんの病室に家族や友人、あるいは医療スタッフなど他の人がいることが多いでしょう。その人たちに礼儀正しく接しましょう。彼らはあなたが行うタッチの邪魔にはなりません。タッチによるケアがもたらす癒しの要素は、たとえ短い時間であってもその場にいる他の人々の目にも映り、感じてもらうことができるでしょう。他の人も落ち着いた雰囲気に触れて、医療機関でマッサージ師が施術を行うことの価値を理解してもらうのに役立ちます。

リハビリテーション

リハビリテーションは、病気やけが、手術後に起きた生活環境の変化へ自分を調整する期間です。リハビリテーションは、医療施設や外来診療で体力と機能を回復するまでに数日間または数週間といった、比較的短期間で終わることはありますが、脳血管障害発作（脳卒中）、脊髄損傷や外傷性脳損傷などの危機的症状の後であれば、広範囲にわたる治療や理学療法が必要なため、長い時間が必要な場合もあります。マッサージは、治癒の過程や変化に対応する過程の中で、身体的課題や感情的課題に立ち向かう患者さんを助けるために、大きな役割を担うことができます。痛みや筋緊張のある身体の特定の領域に働きかけることで、患者さんに安堵感をもたらします。また、回復期にいる患者さんを勇気づける機会にもなるのです。

リハビリテーションを受けている人に施術する際は、下記の点に注意してください。

- **医療スタッフとの協力**　マッサージとコンフォート・タッチは、手術、医薬品投与、理学療法など他の治療の補完的なセラピーであることを忘れないでください。患者さんは作業療法、言語療法、呼吸療法も受けているかもしれません。患者さんが回復することに専心している他の医療スタッフと協力することは、あなたの仕事です。他の施術者の大半は、患者さんの集中力や身体的な体力回復に重点を置いているかもしれません。そのような場合、タッチ・セラピーは患者さんが完全にリラックスできる時間に行うとよいでしょう。

- **患者のポジショニング**　コンフォート・タッチは、ベッドでも、リクライニングチェアや車いすに座っていても、患者さんの最も楽な姿勢で行うことができます。患者さんが楽な姿勢をとれるように後方へ傾けることのできる車いすもあります。そのような機能を活用すれば、患者さんをベッドに移動させる必要もありません（●6-7）。

- **患者の許容範囲**　リハビリテーションを受けている患者さんの環境に応じて、タッチのニーズは異なるでしょう。例えば、身体的に非常に虚弱な患者さんにはやさしいタッチで十分でしょう。一方、基本的に体力があり、けがから回復するために懸命にリハビリテーション（理学療法）を行っている人であれば、より特定範囲への深い押圧を希望するでしょう。例えば、脊髄損傷で下半身が麻痺した人は、車いすで移動することに慣れようと努力している間、上背部、肩部や腕部が非常に緊張して痛むでしょう。その

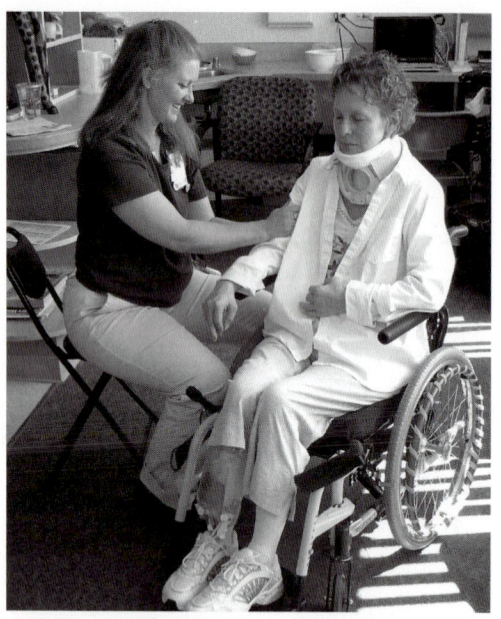

● 6-7　リハビリテーション施設でのコンフォート・タッチ　広範囲の包み込むような押圧（エンコンパッシング）を使って患者さんをリラックスさせている看護師。

自動車事故、転落、スポーツによるけが、銃による外傷や身体的暴力などにより、外部の力が脳に加わって起きる外傷で、認知機能障害、運動機能の変化、感情的反応の変化や行動機能の変化を起こす可能性があります。そのような人に触れる場合には、外傷を経験した人に施術する時の注意点をすべて守ってください。タッチに対して非常に敏感になっており、特に頭部に触れられることを恐れるかもしれません。あなたの意図を注意深く伝えて、常にゆっくり施術を行い、患者さんの反応を見ましょう。例えば、ほんの数分間、足に触れることから始めて患者さんの反応を見てください。安定したリズムや予測可能な点が特徴であるコンフォート・タッチにより、外傷性脳損傷の患者さんの身体は次第にリラックスして新たな癒しを楽しめるようになるでしょう。

慢性疾患

コンフォート・タッチは慢性疾患の患者さんにとっても有益な補完療法として実践されています。タッチは多くの病気に伴う感情的苦痛、身体的痛みや不快感を和らげてくれるでしょう。

心臓疾患と肺（呼吸器）疾患

アメリカで最も多い死因は心臓病です。その次に数が多いのは、がん、脳血管疾患障害（脳卒中）や慢性下部呼吸器疾患です。これらの病気が高齢者に多いことは容易に想像できるでしょう。遺伝的素因、生活習慣の要素、そして受けている医療の組合せがこれらの病気の進行に影響を与える可能性があります。心臓と肺の機能に影響をおよぼす病気には、冠動脈疾患、うっ血

ような場合、患者さんの反応に応じて、より深い層へ向けて、やや広範囲のコンタクト・プレッシャー、特定範囲のコンタクト・プレッシャー、そしてコンタクト・サークリングを行いましょう。

- **知覚と運動機能**　麻痺状態とは身体部位の運動や知覚機能の喪失を意味し、脊髄損傷、脳血管障害、脳腫瘍や神経障害など多くの原因が考えられます。タッチの施術を始める前に、患者さんの運動機能と知覚のレベルを評価しておいてください。知覚機能が損傷を受けていない部位については、簡単に反応を得られるでしょう。一般的に、感覚のある部位へのタッチは患者さんにとって最も気持ちがよいでしょう。その上、循環系やリンパ系への効果が期待できるため、運動機能や知覚機能を失った部位にも有効です。
- **外傷性脳損傷の患者の特別なニーズ**

性心不全、アテローム性動脈硬化症、高血圧症、慢性閉塞性肺疾患（COPD）、肺気腫とぜんそくなどがあります。患者さんの身体能力についても、高機能を保ち歩行が可能な人から寝たきりで常時看護が必要な人まで、大きな差があります。

　心肺疾患は疲労、筋肉の衰え、息切れ、胸痛、咳、喘鳴など幅広い症状を示します。心肺疾患の患者さんにはよく抑うつ症状が見られますが、脳への血流不足が精神的機能に影響を及ぼしている可能性があります。心臓疾患の原因は、冠状動脈血液供給不全（動脈血管壁のアテローム沈着の増加など）、あるいは、心臓弁膜症や心臓の電気伝導障害（不整脈）などの身体構造上の障害です。肺疾患の症状は、アレルギー反応（気管支ぜんそく）、感染症（結核や肺炎）、がん、炎症（気管支炎）、あるいは肺の構造的変化などが原因で起こります。慢性閉塞性肺疾患（COPD）は、気管支ぜんそく、慢性気管支炎や肺気腫など、気道に障害を起こす疾患です。

　心臓と肺の機能は血液循環機能と呼吸機能という複雑で重要な機能を通じ、つながっています。心肺疾患の患者さんに施術する場合の注意事項は下記のとおりです。

- **呼吸と酸素**　肺機能障害を持つ患者さんは、鼻にチューブを通して外部酸素タンクから酸素を受けているかもしれません。酸素の流れを邪魔しないように気をつけてください。チューブの位置を変える必要があるかもしれません。
- **患者さんのポジショニング**　患者さんが最も楽に呼吸できる姿勢になってもらいましょう。一般的に背中を高く持ち上げるか、背もたれを真っすぐにしたほうが呼吸は楽になります。多くの人にとって車いす、あるいはリクライニングチェアに座った姿勢も快適です。普通のベッドであれば、枕を用いて背中と頭を高くすることができます。病院の医療用ベッドであれば、背中の位置を高く調節することができます。この時、患者さんに意見を聞いてください（コンフォート・タッチは医療機関において腹臥位では行わないことを覚えておいてください。健康な人にとっても腹臥位は呼吸がしづらい可能性があります）。
- **浮腫**　四肢の組織に体液が蓄積した状態で、よく起こる症状です。浮腫を起こしている領域には圧をかけすぎないように注意してください。浮腫の初期段階ではウォーター・ストローク（●5-17を参照）、あるいは手でリンパ・ドレナージを行うのが有効ですが、進行した段階ではそれらのテクニックはあまり効果がありません。患者さんの意見を注意深く聞き、浮腫や循環障害など特定の症状の治療ではなく、患者さんに心地よい気持ちをもたらすことがあなたの目的であるということを、常に肝に銘じてください。
- **血管の脆弱性**　心肺疾患の患者さんの血管は非常に脆弱になっていることが多いため、腹臥位はあざをつくりやすい体勢です。一般的に高齢者は皮膚が薄くなって弾力性が低下するため、皮膚下の毛細血管は直に圧迫を受ける状態になります。広範囲にコンタクトして押圧するように心がけてください。母指や四指の先を使った狭い範囲の押圧は避けましょう。

がん

　医学と治療方法の進歩により、多くの人々ががんと診断された後も生活を続けられるようになりました。全身に影響を及ぼすがんの治療オプションとしては、手術、化学療法、放射線療法などがあります。最初の診断から治療と回復期間の間、患者

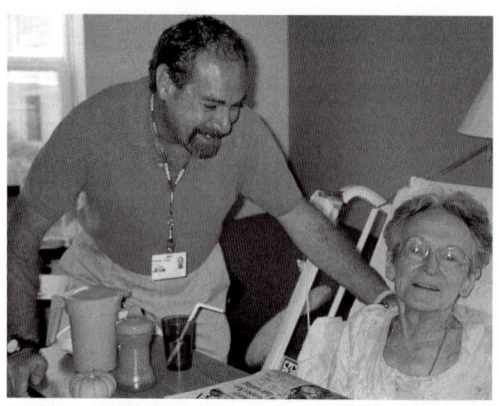

● 6-8 ホスピスケアセンターの女性　明るい態度と安堵感を与えるタッチで緩和ケア施設の患者さんの表情を和ませている医療従事者。

さんの心と身体を癒す手段として、コンフォート・タッチを用いることができます。既に治療のすべがない患者さんにとっては、コンフォート・タッチが緩和ケアとホスピスケアの一端となるでしょう（● 6-8 を参照）。

がんと診断された患者さんに施術を行う時は、病気の経過やその人が選んだ治療法が何であっても、真心を込めて評価をしない態度でサポートすることがあなたの仕事です。患者さんは病気の進行に打ちのめされているかもしれません。数多くのヒーリング法を紹介されて戸惑っているかもしれません。マッサージ中はリラックスして、恐怖心や将来がわからないという不安感、心配事との毎日の闘いを忘れられます。マッサージは身体的な気持ちよさと触れられることの喜びをかみしめるひと時なのです。

手術後の患者さんにコンフォート・タッチを行う時は、前述した手術後の患者さんの注意事項を守ってください。組織が治癒するには時間がかかるため、手術部位の施術は避けてください。また、放射線治療で皮膚表面に火傷を起こしている可能性があります。そのような部位には触れてはいけません。

化学療法はがん細胞の成長を止めて破壊する治療法ですが、吐き気、疲労感、便秘、あざ、皮膚過敏症、痛み、抑うつ症状など、多くの副作用をもたらす可能性があります。これらの副作用を緩和する他の薬剤（吐き気止め）が与えられますが、その患者さんを化学療法からより早く回復できるようにサポートする場合があります。コンフォート・タッチは、何週間にもおよぶ恐れのある治療過程の間、患者さんの疲労を和らげ、このような治療を受けなければならないという精神的、感情的な重圧を軽減してリラックスするのを助けます。

がんの患者さんには、しばしば浮腫が起こります。浮腫は身体のあらゆる部分に見つかりますが、最も目立つのは四肢でしょう。初期段階の浮腫を軽減するには、手でリンパ・ドレナージを行うか、あるいはウォーター・ストロークが有効です。進行した段階ではリンパの機能は損なわれており、タッチによって浮腫を減らそうとしても逆効果をおよぼします。浮腫のある部位を触ると、痛みを引き起こすでしょう。腫れた足首に触れると痛む場合は、足部にやさしいマッサージを行うとリラックス効果があるでしょう。

がんの患者さんの体験する痛みの強さは、がんの部位と進行の具合によって異なります。特に、長期にわたる闘病生活や末期の場合、痛み止めの投薬は重要な治療の1つとなっています。そのため、あなたの力加減について患者さんが反応する能力が、薬剤により影響を受けているか確かめることは重要です。一般的に、腫瘍のある部位、浮腫のある領域や触れると痛みが強まる領域は避けましょう。

患者さんは特定の領域に痛みや筋肉の緊張を感じているかもしれません。患者さん

のニーズを聞いてそれに対応しましょう。全般的なリラクセーションが目的であればコンフォート・タッチは全身に適用することができます。多くの患者さんは、全身を落ち着かせてリラックス効果を高める手や足先への施術によい反応を示します。

糖尿病

1920年代にインスリンが発見され、医学的治療が大きな進歩を遂げてから、糖尿病の患者さんは寿命が延びて、健康で充実した生活を送れるようになりました。しかし、生活の質に影響する様々な合併症を防ぐために、治療には相当の努力が必要です。高齢者の場合、糖尿病は心臓病、脳卒中、高血圧や腎臓病などの他の疾病とともにしばしば確認されます。マッサージやコンフォート・タッチは糖尿病の患者さんの症状を緩和し、病気に伴う毎日の試練に対処する助けとなります。

患者さんの身体的な機能と痛みの程度は、活動的で運動ができるレベルから深刻な合併症に苦しむレベルまで、非常に様々です。そのため、マッサージのアプローチも患者さんにより異なります。高い身体機能を保っている患者さんであれば、定期的なヘルスケアの一環として希望するボディワークを受けることで、筋膜の緊張やストレス緩和に効果のあるマッサージを受けることができます。一方、体力のない患者さんや合併症にかかっている患者さんに関しては、コンフォート・タッチが安全で効果的に痛みや不快感を和らげます。

糖尿病の患者さんの大半は以下のタイプのいずれかの遺伝的素因を持っています。

- **1型糖尿病（インスリン依存型糖尿病：IDDM）** 糖尿病の患者さんの5～10パーセントがこの型に属します。インスリンを生成する膵臓の細胞が損傷あるいは破壊されるため、患者さんは定期的なインスリン注射やインスリンポンプに依存することになります。これは遺伝子に関係した病気ですが、身体的ストレスあるいは感情的ストレスが引き金となって発症することもあります。2型糖尿病よりも若い年齢で病気が進行しますが、年齢は診断の決定的要因ではありません。

- **2型糖尿病（インスリン非依存型：NIDDN）** 40歳以上に起こりやすく、糖尿病の患者さんのおよそ90パーセントがこの型です。膵臓のインスリン生成機能は正常ですが、インスリンを使う細胞の側が抵抗性を示した状態です。2型糖尿病にはインスリン抵抗性を抑制する経口薬、即ち、細胞のインスリンに対する感受性を高める経口薬が用いられます。インスリンを摂取する必要がある人もいます。減量や運動等のライフスタイル対策がインスリンの効率性を改善する場合もあります。

糖尿病の患者さんに施術を行う場合には、以下の点に注意してください。

- **筋膜に対する影響** 血糖値の上昇などの生理学的変化は結合組織の肥厚を引き起こし、その結果、筋膜システムの可動性と弾力性に影響を与えます。この影響は筋肉、腱、靱帯のこわばりや関節可動域の減少など、体の全般に現れます。さらに、ストレスホルモンは結合組織の化学変化を起こし、筋膜層間に粘性をもたらします。タッチ・セラピーはこれらに大きな効果を発揮します。マッサージは筋肉と結合組織に直接働きかけ、身体の可動性を大きく改善させます。施術は患者さんの好みに応じて、ゆっくり、やさしい動きで行ってください。手掌の表面全体から伝わるぬくもりは、こわばった筋肉と筋膜をほぐします。穏やかな可動

域エクササイズとストレッチもまた、筋膜システムの柔軟性と健康を促進します。
- **検査と注射部位**　特殊な測定器と試験紙を使用して、毎日血糖値を測ります（最高で1日10回）。これらのテストに基づいてカロリー摂取量と薬剤投与の調整を行います。テストは通常、指先に穿刺針を刺す方式であるため、指先に圧痛が生じたり、硬くなったりする可能性があります。患者さんの指先には繊細なタッチで触れましょう。一般的にインスリン注射を刺す部位をマッサージしても安全です。局部的なあざになっている場合は患者さんの反応を見て不快感を与えないようにしましょう。腹壁に通した小さな管からインスリンを注入するバッテリー駆動型の装置、インスリンポンプの利用者が増えています。チューブの圧迫は避け、管を引っ張ったり押したりしないよう注意してください。
- **末梢神経障害**　糖尿病は手、腕、足や脚の神経にダメージを与え、しびれ、痛みあるいは脱力の原因となる可能性があります。影響を受けている部位に触れる時は、痛みや不快感を与えないように注意してください。痛みがある場合はその部位には触れないでください。用いるテクニックは広範囲を包み込むようなコンタクト・プレッシャーだけです。刺激を与える危険性を最小限に抑えながら、症状を緩和できるでしょう。糖尿病の患者さんの多くは、足に触れられると極端にくすぐったがるため、靴下を履いてもらったまま施術を行ってもよいでしょう。
- **組織損傷、潰瘍**　循環不全によって、糖尿病の患者さんの組織は損傷しやすく、特に四肢のけがの治りは遅くなります。痛みのある部位や開いた傷口、あるいはあざのある部位の上を圧迫するのは避けてください。靭帯、腱あるいは関節に関係する合併症の場合、深い押圧と過度の動きは避けてください。
- **低血糖**　低血糖とは血糖値が70mg/dlを下回っている症状です。非常に深刻で命にかかわる低血糖の症状を糖尿病の患者さんがどれだけ認識しているか、そしてそれを認識できる能力には個人差があります。インスリンを使用している患者さんは、施術開始前に血糖値を測ってください。施術中に血糖値が変わる恐れがあるため、施術後にも必ず測定することが重要です。20〜30mg/dlの穏やかな減少は心配ない範囲ですが、最大100mg/dlの減少あるいは増加が見られたら、その後1〜2時間は記録する必要があります。

糖尿病ということを予想しにくいため、低血糖の徴候と症状に気づくことが重要です。
- 過剰な発汗（皮膚が湿った感じ）
- 脱力感あるいは頭痛
- 意識消失
- 非現実感－会話や動作が遅くなるか、整合性のとれた発言ができなくなる（マッサージ後に起こる典型的なリラックスした状態と似ており、混同してしまうかもしれません）
- 興奮状態
- 人格の変化
- 頻拍

上記の徴候が見られたら「気分はいかがですか」と聞き、その答えと徴候との整合性を確認してください。血糖値は急激に下がることがあり、その場合は緊急に手当をしなければならないということに注意してください。血糖値が低い糖尿病の患者さんには、すぐに糖分の補給が必要です。フルー

ツジュース、ハチミツ、甘い飲みものやブドウ糖の錠剤でも構いません（糖尿病の患者さんは大抵、ブドウ糖の錠剤、あるいはジュースやアメなど血糖値の上昇に即効性のある糖質を持ち歩いています）。通常、一杯のジュース、あるいはおよそ15～20グラムの糖質で血糖値を安全なレベルまで上げることができます。数分以内に変化が見られるでしょうが、20～30分間は身体を休ませて、まだ糖質が必要な状態か確認するために血糖値を測定しましょう。

感染症

　感染症はマッサージ師と患者さんの両者の安全のため、特別な注意が必要です。感染症は、風邪のような一般的に短期の症状から急性インフルエンザ、C型肝炎やHIV／エイズのような長期の慢性疾患など、広い範囲の病気を含みます。敗血症は、微生物とその毒素が循環血液を介して拡がることが原因の、危険性が高い全身性疾患です。

　高齢者や慢性疾患（心肺疾患など）を持つ人は免疫力が低下しているため、特に感染症（呼吸器感染あるいはブドウ球菌感染）にかかりやすくなっています。医療機関では感染が拡がる危険性が高いため、患者さんに触れる施術を行う際には、衛生面の規則を遵守しなければなりません（Chapter 3を参照）。

　感染症の患者さんはしばしば、肉体的にも感情的にも、人と隔絶されます。特に治療が必要な急性症状の場合、身体的隔離は必要でしょう。社会的隔離や感情的な隔絶は、この病気にとって非常に厄介です。医学的管理と許可を受け、衛生面に関する規則と普遍的予防策を遵守すれば、感染症の患者さんにもタッチを行うことができます。感染症の患者さんへ施術をする際は、必ずその患者さんの医療担当者に相談してください。

　感染症の患者さんあるいは、その疑いがある人に施術を行う時には、下記の点に注意してください。

- **衛生状態**　標準的予防策および普遍的予防策など、衛生面のすべての規則を遵守してください。患者さんに触れる前後は、手を丹念に洗ってください。
- **マスク**　呼吸器系の感染症の患者さんに触れる時や、あなたが感染する恐れのある場合、マスクの着用を命じられるかもしれません。手術後の患者さんに施術を行う際もしばしばマスクの着用を要求されます。また、マスクを正しく着用しているか確認してください。
- **手袋**　手袋の着用を指示されることがあるかもしれません。例えば、患者さんに伝染性の発疹、あるいは原因不明の発疹があるような場合です。一般的に患部には直接触れないようにしますが、タッチより効果をもたらすと考えられる場合（足のマッサージ）、手袋を着用して広範囲の包み込むような押圧を行うのがよいでしょう。

　後天性免疫不全症候群（エイズ）は、ヒト免疫不全ウィルス（HIV）が原因の病気で、このウィルスは免疫システムを攻撃し、多くの日和見感染症やがんにかかりやすくします。体液（血液、精液、腟液、母乳）を介して人から人へと感染しますが、汗、涙や唾液では感染しません。症状は軽いものから重いものまであり、身体の全システムに影響します。症状には、倦怠感や体重の減少、発熱、持続感染、発疹、記憶障害、呼吸困難、協調運動障害、胃腸障害、頭痛、高血圧、筋肉痛や神経障害などがあります。医学的治療の進歩により、以前は不治の病であったこの病気も現在では、多くの人が

診断後何年間も比較的健康で充実した生活を送れるようになりました。

　マッサージは神経筋の全般的なリラクセーションに有効ですが、安全で心地よいタッチは心理的・感情的な面でも効果を発揮します。施術前に患者さんやその患者さんの介護をしている人に、現在の症状を聞いて理解しておきましょう。タッチを行う際に特定の注意が必要であるかどうか、予め確認しておいてください。HIV／エイズの患者さんは免疫システムが弱くなっているため、あなたが風邪やインフルエンザなどの感染症にかかっていないことを確認してください。

　HIV／エイズの患者さんは治療のための薬剤で数々の副作用を経験しています。以下がその例です。

- **リポジストロフィー**　リポジストロフィー、すなわち脂肪代謝異常は、身体部位に脂肪が異常に蓄積したり減少したりする症状です。顔、腕、脚の脂肪が減少し、腹部や首の後ろなど他の部位に蓄積します。それらの領域にマッサージを行う場合は、患者さんの反応に敏感になってください。
- **筋けいれん**　筋肉が過緊張状態になっているかもしれません。けいれんを抑え、予防するために、ゆっくりと広範囲に、しっかりとした押圧をかけてください。筋肉をストレッチしたり、刺激をかけ過ぎたりしないようにしましょう。
- **胃腸障害**　患者さんは下痢やその他、胃腸の症状を起こしているかもしれません。小腸経と大腸経に存在する経穴を刺激することで、身体を落ち着かせ、症状を緩和します。
- **神経障害**　この症状は主に手や脚の神経に現れ、しびれや痛みを生じます。非常にやさしいタッチを用いて、圧の程度とテクニックの種類について、患者さんの好みを聞きながら対応してください。触れると痛む場合は神経障害を起こしている領域を避け、患者さんに安堵感を与える他の部位に集中しましょう。

　HIV／エイズの患者さんにとって、マッサージの最大の利点はリラクセーション効果です。彼らにとって、身体的症状と治療薬の副作用だけでも大きな試練である上に、病気への恐怖心や恥辱感はさらに精神的な重荷となります。あなたの思いやりにあふれた態度と真心を込めたタッチは、彼らの身体を楽にさせ、癒しの空間をつくり出します。

関節炎とその他の炎症性疾患

　文字通り「関節の炎症」である骨関節炎は関節の退行性病変で、特に体重を支える関節（脊柱、股関節、膝関節）の軟骨の摩耗が特徴です。骨の過成長や骨棘の形成もあるかもしれません。中度から重度の痛みと進行性の機能障害を伴います。通常、関節の摩耗と継続的な刺激による炎症が原因であり、高齢者によく見られる症状です。

　コンフォート・タッチを行うにあたり、痛みや炎症のある領域（関節自体）への直接の接触は避けてください。しかし、関節の周辺の筋肉への広範囲に包み込むようなコンタクト・プレッシャーは痛みを和らげるでしょう。やさしい動きで行うと効果的です。

　関節リウマチは慢性的な自己免疫疾患で、特に手や足部の関節の炎症性変性が特徴です。関節滑膜と他の結合組織の変性が関節を変形させ、その結果、機能障害と痛みを引き起こします。年齢に関係なく起こる疾患です。

　関節炎の施術と同様に、痛みや急性炎症

のある領域は直接押圧しないでください。コンフォート・タッチで、患部周辺の緊張を起こしている領域をほぐすことが可能です。患者さんにあなたのタッチへの感想を聞きながら行ってください。シンプルに軽く保持して、手のぬくもりを組織へ浸透させるだけでも、心地よさを与えるでしょう。例えば、患者さんの手をあなたの両手で挟み持ち、数回深呼吸をする間、ホールディングします。また、同時にやさしく腕を動かすと、血液とリンパの流れを促進して可動域を広げることができるでしょう。

　滑液包炎と腱炎は身体の動きに関連する構造の炎症です。滑液包は滑液が入った小さな複数の袋で、関節領域の結合組織にあり、関節が動く時に摩擦を減少させる働きをします。腱は線維性の結合組織からできており、筋肉を骨に付着させる部分です。通常、これらの構造の炎症の原因は、外傷かオーバーユースです。急性炎症を起こしている領域は、休息すれば腫れや痛みが弱まって回復します。しかし、多くの患者さんや特に高齢者は、症状が慢性化し、休息や治療では効果がなくなります。これらは痛みを伴う症状であり、生活機能に影響をおよぼします。例えば、転子滑液包（殿部）や大腿部の腸脛靱帯の慢性炎症は、歩くと痛みを生じるため、歩行が大きく制限される可能性があります。

　他の炎症性疾患と同様に、障害部位への直接の押圧は痛みを増したり悪化させたりする可能性があるため、避けたほうがよいでしょう。しかし、広範囲に包み込むような押圧で周辺の筋肉をほぐすことは有効です。また、痛みによる運動制限があるため、障害部位よりも遠位領域のマッサージのほうが、リンパの流れを促進できるでしょう。例えば、ウォーター・ストロークや他の手で行うリンパ・ドレナージは滑液包炎と腱炎の症状を和らげるでしょう。

神経疾患と神経筋疾患

　神経システムに影響を与え、その結果として筋肉機能にも影響をおよぼす疾患は、脳性麻痺など先天性のものからパーキンソン病など後天性のものまで、幅広く存在します。本章で述べた他の疾患と同様に、患者さんのニーズを優先してフィードバックに対応することで、神経システムの疾患を持つ患者さんにもタッチの効果をもたらすことができます。神経疾患および神経筋疾患の患者さんへの施術にあたり、以下は考慮すべき点のいくつかです。

- パーキンソン病は慢性の神経疾患で、微細な震えがゆっくりと進行していき、筋力の低下、固縮して歩き方に乱れが出るのが特徴です。病気が進行すると、前後どちらへも転倒する危険が高まります。また、発話速度が遅くなり、口ごもります。50歳以上の方に最も多く発病します。マッサージとコンフォート・タッチの広範囲の押圧は、身体的な柔軟性を維持して、痛みを和らげるのに役立つでしょう。パーキンソン病の患者さんは発話に障害があっても精神的機能は正常であることを覚えておいてください。

- 多発性硬化症は、中枢神経系の運動性ニューロンと知覚感覚性ニューロンの両方を包んでいる髄鞘が破壊される病気です。症状は、筋肉の痙直、震え、倦怠感、進行性の運動機能喪失です。通常、20歳から40歳にかけて多く発症します。多発性硬化症の症状は、「増悪・寛解」即ち、回復期に入った後に再び神経学的機能障害の発症を繰り返す場合があります。筋肉スパズム（痙攣）や過緊張による痛みがあるかもしれません。テクニックはゆっくりした広範囲の深い押圧がよ

いでしょう。スパズムを強める恐れがあるため、筋肉を刺激し過ぎないように注意してください。しばしば、ストレスが症状を発症させる引き金になることがあります。そのため、マッサージによるリラクセーションは予防手段としても重要な役目を担っています。

- 筋萎縮性側索硬化症（別名：ルー・ゲーリック病）は神経中枢系と末梢神経系の運動ニューロンを破壊する進行性の病気で、随意筋の萎縮を引き起こします。通常、40歳から70歳にかけて多く発症しますが、機能の喪失速度が速く、診断後1年以内に命を落とす場合や、進行が止まって長い間存命でいる患者さんもいます。筋肉機能の喪失は呼吸機能の喪失へとつながり、多くの患者さんが人工呼吸器の助けを借りることになり、さらに嚥下力の喪失に伴って、呼吸管を通して栄養を摂取することになります。しかし精神的機能が高い、特殊なコンピューター装置（コミュニケーションエイド）を使用して、意思疎通を図ることもできる患者さんも多くいます。

- 脳性麻痺は胎児期、出生時、あるいは乳児期に起きる原因から発症し、不規則の不随意運動を伴う筋機能の障害を起こす病気です。脳性麻痺の患者さんに触れる際は、相手の動きを抑えようとしてはいけません。むしろ、ダンスパートナーに対するように、彼らの動きに合わせて手を動かしましょう。あなたと患者さんの安全のために、地に足をつけて、身体を柔軟に動かしましょう。発話に障害があるかもしれませんが、常に注意深く時間をかけて話を聞き、それに応答しようという気持ちがあれば、うまくコミュニケーションがとれるでしょう。

- 筋ジストロフィーは様々な病型からなる遺伝性疾患の総称で、運動をコントロールする骨格筋の進行性筋力低下と変性が特徴です。発症の時期は筋ジストロフィーのタイプによって異なり、乳児期や幼少期から中高年以上まで幅広く、機能の喪失と病気の進行は患者さんごとに大きな差があります。筋機能の喪失は骨格筋に影響を与えるだけでなく、心筋や呼吸機能に関係する筋肉にも影響をおよぼします。

- ポリオ後症候群は、ポリオウイルスの感染後に最初の症状が見られてから25年、あるいはそれ以上の年数が経ってから発病する、様々な筋骨格異常と筋萎縮症で、日常生活動作に支障をきたします。マッサージやコンフォート・タッチはこの疾患につきものである痛みと疲労感を和らげます。患者さんのニーズに注意深く耳を傾け、患者さんの反応に対応してください。

視力障害

視覚に関係する疾患や障害には年齢は関係ありませんが、最も顕著に現れるのは高齢者であり、しばしば視覚機能喪失という結果につながります。コンフォート・タッチは視覚障害を治すものではありませんが、視覚障害が患者さんの骨格筋システムに与える影響を和らげることはできます。視覚という重要な機能を失った人に、コンフォート・タッチはもう1つの知覚である触覚を通じて育むような喜びを与えます。急に、あるいは徐々に視力を失うというトラウマに苦しむ人々にとって、情緒的な支えになるのです。

一般的な眼精疲労、すなわち近視（近眼）や老眼（老齢化による遠視）から、白内障、緑内障、黄斑変性症や網膜症などの視覚喪失の恐れがある重大な病気まで、目の疾患

には様々な種類があります。視力の低下が起きるとその機能を補うため、眼精疲労や身体の他の部分に筋膜の緊張を起こすことがあります。例えば、頭を不自然な位置において「頑張って見る」ことにより、頭部や頸部、肩部や上背部を緊張させるかもしれません。奥行き知覚や光を感じる能力の低下は、転んだりものにぶつかったりしないようにする身体のバランス感覚に、影響を与える恐れがあります。またしばしば、無意識のうちに筋肉が緊張します。

　コンフォート・タッチの育むようなタッチは、簡単なテクニックをわずかに使うことで視覚障害による不快感を和らげてくれるでしょう。肩上の僧帽筋の筋腹を持ち上げてつかむテクニック（●5-13を参照）は、この領域の緊張を和らげてくれます。他にその領域、すなわち僧帽筋の運動点に働きかけて筋肉をほぐすには、広範囲のコンタクト・プレッシャーと特定範囲のコンタクト・サークリング（●5-11、●5-12を参照）がよいでしょう。上背部のマッサージには、●5-5のような広範囲のコンタクト・プレッシャーを使用すると有効です。●5-32が示すとおり、後頭骨縁にあるBL10やGB20など、特効穴（経穴）を押すのもよいでしょう。

　視覚に問題を持つ方のこれらの身体領域を押圧する時はゆっくりとしたペースで行わなければなりませんが、クライアントの好みに応じてしっかりとしたコンタクトにすることは可能です。どのテクニックを使う場合でも、力加減や押圧を続ける時間についてはクライアントから要望を十分に聞いて行ってください。

線維筋痛症と慢性疲労症候群

　線維筋痛症は筋筋膜疼痛症候群とも呼ばれ、原因不明の疾病です。この病気にかかった患者さんは筋肉、腱そして身体の他の軟部結合組織に慢性痛と圧痛があります。また、しばしば睡眠障害、倦怠感、抑うつ症状も現れます。慢性疲労症候群（CFS）は関連疾患で、他の身体的疾患あるいは精神的疾患が見られずに、少なくとも6カ月間は活動できなくなるほど極端な疲労感を起こすのが特徴です。痛み、疲労感やその結果として起こる機能喪失障害によって生活の質が影響を受けるため、それまでの活動レベルを保つことが難しくなります。

　コンフォート・タッチの原則に基づき、育むようなタッチを行えば、このような患者さんを十分にリラックスさせることができるでしょう。コンフォート・タッチの広範囲の包み込むような押圧は特に心地よく、神経系を鎮めてくれます。多くの線維筋痛症を持つ患者さんは従来型のマッサージ（滑らしたり揉んだりする手技）では痛みが増すと言いますが、それは恐らく神経系が過敏になっていることが原因でしょう。

　線維筋痛症と慢性疲労症候群の患者さんは治療法を探し続け、決定的な治療法の選択肢がないことに不満を募らせています[3]。外傷の経験がこの疾患と関係あるかについては不明です。一方、症状はすべて「気のせい」で、原因となるような悪いところはないと言われている人もいます。即ち、患者さんは自分の経験を否定されているのです。コンフォート・タッチの相手を尊重する態度は身体的な心地よさだけでなく、精神的な安心感ももたらします。注意深くクライアントの希望を聞き、言葉によるフィードバック、あるいは表情や呼吸などから感じとれる言葉を使わないフィードバックに対応しましょう。

その他の疾患

　人体の組織、臓器やシステムのいずれか

に影響を与える病気は数多くあります。例えば、強皮症は皮膚、あるいは他の結合組織が厚くなる疾病です。腎臓、肝臓や消化管に影響をおよぼす病気は局所的な痛みや全身の痛み、機能障害を引き起こす可能性があります。コンフォート・タッチの施術者がすべての症状と病理について知ることは不可能ですが、患者さんのニーズに最大限応えるために、患者さん、あるいは介護をする人に関連情報を得るとよいでしょう。詳細は「Chapter 3 クライアントに触れる際の注意点」に従ってください。

認知症／アルツハイマー病

認知症は精神機能の障害で、アルツハイマー型認知症、血管性認知症、脳卒中（別名：脳血管障害発作、あるいはCVA）や一過性脳虚血発作（TIA）など様々な原因が考えられます。脳腫瘍、外傷、あるいは他の疾病が認知症とかかわっていることもあります。

認知症の主な原因であるアルツハイマー病は脳の変性疾患で、神経組織が萎縮し、死滅する病気です。一般的に65歳以上に発症率が高く、記憶障害、人格変化や見当識障害が見られ、病気が進行すると身体機能を喪失して死に至ります。患者さん自身と周囲の人の安全のため、アルツハイマー病の患者さんは、最終的には高度看護施設で看護を受けなければなりません。最近では「老人性認知症専門病棟」と呼ばれる、アルツハイマー病の患者さんのニーズに対応した専門看護施設を訪れる患者さんが増えています。

高齢者の認知症のその他の主な原因である血管性認知症と脳卒中は、心臓血管系の変性と、これによる脳への血流減少から起こる疾病です。精神機能の障害が進行性である重症な患者さんがいる一方で、原因となっている循環系疾患の治療で機能を回復し、一過性の症状を示す患者さんもいます。

認知機能の障害は、アルツハイマー病の患者さんのように段階的で進行性かもしれません。あるいは重症の脳卒中で急激に進む場合もあります。精神機能の障害は患者さんに恐怖心を引き起こし、特に自分の精神機能の障害に気づいている患者さんにおいては、恐怖心がよく認められます。

タッチは病気の原因にかかわらず、認知症の患者さんに心地よさと人とのつながり感をもたらします。精神機能の障害は通常、言語的コミュニケーションを難しくしますが、脳卒中の患者さんの中には明晰な思考ができても明瞭な会話ができない方もいます。そのような状況は人の欲求不満を増大させます。そのような時、タッチは言葉を使わずに直接コミュニケーションができるのです。

安全で、接触方法が予想可能なコンフォート・タッチは、認知症を持つ方へのマッサージのアプローチとして最適です。簡単に予想できる方法であるからこそ、患者さんは言葉で明瞭なコミュニケーションがとれなくても安心して構えていられるのです。あなたは患者さんが頭と身体の中で実際に何を体験し、考えているのか決して知ることはできないでしょう。よきに解釈するのが賢明であり、礼儀です。患者さんはあなたの言葉が聞こえ、理解できると考えて接するようにしましょう。あなたのタッチの明確な意図は必ず理解してもらえるでしょう（●6-9を参照）。

人生の最期（エンド・オブ・ライフ）

死は人生における様々な経験の中において、避けて通れない場面です。死に対する

Chapter 6　コンフォート・タッチを行う上での注意

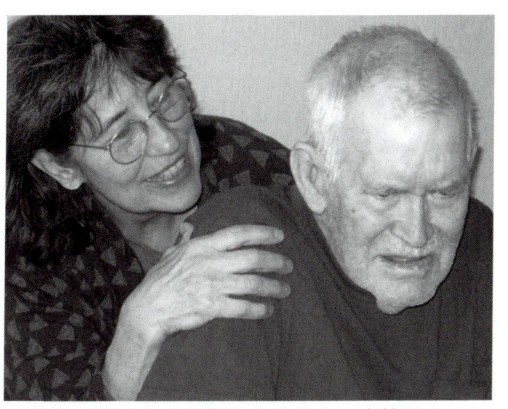

● 6-9　認知症の患者とのきずな　広範囲のコンタクト・プレッシャーの包み込むようなタッチを使って、ケアする方が認知症の患者ときずなを築く様子。

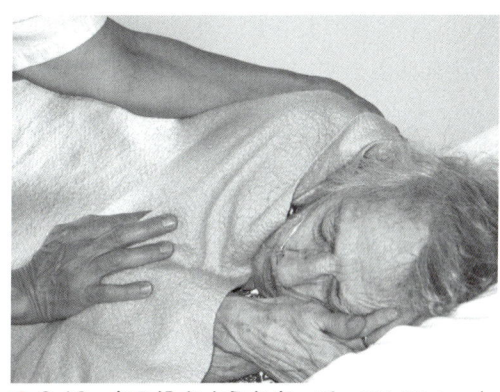

● 6-10　包み込むようなタッチ　コンフォート・タッチの施術を受けてリラックスする長期療養施設の女性。

個人的な信念、社会的信条や恐怖心は、人の生活を大きく左右します。迫り来る死は人の信念を揺るがし、家族や友人との対人関係に変化を生じさせる可能性があります。死は私たちすべてに影響をおよぼしますが、それでも人生の永遠の謎の1つです。

「最も恐ろしいのは死そのものではなく、痛みや自分がコントロール不能になってしまうことである」と死期の近い人が言ったことがあります。コンフォート・タッチを始めとする適切な緩和ケアは、死に伴う痛み、恐怖心や不透明感に直面した人に安心感をもたらします。緩和ケアは人が亡くなるのを助けることではありません。その意図はむしろ、人が尊厳と優しさに満ちた雰囲気の中で人生の最後の瞬間まで心地よいサポートを受ける助けになることなのです。

米国では、ホスピスケア、あるいはメディケア・ホスピス・ベネフィットの保険適用の目的で、疾患の経過予測、あるいは予後についてガイドラインが設けられています。しかしながら、死期は誰にも決められません。慢性疾患／終末期疾患の患者さんの寿命には大きな幅があります。実際に、緩和ケアを受けている患者さんが機能を回復して、予後よりも非常に長い間存命したケースもあります。一方、何の前触れもなく死が突然訪れることもあります。そのため、コンフォート・タッチの施術者は全神経を集中して患者さんのそばにいることと、ケアができる機会を与えられたことをありがたく思う気持ちを忘れてはなりません。

老化

老化の過程は、必然的に人を死へと導きます。身体システムの機能がゆっくりと低下する他に、特に病気とは診断されていない方が多く存在します。それは「一般的に起こる老化」「詳細不明の衰弱」や「成長のストップ」とも呼ばれています。こういった方々は自宅、看護施設、あるいはホスピスで暮らしているかもしれません。

コンフォート・タッチは高齢者に尊厳をもたらし、尊重する有益なケアなのです（● 6-10 を参照）。

病気の末期

終末期の病気は年齢や生活習慣にかかわ

らず、すべての人の生活環境の様々な面に影響を与えます。最も多い死因は心臓病、がん、脳卒中、呼吸器疾患、事故、糖尿病、感染症やアルツハイマー病ですが、各疾患にはそれぞれの特定の徴候と症状の進行性があります。病気を治す、あるいは進行を止める有効な治療のオプションが尽き、生命機能に重大な影響を与えている場合に、病気の末期であると告げられます。そのような場合、病気を治す治療から、ホスピスや緩和ケアなどの医療施設で安らぎを与える方法へとシフトが行われます。緩和ケアには、疼痛管理、栄養管理、身体ケア、心理・感情的サポートやスピリチュアルな面のサポートなどが含まれます。コンフォート・タッチの原則とテクニックには緩和ケアの精神と一貫性があり、その補助的な役割を果たします。

病気の終末期には下記を始めとする変化が見られるでしょう。

- **機能性** 身体臓器やシステムの機能の低下は身体の自由度、循環、呼吸、消化や排泄に影響をおよぼします。視覚、聴覚や発話能力にも変化が見られるかもしれません。
- **痛み** 痛みの程度によっては、鎮痛剤の使用についての調整が必要な場合があります。
- **感情表現** 患者さんの感情表現に変化が見られます。悲しみ、怒り、抑うつ、不安、興奮状態や現実を受け入れる態度が見られるかもしれません。感情は画一的でなく、また、こうあるべきといった決まりもありません。感情的な反応は日によって、あるいは1時間ごとに変わる可能性があります。
- **引きこもり** 通常、飲食物への興味を示さなくなります。社会的な関わりに対する関心が薄れ、対人関係を一部の家族や友人に限る傾向があります。

昏睡状態あるいは危篤状態の患者へのコンフォート・タッチ

昏睡状態の患者さんにコンフォート・タッチを行う機会があるかもしれません。昏睡状態を表す英語のcoma（昏睡）はギリシャ語で「深い眠り」を意味するkomaに由来し、意識を消失した深い睡眠状態を表します。目を開けることや呼びかけへの対応、そして運動反応がなくなるのが特徴です。昏睡状態は一時的かもしれません（手術後や重症外傷からの回復時など）。また、鎮静状態が治癒を早める場合には、医学的な処置によって意図的に昏睡状態を引き起こすこともあります。患者さんを麻酔で眠らせて昏睡状態にすることもあります。あるいは、昏睡のまま死に至る可能性もあります。

話ができず動けないからといって、その人が考えたり、感じたり、聞いたりすることができないとは限りません。昏睡状態であると思われている患者さんの病室にいる時には、あなたの存在、言葉や行動が与える影響に特に敏感になってください。あなたや部屋にいる人の言うことを聞こえると考えたほうがよいでしょう。常に、患者さんに意識を集中してください。

コンフォート・タッチを昏睡状態、あるいは危篤状態の人に行う際の注意点は下記のとおりです。

- **対話をする** 患者さんはあなたの言うことが聞こえると考えて、話しかけてください。自己紹介をして、コンフォート・タッチを行う意図目的を説明しましょう。そして患者さんに施術してもよいか尋ねたら、すぐに身体に触れずに一呼吸待ちましょう。言葉の返答を得る必要はありませんが、患者さんへのタッチをス

ムーズに行うために、あなたは相手を尊重する気持ちと心地よさを与えたいという意図を言葉で伝えなければなりません。

- **タッチはシンプルに** コンフォート・タッチの原則に従いながら、特にゆっくりとタッチします。使用するテクニックは広範囲のコンタクト・プレッシャーとホールディングがよいでしょう。患者さんの脇に座り、静かな落ち着いた雰囲気をつくりながら、リラックスして行いましょう。
- **言葉を用いないフィードバックに注意を払う** 患者さんの無言の反応に注意してください。例えば、呼吸のパターンの変化を観察し、目や他の身体の部分の微妙な動きに気をつけてください。
- **呼吸を忘れない** 危篤状態の人のそばにいることは衝撃的な経験であり、あなたの感情を高ぶらせるかもしれません。そのため、呼吸を忘れないでください。地に足をしっかりとつけ、必要であれば、一呼吸置きましょう。
- **他の人を尊重する** 患者さんの病室には患者さんの家族や友人、あるいは医療スタッフもいるでしょう。すべての人に敬意を払ってください。彼らが患者さんの近くに行く邪魔にならないようにしましょう。事実、コンフォート・タッチの施術者として、あなたは周囲の方に、愛する人に触れることを勧めることができます。周囲の方がどんな気持ちを抱いたとしても許されるという雰囲気が、あなたの行為によってつくられます。適切であると判断すれば、その場にいる他の人に安堵感を与えるようなやさしいタッチを行ってもよいかもしれません。
- **自分を解き放つ** この時こそあなたの個人的な執着心を捨て去りましょう。あなたは患者さんに心地よさと安堵感をも

たらすためにその場にいるということを忘れないようにしてください。あなたの思いやりとその場にいる全員の愛情のこもった支えが病気や死に伴う恐怖心を和らげます。そして患者さんはその時が来た時、死という新たな世界へ旅立つのです。

体験談

「ドナルド」

「すべての痛みが消える。長く、甘く、ビロードのように柔らかい夜が、たそがれの向こうから僕に手招きをしている」

これは、1990年の秋、急性骨髄性白血病が原因で33歳の若さで亡くなったドナルドが書いた文です。アウトドアが大好きで人生を謳歌していた彼は、骨髄移植手術後、一時病気が回復に向かいました。しかしその後、再び病気が進行し、彼はその過程を受け入れていました。私はホスピスのマッサージ師として、彼の人生の最後の数ヵ月間、彼と知り合うことができました。

彼の体力は日に日に弱まる一方でしたが、頭と心は明晰さと強さを保っていました。ボディワークの間、彼は死について気軽に彼の考えを話し、最期の瞬間まで意識を保って正気でいたいと言っていました。また、彼は死に対する疑問や感情、不安を打ち明けてくれました。一時的な回復期には曲芸や愉快な笑い話で高齢者を楽しませるボランティア活動を行い、そこで活動コーディネーターとして働いていたキャスリンと出会いました。彼は彼女と恋に落ちましたが、彼女に「僕は決して年をとることはない」と語りました。

12月15日土曜日、ドナルドとキャスリンは家族と友達に見守られて結婚式を挙げ、決して絶えることのない愛を誓い合いました（●6-11）。涙、激励の言葉、

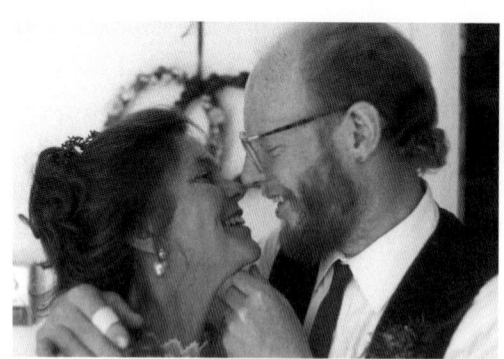

●6-11 結婚式　家族や友人に見守られながら、その瞬間をともに精一杯生きたキャスリンとドナルド。

そして笑い声に囲まれながら、その場にいた全員が命の大切さを悟りました。しかしその数週間後に彼に死が訪れるとは誰も想像しませんでした。結婚式の日は活力にあふれてしっかりしていたドナルドですが、その数日後、急に衰弱し、全身の痛みが増して出血し、貧血から体力を消耗し始めたのです。

翌週の火曜日、彼は家族と友人を集め、1人ずつ時間をかけて話をしました。外は凍りつくような寒さで雪が家を覆っていましたが、人々の心の温かさが彼の家にぬくもりを放っていました。木曜の夜、他の人たちが眠っている間、私はもう1人の友人とキャスリンと一緒にドナルドの看病をしていました。長い夜の間、彼は何度も意識を回復したり失ったりしました。そして、ある時突然「どうやって死ぬか誰も教えてくれなかった。どうすればいいのかわからないよ」と言ったのです。

キャスリンは彼の旅立ちの日が近づいて悲しみにくれていましたが、気丈な態度を崩さず、勇敢に愛情を込めて彼を励まし、癒していました。そしてやさしくこう言いました。「心配しないで、ドナルド。自分を解放してあげればいいの」

「そんなの怖いよ」とドナルドは答えました。「一度にすべてを解放するなんて」。それから何時間か経ち、ドナルドは新たな世界を探っているようでした。

彼が質問したことによって、現実とは異なる次元への扉が開かれました。ただし、私たちはその世界を感じることができても、ドナルドが見ているのと同じようには見ることができませんでした。彼は「本当にすごい！」と言いました。

夜明けにかけて深い静寂が続いたのちに、彼は「誰か僕と一緒にバスに乗って行くかい？」と尋ねました。リラックスして穏やかで覚悟ができている様子でした。キャスリンはこう言いました。「あなた1人で行かないとだめなの。でも私たちみんながあなたを愛しているように、あなたがバスに乗って行くところにもたくさんの愛があるわ。きっと美しい旅よ。でも時間が来たらちゃんとバスに乗ってね」。

午前6時30分、彼は最後の言葉を発します。「キャスリン、愛しているよ」その日ずっと穏やかに眠り続けました。彼がつくり出す静寂の中、誰かがずっと付き添っていました。その夜、彼の呼吸が変化し、私たちは死期が近づいていることを予感しました。ホスピスの看護師がやってきて、家族と友人がドナルドの小さなベッドの周りに集まりました。ドナルドと親しい人の輪の中で彼に別れを告げながら、私は部屋を満たす感情と死の神秘、そして命の不思議さを感じました。

翌金曜日の午後11時10分、冬至の夜に彼はとうとう最後の息をしました。何日も何時間にもわたって彼を癒し励まし続けていたキャスリンは、ついに彼の手を放して大声で泣き出しました。「彼が逝ってしまった！　逝ってしまった！」一斉に嘆きの声があがり、涙がとめどなく流れ落ちました。すると「そうだ、彼はバスに乗ったんだ！」と誰かが言いました。笑い声がこぼれ、それから沈黙が流れました。それは尊い沈黙でした。

何年経っても、人生の転機を一緒に過ごさせてくれたドナルドと彼の家族への感謝を忘れることはありません。命、死そして愛について学ぶことはまだまだたくさんあるのです。

要約

- コンフォート・タッチの施術の特徴は、人とのつながりや思いやりを求めている患者さんを人として完全な存在として認識することにあります。
- 患者さんの病状について情報を集めることで、コンフォート・タッチの施術を最も安全で適切かつ効果的に行うことができます。
- 病気ごとに症状は異なりますが、むしろ同じ病気で異なる症状のほうが多いもしれません。
- 患者さんにとって最適なタッチは、患者さんの機能性（身体的、精神的、感情的な機能性）と痛みの度合いを評価することで決まります。常に、患者さんのニーズやフィードバックに対応しましょう。
- コンフォート・タッチは、感情の支えを必要とする人にも安らぎをもたらします。急性外傷あるいは精神的苦痛や外傷の記憶に苦しむ人に有効でしょう。
- コンフォート・タッチは乳幼児や子どもにも安全なマッサージ方法です。コンフォート・タッチの施術者は、タッチを通した親子の関係づくりに役立ちます。
- 妊娠期、分娩時、出産後の女性に対してもコンフォート・タッチは効果を発揮します。
- コンフォート・タッチは医療機関において、手術前後やリハビリテーションの過程にいる急性疾患の患者さんや外傷を受けた患者さんにも活用されています。
- コンフォート・タッチは心臓疾患、肺疾患、がん、糖尿病、HIV／エイズ、関節炎、パーキンソン病、多発性硬化症、筋萎縮性側索硬化症、慢性倦怠感、アルツハイマー病など慢性の疾患や症状に苦しむ幅広い患者さんの補完療法として用いられています。
- コンフォート・タッチは人生の最期（エンド・オブ・ライフ）まで人の支えになります。

参考文献

1) Rose MK. Therapeutic massage and diabetes. J Massage Ther. Winter 2002.
2) Rose MK. Therapeutic Massage and Diabetes. Hypoglycemia: What Massage Therapists and Diabetics Need to Know. 2006.
3) John J. A Consensus Manual for the Primary Care and Management of Chronic Fatigue Syndrome. Trenton, NJ: The Academy of Medicine of New Jersey. March 2002.

推薦図書

Beers MH, Berkow R, eds. The Merck Manual of Geriatrics, 3rd ed. Whitehouse Station: NJ; 2000.

Green E, Goodrich-Dunn B. The Psychology of the Body. Baltimore; Lippincott Williams & Wilkins; 2004.

MacDonald G. Medicine Hands: Massage Therapy for People with Cancer. 2nd Ed. Forres, Scotland: Findhorn Press; 2007.

Werner R. Massage Therapist's Guide to Pathology. Baltimore: Lippincott Williams & Wilkins; 2005.

7

ヘルスケアシステムにおける
コミュニケーションと記録

ヘルスケアシステムにおける
コミュニケーション
　ヘルスケアチームとのコミュニケーション
　患者とのコミュニケーション
　記録方法のガイドライン

記録の基本フォーム
－患者問診票とケアノート
　患者問診票
　ケア（CARE）ノート

一般マッサージ施術での
ケア（CARE）ノートの使用

> 「私は患者さんのカルテに書かれたマッサージ師のケア（CARE）ノートを読むのが好きです。患者さんに何が起きているかがわかり、彼らにとって最善のケアを判断する助けとなるからです」
> ホスピス看護師 スーザン

ヘルスケアシステムにおける　コミュニケーション

　マッサージやコンフォート・タッチは医療機関において補完療法として用いられるため、そのヘルスケアシステムに従事する他の人と、施術についてコミュニケーションを図ることが必要となります。口頭と記述の両方による明確なコミュニケーションは、患者さんに最善のケアを提供するというプロとして当然の行為です。さらに、ケアを行うに当たり他の医療従事者と協調性を持ってサービスを提供することができるようになります。記述された記録は患者さんのカルテの一部となります。患者問診票とケア（CARE）ノート（本章で述べる記録のシステム）は、病院、ホスピス、高度看護施設、在宅ケアや個人的に施術を行う場合においてマッサージとコンフォート・

131

タッチの施術を行う際の記録システムにふさわしいものとして使用することができます。

ヘルスケアチームとのコミュニケーション

マッサージとコンフォート・タッチの価値と利点を伝える力があれば、医療機関においてこの補完療法を行う準備はできていると言えます。施術後に記録すべき内容は、施術時間、施術前の患者さんの状態、施術の内容、そしてそれに対する患者さんの反応です。医師、看護師、看護助手、ソーシャルワーカー、理学療法士や他のマッサージ師など、患者さんの治療や看護をする他の専門家がその記録を読み、患者さんのカルテとして一生残ります。また、公的、私的な保険金請求手続きの際に使用されるかもしれません。

患者とのコミュニケーション

手技を始める前に、患者さんに自己紹介し、コンフォート・タッチ、あるいはマッサージの目的を説明します。あなたはすでに患者さんのカルテを読んでいるかもしれませんし、患者さんの状態について知らされているかもしれませんが、必ず患者さん自身にその時点で、何かしてほしいことがあるかを尋ねてください。例えば、「調子はどうですか。今日は特に何か希望はありますか」や「特に入念に行ったほうがよい、痛みや不快感のあるところはありますか」などと聞くか、シンプルに「今日はどうしましょうか」と聞いてもよいでしょう。発話が不自由な患者さんにもこれらの質問は必ず行い、常にこのことを念頭に置いて施術することが重要です。

あなたの施術目的は患者さんに心地よさを与えることだと、毎回、患者さんに伝えてください。「痛くないはずですが、万が一、嫌な感じがしたら教えてください」などと言いましょう。施術中は患者さんの言葉によるフィードバック、あるいは言葉を使わないフィードバックに注意して、何かあれば対応してください。患者さんとのコミュニケーションに関する注意点は Chapter 3 を参照してください。コミュニケーションは患者さんの安全を確保し、最も効果的な治療法を判断する助けとなります。患者さんとの直接のコミュニケーションを通して得た情報は施術後の記録に記入してください。

記録方法のガイドライン

下記はマッサージ施術の記録を行う際の注意事項です。

- **すべての記録に自分の氏名と日付を書く**　マッサージ師の氏名と施術を行った日にちは必ずカルテに書きましょう。
- **施術後、できる限り速やかに記録を残す**　施術を行った直後はまだ記憶が鮮明なので記録が容易です。慣れれば数分で必要な詳細情報すべてを正確に記述できるでしょう。
- **丁寧な字で書く**　読めない字で書いてあるカルテでは役に立ちません。印字するか、丁寧な字で書きましょう。施術後に簡単なメモを書き、あとで清書してもよいでしょう。すべてのカルテをコンピューター入力している施設もあります。
- **カルテを読む人のことを常に念頭に置きながら書く**　この記録は患者さんの治療や看護を行う医師、看護師、看護助手、ソーシャルワーカー、理学療法士や他のマッサージ師など、他の専門家たちも読むでしょう。すべての分野の人が読んで理解できる言葉を使いましょう。不明瞭

で理解しづらい表現や、医療に従事する人であっても理解できない恐れのある言葉を使うのは避けてください。例えば、「エネルギーワーク」「チャクラ・ヒーリング」「トリガーポイント」などです。

- **的確で正確な医学用語を使う** 医学用語の知識は重要です。人体の解剖学と生理学を理解することは、マッサージやヘルスケアに従事する人にとって教育の基礎です。医学用語を勉強する時、言葉の語源となっている部分に注意して覚えるとよいでしょう。しかしながら通常、すべての医学用語を完全に理解することまではコンフォート・タッチの施術者には求められません。わからない用語があれば、遠慮なく人に聞いてください。必要であれば医学用語辞典で調べましょう。あいまいで不正確な用語を使わず、できる限り正確な医学用語を使ってください。例えば、「彼女のおなかをマッサージした」ではなく、「彼女の腹部をマッサージした」のように書きましょう。

- **略語や記号の使用を控える** カルテを読む他の人と明瞭なコミュニケーションを図るため、略語の使用は通常控えたほうがよいでしょう。標準的な略語を使えば、時間の節約になりますが、異なる医療施設や異なる分野では別のことを意味する略語として使われているかもしれません。略語の使用はカルテ記入を効率よく進める助けになりますが、カルテを読む人すべてがその略語の意味を正確に理解している場合だけに限ってください。実例をあげると、ある施設のスーパーバイザーが、85歳の体力の弱った女性のカルテに書いてあった「S.O.B」の意味が「息切れ（Shortness of Breath）」であるとわからずに困惑したということがあります。

- **断片的な文章でもよい** 時間とカルテ用紙の節約のため、断片的な文章を書くのはよいでしょう。しかし、読む人がわかる程度にとどめましょう。判断基準は、読む人が情報の流れと矛盾しない論理的な文章として理解できるかどうかです。例えば、「患者によると、右坐骨神経に断続的な痛み」は「患者は右坐骨神経に断続的な痛みがあると言った」と書くと、読む人が容易に理解できます。

- **法的な影響に気をつける** カルテは、保険請求の適格性と償還請求を判断するための法的文書としても使用されることを忘れないでください。クライアントの現在の症状、あなたの施術の内容、そして施術に対するクライアントの反応を記録してください。過去の外傷や疾病について推測したり、あなたの施術以外の治療経過に関してコメントしたりしてはなりません。

- **記録は守秘事項** 記録へのアクセスは、患者さんのケアの関係者で許可を受けた人に限られます。安全な場所に保管し、部外者の目に触れないようにしなければなりません。

- **あなたの業務範囲を忘れない** マッサージ師としての役割を守ってください。クライアントの観察を行うことはできても、症状の診断はあなたの役割ではありません。例えば「不安神経症」は医学的診断となるため適切ではありませんが、患者さんが言ったことを書くのは構いません。つまり「患者は心配していると言っていた」「患者はイライラすると言っていた」と記録するのはよいでしょう。

- **推測で判断をくださない** あなたが見た事実を述べ、推測を避けてください。例えば「患者がわたしの質問に反応しな

かった」と書くのはよいですが「患者は無視した」というような表現は避けてください。あなたの質問が聞こえなかっただけかもしれませんし、発話が不自由なだけかもしれません。

記録の基本フォーム —患者問診票とケアノート

マッサージやコンフォート・タッチの施術の記録には2種類の基本フォームがあります。患者問診票は初診の前に集めるクライアントの情報で、ケア（CARE）ノートは各施術の記録です。

患者問診票

初診では患者問診票を書くことから始めます。これは、マッサージを受ける人に関する情報を記録するために用いられる用紙です。クライアントの氏名、連絡先、病歴、現在の症状、そしてタッチセラピーを受けるに当たって関連する情報などを記入します。問診票はマッサージ師かコンフォート・タッチの施術者が記入します。クライアントに質問してその答えを記入しますが、クライアントが質問に答えられない状態の場合には、クライアントの介護をしている介護の専門家、あるいは家族から情報を得ます。

施術を行う場所に応じて問診票の書式は異なります。医療機関やマッサージ施術所で施術を行う場合、その施設に所定の書式があるかもしれません。患者さんのカルテへアクセスできなくても、患者さんの診断と現在の病状について質問することはできます。タッチを使用する際に何か注意事項やタッチセラピーへの連絡事項がないか、質問してください。

患者問診票を見れば、「あなたは誰ですか。体調はどうですか。どうしてほしいですか」といった情報がわかります。この情報は●7-1 が示すように、患者問診票の3つのパートに分けて記録するようになっています。まずは書式に日付を記入しましょう。その後の追加や変化はケア（CARE）ノートに記録します。

パート1：連絡先

パート1には「クライアントが誰であるか」に関する情報を記入します。即ち、クライアントの氏名、性別、生年月日です。ここにクライアントの住所や電話番号を書き加えてもよいでしょう。クライアントの住所だけでなく、介護にかかわる家族の連絡先を書いてもらう必要がある場合もあります。クライアントの紹介者についてもこの部分に記入しましょう。

パート2：病歴

パート2にはクライアントに関する下記の情報を記入します。

- **病歴** 慢性疾患、外傷、手術、骨折など。
- **現在の症状と気になる点** クライアントの全般的な健康状態と身体の可動性とどれだけ活動できるかを記入します。酸素吸入器、カテーテルの使用やポジショニングの制限、アレルギーなどの注意事項など、特殊なニーズについても記入します。また、痛みがあり、不快に感じる領域の情報もこの部分に記入しましょう。
- **受診中の治療やセラピー** 化学療法、放射線療法、理学療法、作業療法、言語療法、呼吸療法など、他に受けている医学的治療を記入します。他に受けている代替療法や補完療法もこの部分に記入しましょう。
- **服用薬** 関連する処方箋薬、あるいは市

患者問診票

〈パート1〉
氏名＿＿＿＿＿＿＿＿＿＿＿＿＿　日付＿＿＿／＿＿＿／＿＿＿
生年月日＿＿＿＿＿＿＿＿　女性　　男性＿＿＿＿
住所＿＿＿＿＿＿＿＿＿＿＿＿＿＿＿＿＿＿＿＿
電話番号＿＿＿＿＿＿＿＿＿
紹介者＿＿＿＿＿＿＿＿＿

〈パート2〉
下記について記入してください　―　必要であれば紙の裏を使用してください。
病歴（慢性疾患、傷害、手術、骨折など）
＿＿＿
＿＿＿
＿＿＿

現在の症状と気になる点（全般的な健康状態、可動性、活動性、アレルギー、特別な介助の必要、痛みの場所、不快に感じる場所）
＿＿＿
＿＿＿
＿＿＿

受診中の治療やセラピー（理学療法、作業療法、呼吸療法、心理療法、その他の代替療法あるいは補完療法など、受けている治療を記入してください）
＿＿＿
＿＿＿
＿＿＿

服用薬（処方箋薬、あるいは、市販薬すべて記入してください）
＿＿＿
＿＿＿

生活習慣（運動、活動／趣味、食事、喫煙習慣などについての情報を記入してください）
＿＿＿
＿＿＿

〈パート3〉
マッサージを希望する理由（リラクセーション、痛みの緩和、全身あるいは特定部位の筋肉のこりの緩和、ストレス解消、健康維持など）
＿＿＿
＿＿＿
＿＿＿

● **7-1　患者問診票**　この問診票はコンフォート・タッチの施術を始める前に記入してください。

患者問診票

〈パート1〉

氏名 　エレン・キャロル　　　　　　　　**日付**　　2006 / 10 / 15

生年月日　1945年6月15日　　　（**女性**）　　**男性**

住所　〒12345　ワイオミング州プレザントビルヘリテージ通1350番地

電話番号　123-456-7890

紹介者　ジョアン・デューグッド MD

〈パート2〉
下記について記入してください ― 必要であれば紙の裏を使用してください。

病歴（慢性疾患、傷害、手術、骨折など）
　　1型糖尿病（1985年診断）、ぜんそく、甲状腺機能低下、高コレステロール
　　脛骨骨折（1960年）、自動車事故（1992年）―むちうち症

現在の症状と気になる点（全般的な健康状態、可動性、活動性、アレルギー、特別な介助の必要、痛みの場所、不快に感じる場所）
　　中程度の活動性、運動すると息切れ、頚部、肩部と右上背部に痛み、
　　時々右手にしびれ、香料入ローションのアレルギー（精油含む）

受診中の治療やセラピー（理学療法、作業療法、呼吸療法、心理療法、その他の代替療法あるいは補完療法など、受けている治療を記入してください）
　　理学療法、ヨガセラピー、瞑想

服用薬（処方箋薬、あるいは、市販薬すべて記入してください）
　　レベミルインスリン製剤、ノボログインスリン製剤、パルミコート
　　シンスロイド、ナプロシン（アリーブ）、ロバスタチン

生活習慣（運動、活動／趣味、食事、喫煙習慣などについての情報を記入してください）
　　毎日、中程度のウォーキング、自然食、喫煙はしない

〈パート3〉

マッサージを希望する理由（リラクセーション、痛みの緩和、全身あるいは特定部位の筋肉のこりの緩和、ストレス解消、健康維持など）
　　リラクセーション、頚部、肩部、上背部の痛みの軽減

● **7-2　患者問診票**　患者問診票の記入例。

販薬。

- **生活習慣の要因**　職業、運動、趣味、ダイエット、あるいは喫煙習慣など、クライアントの生活習慣についての情報を記入してください。

パート3：マッサージを希望する理由

パート3の情報は「どうしてほしいですか」という質問の答えになります。マッサージやコンフォート・タッチを受けようと考えた理由として、リラクセーション、痛みの緩和、全身あるいは特定部位の筋肉のこりの緩和、健康維持などが考えられます。あるいは心理社会的な理由かもしれません。例えば、言葉を用いた、あるいは言葉を用いないコミュニケーションを含め、施術を通した人とのつながりがうれしいなどの理由です。

●**7-2**は患者問診票の例です。

ケア（CARE）ノート

ケア（CARE）ノートはマッサージの記録法で、個人的に行う施術においても、医療機関の補助的なセラピーとしての施術においても、すべてのマッサージの施術に使用できます。ケア（CARE）ノートはクライアントの症状、施術内容、クライアントの施術への反応と施術の評価の記録です。マッサージ師の施術の範囲に関するガイドラインと同様に、関連情報のみを記入し、クライアントに対応する際に必要な注意すべてが払われ、適切な技術が行われるようにします。

ケア（CARE）ノートの書式は医療機関で看護師が使う叙述式経過記録に準じています。簡潔かつ簡単で、クライアントの病歴と現在の症状と同時にマッサージのテクニックやクライアントの施術に対する反応を継続的に記録します。必要な時に詳細をわかりやすく参照できる柔軟性もあります。最終的にクライアントの症状が安定した時、マッサージの施術を簡潔に記録するだけのシンプルな書式にもできます。

患者問診票の内容は、他の医療専門家が過去に記入したものでも、あるいはマッサージ師が施術時に書いたものでもクライアントの基本的な診療録となります。一方、ケア（CARE）ノートは初診の手技後、そしてそれ以降は各施術後に記入するもので、現在進行形の記録となります。ケア（CARE）の最初の3文字C、A、Rは、施術を受ける人の全体像を示す重要な情報（C：Condition）で、どのような施術を行ったか（A：Action）、クライアントは施術に対してどのような反応（R：Response）を示したかについてです。4文字目のEが示す項目（Evaluation）は、オプションであり、必須項目ではありません。しかし、施術中に行った全般的な観察、アドバイス、あるいは質問などを記録しておくスペースです。

ケア（CARE）ノートは手技後に記入します。●**7-3**はケア（CARE）ノートの空白の書式例です。各施術後に記録して患者さんのカルテと一緒にします。●**7-4**はケア（CARE）ノートの記入例です。記入例のように、一般的にマッサージの施術についてケア（CARE）ノートに記録します。しかしながら医療機関によっては、ナースステーションに保管されている患者さんのカルテの余白に直接ケア（CARE）ノートの要約を記入する場合もあります。その場合でも、クライアントの症状、施術内容とクライアントの施術への反応など必要な項目すべてを記入しなければなりません。

ケア（CARE）ノート

施術者氏名＿＿＿＿＿＿＿＿＿＿　日付　＿＿＿／＿＿＿／＿＿＿
クライアント氏名＿＿＿＿＿＿＿＿　年齢＿＿＿＿＿＿＿＿＿＿
施術場所＿＿＿＿＿＿＿＿＿＿＿＿＿

クライアントの症状（Condition）
（現在の症状、痛みや不快感のある身体部位、特別な介助の必要、精神状態、感情的な状態など）
＿＿＿＿＿＿＿＿＿＿＿＿＿＿＿＿＿＿＿＿＿＿＿＿＿＿＿＿＿＿＿＿＿＿＿＿＿＿＿
＿＿＿＿＿＿＿＿＿＿＿＿＿＿＿＿＿＿＿＿＿＿＿＿＿＿＿＿＿＿＿＿＿＿＿＿＿＿＿
＿＿＿＿＿＿＿＿＿＿＿＿＿＿＿＿＿＿＿＿＿＿＿＿＿＿＿＿＿＿＿＿＿＿＿＿＿＿＿
＿＿＿＿＿＿＿＿＿＿＿＿＿＿＿＿＿＿＿＿＿＿＿＿＿＿＿＿＿＿＿＿＿＿＿＿＿＿＿

施術前：＿＿＿＿＿身体的な痛みあるいは不快感　（0＝無　10＝最大）
　　　　＿＿＿＿＿感情的な苦痛あるいは不快感　（0＝無　10＝最大）

施術内容（Action taken）
（使用したマッサージテクニック、触れた身体の部位、クライアントの姿勢、施術の長さ）
＿＿＿＿＿＿＿＿＿＿＿＿＿＿＿＿＿＿＿＿＿＿＿＿＿＿＿＿＿＿＿＿＿＿＿＿＿＿＿
＿＿＿＿＿＿＿＿＿＿＿＿＿＿＿＿＿＿＿＿＿＿＿＿＿＿＿＿＿＿＿＿＿＿＿＿＿＿＿
＿＿＿＿＿＿＿＿＿＿＿＿＿＿＿＿＿＿＿＿＿＿＿＿＿＿＿＿＿＿＿＿＿＿＿＿＿＿＿
＿＿＿＿＿＿＿＿＿＿＿＿＿＿＿＿＿＿＿＿＿＿＿＿＿＿＿＿＿＿＿＿＿＿＿＿＿＿＿
＿＿＿＿＿＿＿＿＿＿＿＿＿＿＿＿＿＿＿＿＿＿＿＿＿＿＿＿＿＿＿＿＿＿＿＿＿＿＿

クライアントの反応（Response of Client）
（施術中と施術後の生理学的変化。　例：呼吸、身体組織の変化、非言語的・言語的なフィードバックなど）
＿＿＿＿＿＿＿＿＿＿＿＿＿＿＿＿＿＿＿＿＿＿＿＿＿＿＿＿＿＿＿＿＿＿＿＿＿＿＿
＿＿＿＿＿＿＿＿＿＿＿＿＿＿＿＿＿＿＿＿＿＿＿＿＿＿＿＿＿＿＿＿＿＿＿＿＿＿＿
＿＿＿＿＿＿＿＿＿＿＿＿＿＿＿＿＿＿＿＿＿＿＿＿＿＿＿＿＿＿＿＿＿＿＿＿＿＿＿
＿＿＿＿＿＿＿＿＿＿＿＿＿＿＿＿＿＿＿＿＿＿＿＿＿＿＿＿＿＿＿＿＿＿＿＿＿＿＿

施術後：＿＿＿＿＿身体的な痛みあるいは不快感　（0＝無　10＝最大）
　　　　＿＿＿＿＿感情的な苦痛あるいは不快感　（0＝無　10＝最大）

評価（Evaluation）
（次回の施術に期待すること、あるいは計画、クライアントへのアドバイス、他のケアスタッフへの連絡事項）
＿＿＿＿＿＿＿＿＿＿＿＿＿＿＿＿＿＿＿＿＿＿＿＿＿＿＿＿＿＿＿＿＿＿＿＿＿＿＿
＿＿＿＿＿＿＿＿＿＿＿＿＿＿＿＿＿＿＿＿＿＿＿＿＿＿＿＿＿＿＿＿＿＿＿＿＿＿＿

● 7-3　ケア（CARE）ノート　この書式は施術を終えるごとに記入してください。

Chapter 7　ヘルスケアシステムにおけるコミュニケーションと記録

ケア（CARE）ノート

施術者氏名　　アグネス・キャロル　　　　**日付**　2007／01／06
クライアント氏名　　クララ・トンプソン　　**年齢**　75歳
施術場所　　ライフメディカルセンター

クライアントの症状（Condition）
（現在の症状、痛みや不快感のある身体部位、特別な介助の必要、精神状態、感情的な状態など）

　　患者は冠状動脈症で1995年バイパス手術を受けた。2000年秋、脳梗塞の疑い。
　　脚が弱くなり車いすを使用。皮膚が非常に弱く、あざができやすい。
　　多弁であるが時々もの忘れを起こす。マッサージの経験は少ないが、
　　触られることを拒まない。頚部、肩部、背部の痛みの軽減を希望。

施術前：　　7　　身体的な痛みあるいは不快感　（0＝無　　10＝最大）
　　　　　　5　　感情的な苦痛あるいは不快感　（0＝無　　10＝最大）

施術内容（Action taken）
（使用したマッサージテクニック、触れた身体の部位、クライアントの姿勢、施術の長さ）

　　広範囲のコンタクト・プレッシャーと包み込むような押圧（エンコンパッシング）
　　僧帽筋中部の上と後頭骨縁に沿って特定範囲のコンタクト・プレッシャー
　　側臥位で脊柱起立筋および仙骨上に広範囲および特定範囲のコンタクト・プレッシャー
　　仰臥位で数分間、足にマッサージ
　　　　　　　　　　　　　　　　　　　　　施術時間：30分

クライアントの反応（Response of Client）
（施術中と施術後の生理学的変化。　例：呼吸、身体組織の変化、非言語的・言語的なフィードバックなど）

　　呼吸が落ち着いて深くなった。背中の施術に「気持ちがいい」と感想。
　　足のマッサージが気持ちよく、くすぐったくないことに驚いていた。
　　私がいつまた来るかと尋ねた。

施術後：　　4　　身体的な痛みあるいは不快感　（0＝無　　10＝最大）
　　　　　　3　　感情的な苦痛あるいは不快感　（0＝無　　10＝最大）

評価（Evaluation）
（次回の施術に期待すること、あるいは計画、クライアントへのアドバイス、他のケアスタッフへの連絡事項）

　　頚部痛緩和のために首の下に小さなタオルを丸めて置くことを
　　お勧めします。定期的な施術を週2回行う予定。

● **7-4　ケア（CARE）ノート**　ケア（CARE）ノートの記入例。

クライアントの症状 (Condition)

　この部分には、患者さんの現在の体調を記入します。それは現在のクライアントの正確な描写であり、「クライアントは誰か」と「クライアントの現在の症状はどうか」という問いの答えとならなければなりません。この部分には患者問診票から、関連する医療情報の簡潔な要約を転記します。また、現在の症状とクライアントが気になる点、不快に感じる部位、痛みや緊張、感情的な満足度、あるいは精神状態についても書き込みます。クライアントがマッサージを希望する理由と施術目的、意図についても記入します。必要であれば、用紙の裏側も使いましょう。

　この部分に施術前の身体的、感情的な不快さや苦痛の程度を記入してもよいでしょう。例えば「身体の痛みや不快感を1から10までの数字で表すとして、10が最悪だとしたら、現在はいくつですか」のように尋ねましょう。施術後に再度この質問をしてケア(CARE)ノートの「クライアントの反応」の項目に記入してください（●7-3と●7-4を参照）。

施術内容 (Action)

　ここは施術者が施術中に行った行為を記入する部分です。手技を行った時のクライアントの姿勢（いすに座位、ベッド〔ベッドの種類も記入〕に仰臥位あるいは側臥位）を記録します。使用したテクニックとクライアントの身体のどの部位に触れたかを記入します。例えば「肩部、腕部、手部に行い、特定範囲のコンタクト・プレッシャーを僧帽筋中部線維に行った」などです。手技を施した時間の長さも書き留めます。クライアントのニーズを満たすための手技以外にかかった時間があれば、それも記入します。

　最初の部分の「クライアントの症状」に書かれたクライアントのニーズは施術内容と対応し、施術中のクライアントのフィードバックに対する施術とも一貫性が取れていなければなりません。例えば、施術中にクライアントが「背中をやってもらうのは気持ちがいいけど、脚が痛む」と言ったら、クライアントの脚も施術したほうがよいでしょう。

クライアントの反応 (Response)

　ケア(CARE)ノートのこの部分は、施術中と施術後の生理学的な変化を記録します。クライアントの言葉によるフィードバックと言葉を使わないフィードバックも含まれます。呼吸、筋肉の緊張、顔の表情、身体の姿勢などの変化を記録します。ケア(CARE)ノートに記載されている痛みのスコアを使っている場合は、施術による変化をここに記載します。例え変化がなくても、記録することに重要な意義があります。

　時にはクライアントの反応が私たちの予想や期待とは異なることがあります。目に見える反応がクライアントの言葉による反応と一致しないような場合もあるでしょう。例えば、クライアントがリラックスしているように見えても「あまり効果があるのかよくわからない」と言うかもしれません。逆に、緊張しているように見えるのに「すばらしい。すごくリラックスできる」と言うかもしれません。そのような場合、あなたは両方の情報を記入するか、あるいはただ言葉で示された反応を記入してください。タッチへの反応は個人差が大きいため、クライアントがどのように感じているかがわかるものと過信してはいけません。

　あなたはマッサージ師としてクライアントの他のケアスタッフが知らない情報を得ることがしばしばあるでしょう。そのため、

Chapter 7　ヘルスケアシステムにおけるコミュニケーションと記録

実践のヒント

「日記をつけましょう」

個人的な日記をつけることは、貴重な学習過程の1つであり、あなたの専門家としての経験と個人的な生活をつなげる助けとなるでしょう。個人的な日記は患者さんの診療記録である患者問診票とケア（CARE）ノートとは別につけますが、守秘義務を守るために個人的な日記には患者さんの実名や、個人を特定できるような情報を書くのは避けてください。主に記載するのは、あなた自身の経験です。個人的な日記に書いてもよい事項には下記が含まれます。

- **使用したテクニック**　使用したテクニックと表れた効果。
- **質問と不安点**　テクニックの使用方法、姿勢、クライアントとのコミュニケーション、あるいは個人的な問題などに関する疑問点。まとめておけば、後日それらの質問や不安な点を信頼のおけるスーパーバイザーや指導者に聞くことができるでしょう。
- **技術の自己評価**　どれだけ自信を持って施術を行っているか考えてみましょう。クライアントのニーズに対して適切で効果的な施術ができましたか。自分は楽な姿勢で施術ができましたか。
- **感情の自己評価**　施術を行う相手は身体的な問題に加え、情緒的な問題も抱えているかもしれません。施術中や施術後に何か感じましたか。何か特定の感情があなたに向かっているのを感じましたか。
- **個人的な経験との統合**　施術であなたが得るものを説明してください。あなたが最も満足することは何ですか。今何を学んでいて、これから何を学びたいですか。

以下はマッサージ師の日記として望ましい例です。

「コンタクト・プレッシャーの施術を始めた時、大したことをしていないと思っていました。やがて、私はすごいことをしているのだと気づきました。人は病人に触れることを恐れ、患者さんに近づきません。その様子を見ていると、自分が病気で病院にいた時のことを思い出します。その時、誰も私に触れてくれなかったのです。誰かが私に触れてくれていたら、どんなに心が休まったことでしょう」。

観察したことはすべて記録に残すのが重要です。例えば、クライアントの床擦れが悪化している、あるいは足指の爪を切ったほうがよい、などです。あなたが最も長い間、クライアントと時間を過ごすのですから、クライアントは他の誰にもこれまでに話したことがないことをあなたに言うかもしれません。クライアントが息苦しさを訴えた場合や、あざ、極端な痛みが存在する場合、緊急に処置すべきことに気づいた場合などには、その場を去る前に必ずヘルスケアチームの他のスタッフに報告しましょう。

施術後、身体的、感情的な苦痛や不快感の度合を再び患者さんに尋ねてもよいでしょう。ケア（CARE）ノートのこの部分はオプションなので、適切だと思われる場合だけ使います。例えば、手術や急性疾患の入院患者さんに関して使うことができるでしょう。痛みの度合の変化は看護スタッフにとって非常に重要な情報となるからです。しかしながら、慢性疾患で長期の介護を受けている患者さんにおいては、症状が比較的安定している場合や、質問に答えることができない場合、この痛みの度合の質問は不適切かもしれません。

評価（Evaluation）

ここは施術の総体的評価を記入するスペースです。施術計画や次の施術に期待すること、補足的な観察などを書き記します。クライアントに背中の痛みを和らげるため

に簡単なエクササイズを行ったほうがよいとアドバイスしたら、それもすべて記入します。クライアントが他の治療を受けている場合、クライアントのケアについての提案や関連情報を書いてもよいでしょう。

一般マッサージ施術でのケア（CARE）ノートの使用

　ケア（CARE）ノートの書式を利用したマッサージのカルテシステムは、医療機関、ヘルスセンター、スパ、あるいは個人的に行う施術などの場で、ボディワークを一般に施術する場合にも適用できます。ケア（CARE）ノートはコンフォート・タッチの記録に適していますが、スウェーデン式マッサージ、インテグレイティブ・マッサージ、神経筋セラピーなど、他のスタイルのマッサージの施術記録にも適しています。既に下された診断に基づいてクライアントの症状を記録しており、マッサージ師自らが医学的診断や評価を下すことはないため、マッサージの業務範囲のガイドラインとも整合性を保っています。ケア（CARE）ノートの項目はマッサージの記録に関して、米国個人傷害保険の請求をする場合の法的条件を満たしています。医療システムにおいてこのカルテシステムは、ヘルスケア専門家が理解できる内容であるのと同様に、法律の専門家も理解できる内容なのです。リンダ・ヘリック弁護士はこのカルテシステムの重要性をこう強調しています。「保険会社側と傷害を負った保険請求者の両方の法的代理人となった経験から、ケア（CARE）ノートは関係者双方にとって有益で、簡潔でわかりやすい情報が得られるシステムだと言えます。ケア（CARE）ノートをマッサージの標準的カルテとすることを推奨します」[1]。

　また、ケア（CARE）ノートは通常医療に他の補完療法を組み合わせている統合医療にも最適です。信頼のおける記録はクライアントのケアの質を高め、治療の継続度を上げて、各ヘルスケア専門家の間のコミュニケーションを円滑にします。ケア（CARE）ノートに記録するという行為はあなたの施術の重要性を示す証となるでしょう。

体験談

「最悪」

　マッサージ師として私はいつも、ホスピスの多分野の専門家で構成されるチームのミーティングに参加できることを光栄に思います。毎週行われるミーティングには患者さんのケアに当たるスタッフたち、即ち看護師、看護助手、医師、ソーシャルワーカー、施設付牧師、そして、時にはホームケアのボランティアが出席します。そこでは患者さんの医学的症状とニーズが議論され、患者さんとその家族の心理社会的問題が報告されます。

　あるミーティングで、ソーシャルワーカーのシャロンがひとりの患者さんについて話しました。毎週ある患者さんに会い、彼女が「調子はどうですか」と尋ねるとその患者さんは「最悪よ」と答えると言うのです。毎回シャロンは同じ質問をし、毎回「最悪よ」という答えを聞くそうです。

　シャロンはチームメンバーに語りました。「今週、その患者さんを訪ねて同じ質問をしたら、『まあまあよ』と返事が返ってきました」。

　他の人が尋ねました。「今回いつもと違うことをしたんですか」。シャロンはこう答えました。

　「患者さんのカルテを見たら、マッサージ師がコンフォート・タッチをしたばかりだったの」。

要約

- 言葉を用いたコミュニケーションと記述記録によるコミュニケーションの能力は、ヘルスケアシステムに従事するマッサージとコンフォート・タッチの施術者にとって必要な技術です。
- 患者問診票とケア（CARE）ノートは、マッサージの前後にクライアントの情報を記録するための簡潔で適切な書式です。医療機関では患者さんの診療記録の一部になります。
- 記述記録のガイドラインとして、施術日の日付と施術者の氏名を必ず記載すること、迅速なカルテの作成、字の読みやすさ、わかりやすく適切な言葉の使用、そして正しい医学用語の使用が重要となります。
- マッサージとコンフォート・タッチのカルテは患者さんの診療記録の一部です。専門家として守秘義務を守りましょう。
- 患者問診票にはマッサージを受ける人に関する情報を記入します。連絡先、病歴やマッサージやコンフォート・タッチを希望する理由を書いてください。
- ケア（CARE）ノートは、マッサージやコンフォート・タッチの記録として、簡潔で適切な方法です。クライアントの症状、施術内容、クライアントの施術への反応や評価を記入します。

参考文献

1) Rose. M. The art of the chart: documenting massage therapy with CARE Notes. Massage and Bodywork Magazine, 2003; April/May.

8

ケアする人の自己管理

セルフケアの大切さ
　ウェルネスの自己評価
　健康のサイクル
身体的、感情的セルフケアとウェルネス
　睡眠と休息
　動作と運動
　栄養
　呼吸とリラクセーション
　その他のセルフケアについて

倫理的境界線とセルフケア
専門家による支援
　同僚の支援
　指導者・スーパーバイザーの支援
　継続的な教育

> 「人の話を聞くということは、その人と一緒に歩いている時に荷物を持ってあげるかのように、しばらくの間、重荷をとり除いてあげることです。そして歩き終わったら荷物を返します。ともに歩んでいる間にその人のお手伝いができればそれで十分なのです」
> マギー・デイビス

親が子どもに対して行う世話、友人同士の助け合い、医療従事者がクライアントに行うヘルスケアのいずれについても、ケアは対人関係の重要な部分を占めます。人が持つ、他人を助けるという本能やケアをしたいという気持ちは、社会を1つに築き上げる原動力となっています。人をケアするということは、他人と結びつきたい、そして、何か自分よりも大きなものに属したいという私たちの内なる欲求が表出されたものなのです。本書で紹介する概念とテクニックは、現在ケアを行っている人がさら

に技術を習得し、効果的にその役割を果たすことを目的としています。そして本章ではケアをする側の健康と精神的な充足感に焦点を当てます。

セルフケアの大切さ

他人のケアは、身体的、精神的、感情的な問題を抱えるストレスの多い仕事です。手技を行うことは身体活動であると同時に、決断を下したり問題を解決する精神的な能力も使っています。ケアする人には心を開いたコミュニケーションのスキルや、クライアントの感情に敏感になる能力も必要です。

クライアントへ最善のケアを行うために、病気や老化にはストレスがつきまとうことを認識しなければなりません（Chapter 2を参照）。即ち、生理学的過程、心理社会的問題、ビリーブメント、変化への対応などです。これらの問題を理解すれば、クライアントを支えて彼らの生活に安らぎをもたらすことができるでしょう。そして、私たち施術者自身にも同様のストレスがかかり、健康や世界観に影響を受けていることを認識しなければなりません。深く自己を省みることで、ケアを提供する者としての役割と、自分自身が求めていることに対しても注意を向けなければならないこととのバランスをうまく調整できるのです。

ケアをする者として繊細な心配りをするがゆえに、私たちは身体的であれ、精神的であれ、感情的であれ、何らかの痛みを感じている人の影響を受けずにいられません。しかし、他人の痛みを認識することによって、私たち自身の健康状態や精神的な部分にまで影響を受ける必要はありません。他人と効率的に仕事をするためには自身のニーズに注意し、セルフケアプログラムについて深く考える必要があります。十分な栄養をとって運動を行い、ポジティブな態度を保つことによって、私たちは自らを大切にしなければなりません。また、私たち自身の人生の試練を直視し、ストレスや喪失感に対処する効果的な方法を考え出さなければなりません。

ウェルネスの自己評価

セルフケアの大切さを考えると、あなた自身のライフスタイルを評価する時間を持つことは重要です。●8-1で示す表は、あなたの健康に影響する日常生活の様々な面について考える機会を与えてくれます。正解や間違った答えはないということを頭に置いて、答えを用紙に記入してください。

評価を終えたら総合点を見てみましょう。現在の生活に満足していますか。もっと幸せで健康的な生活を送るために何かを変えたい、あるいは変える必要がありますか。本章を読み進みながら、あなたのセルフケアの質と効果を高める方法について考えてください。

健康のサイクル

セルフケアというテーマにとり組むには、自然界のリズムに注目するとよいでしょう。四季の移り変わりに顕著に現れる創造過程に波長を合わせると、私たちの生活に健康的でバランスのとれたセルフケアをもたらしてくれるパターンを見つけることができます。●8-2は、1年の四季と、それぞれの季節における自然の恵みによるセラピーを示しています。例えば、冬は自然界の休息時で、睡眠と静寂を連想させます。春は新たな成長と動きの季節で、身体

Chapter 8 ケアする人の自己管理

ウェルネスの自己評価

次の文を読んであなたの経験に最も合う数字を記入してください。

4 完全にあてはまる。
3 いくらかあてはまる。
2 あまりあてはまらない。
1 まったくあてはまらない。

_____ 毎日の睡眠の量と質に満足している。
_____ 毎週の運動量に満足している。
_____ 大抵の場合、ある特定の日に好きなことをする十分なエネルギーがある。
_____ 食事は主に自然食品をとっている。
_____ 食事で必要な栄養素をとっている自信がある。
_____ 毎日、適量の水を飲んでいる。
_____ アルコール類の摂取量は適量である。
_____ 通常、ゆったりとした深い呼吸をしている。
_____ 喫煙しない。
_____ 自分の体重に満足している(理想体重との差が2キログラム以内)。
_____ 自分の外見に満足している。
_____ 現在の仕事に満足している(職業やボランティア活動も含める)。
_____ 仕事場の環境に満足している(照明、換気、人間工学的な面、美観)。
_____ 現在住んでいる地域を気に入っている。
_____ 家で過ごすのが好きである。
_____ 家族や友人との関係に満足している。
_____ 定期的に趣味や他の創造的な余暇を楽しむ時間がある。
_____ 定期的に健康診断と歯科検診を受けている。
_____ 乗りものでは常にシートベルトを着用している。
_____ 総合的に考えて、私は人生を最大限に楽しんで生きていると感じる。

自己評価:数字を合計してください。
合計が70点以上:あなたは健康です。その調子で頑張ってください。
合計が50点以上:改善の余地があります。どこから始めるか決めましょう。
合計が50点未満:すぐにセルフケアを始めてください!

● **8-1 ウェルネスの自己評価** この用紙に記入して、あなたのセルフケアとウェルネスに関する要素を評価します。

的な運動や活動を連想させます。夏は豊かで暖かく、従って食物の実りを連想させます。そして、地域活動や旅行などを通して他人との結びつきを深める時期でもあります。秋は夏の成果を収穫する季節であり、もう使わないものを解放して手放す時で

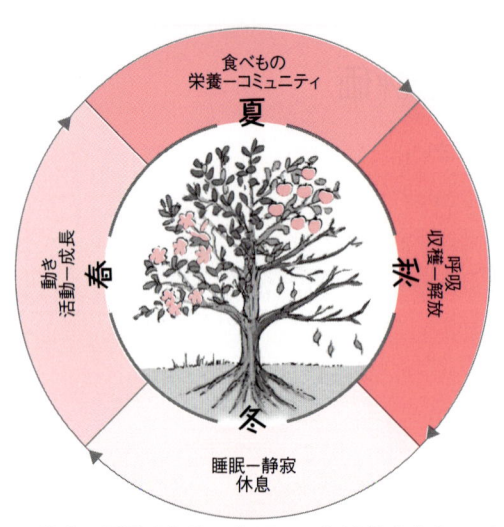

● 8-2　四季のセルフケア　これは健康的なライフスタイルの様々な面と四季のサイクルとの相互関係を示した図です。冬は自然界における休息と睡眠の時、春は動きと成長、夏は食べものと栄養、そして、秋は呼吸に焦点を当てて自分を解放する時です。この自然の恵みであるセラピーのサイクルは1日、1週間、1年あるいは一生の中のそれぞれの時間にもあてはまります。

す。呼吸（吸気と呼気）に意識を集中するのも自然とこの季節に合っています。

　1年間の四季における自然のサイクル以外に、1日の昼と夜のサイクルからも学ぶことができます。私たち人間は、休息の時間から活動の時間へ移行し、外の世界とのつながりや慈しみを求めます。眠り、動き、食事をし、呼吸し、解放し、そして再びそのサイクルに身を委ねます。すべての生きものと同じく、私たちは活動と非活動、栄養と消化、吸気と呼気の自然なサイクルの中で生き、育まれています。1日、1週間、1年そして一生のサイクルの中にある変化に従って生きているのです。

身体的、感情的セルフケアとウェルネス

　日常生活や仕事で使われた身体的エネルギーをとり戻すために、身体の基本的な欲求を満たすことは大切です。また、感情的、精神的、スピリチュアルな面のケアも重要です。以下はセルフケアに関する提案です。既に意識して行っているものと一致しているでしょうか？　それから、あなたの日常生活で自覚して改善すべき事柄がないか見てください。そして今後、自分を育む新たな方法を探すことを自分に約束してください。

睡眠と休息

　睡眠は自然が恵んでくれた基本的なセルフケアです。目覚めている間に費やしたエネルギーを満たすための時間であると考えてください。良質で十分な量の睡眠は身体を癒し、再生させるために不可欠です。睡眠は人を無意識にしてリラックスさせ、1日の出来事や心配事から解放させてくれる時間でもあります。寝ている間に見る夢は、その日の活動、思考や感情を処理する重要な方法です。

　一般的に睡眠時間は8時間が適当であると考えられています。しかし、あなた自身のニーズを尊重することが重要であり、それよりも長く、あるいは短くてもよいでしょう。あなたが必要な睡眠時間は、活動や季節に応じて変わるかもしれません。自分に合った睡眠時間を決め、寝室は眠気を誘うために静かで明かりを暗くした、心地よい環境に整えましょう。

　日中に1回か2回、短時間の昼寝をすれば夜間の睡眠を補い、身体と心をリラックスさせられるでしょう。数分間、目を閉じて座り心地のよいいすに座りましょう。日中見る夢はあなたの心を解放し、さらに想像力を満たして、1日の残りの仕事を続ける活力となるでしょう。

　なかなか寝つけない人は、夜になったら

明かりを薄暗くして、身体と心を活動的なモードから眠りのモードに切り換えましょう。就寝前のリラックスできるエクササイズや入浴は眠気を誘い、睡眠の質を高めることができます。カモミール、イヌハッカ、タツナミソウなどの温かいハーブティーも心を落ち着かせるリラックス効果があります（バレリアンは刺激を感じる人が多いため、避けてください）。夜遅くの電話や電子メールのチェックなどは、脳を刺激して活動を活発にさせてしまうため避けてください。

動作と運動

　人体は動くようにつくられています。日常活動の単純な動作から、本格的なエクササイズのような集中的な運動に至るまで、血液とリンパの循環によって酸素と代謝産物の運搬が行われて身体の細胞は養われています。神経系が刺激されると身体の化学物質が変化を起こし、人の気分に影響をおよぼします。施術中の体勢パターンに注意した動きでも、治療的運動や、レクリエーション運動であっても、動くということは毎日のセルフケアの一部なのです。

施術中の体勢パターン

　手技を用いるケアの仕事には身体活動が含まれるため、最も効率的なバイオメカニクスの原則を守ることが重要です（Chapter 3 の「施術者の体勢パターン」を参照）。施術中の動作のパターンに注意を払ってください。クライアントのニーズに対応しながらも、あなたの身体を安全で快適に動かせる方法が見つかるまで、じっくり探しましょう。

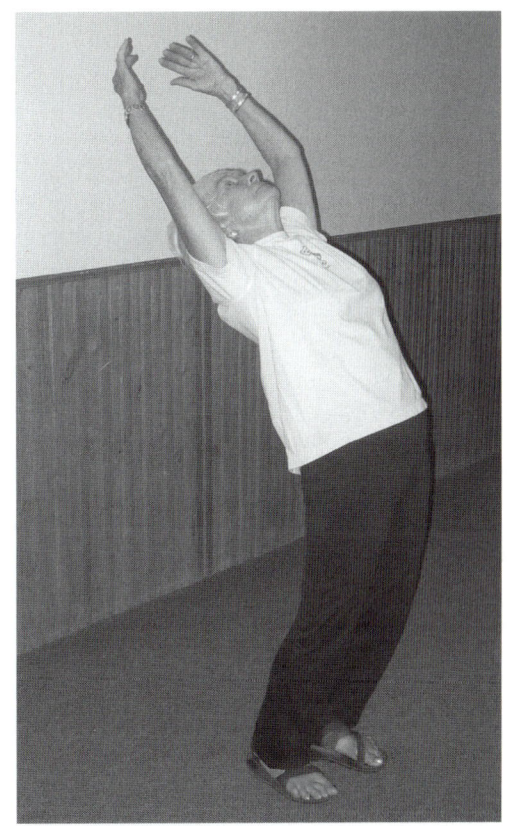

●8-3　**背部の伸展**　両足に力を入れて立ち、両腕を頭より上げて伸び上がって脊柱を伸ばします。顔を天井へ向けて上体を弓のように後方に反らせます。両肩は力を抜いて耳より低い位置に保ちます。腕から広背筋までがつながっているような感覚を味わってください。伸展している上背部を支えるために、腹筋と腰部の筋肉および殿筋を収縮させます。痛みがなく気持ちのよいところまで伸展させてください。

治療的運動

　身体の循環機能を改善し、筋肉を強化して調子を整えてくれるたくさんの運動（ウォーキング、ランニング、水泳やサイクリングなど）があります。また他に、筋肉や腱や靱帯をストレッチして、リラックスさせるエクササイズ（ヨガ、太極拳、気功、ピラティスなど）もあります。これらのエクササイズをバランスよく行えば、最適な健康状態を保て、日常生活のストレス

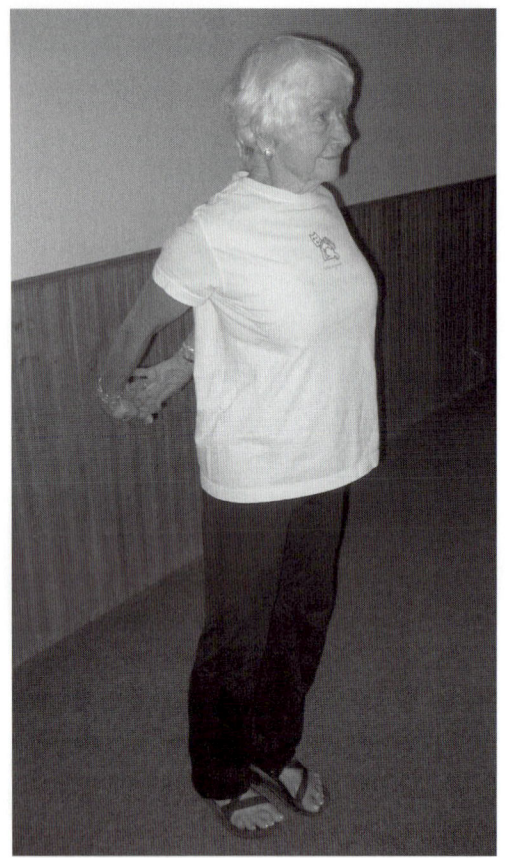

● 8-4 胸の伸展　両腕を背中に回して両手の指を組みます。深く息を吸って胸郭が膨らむのを感じながら、胸筋をストレッチさせて菱形筋を収縮させます。顔と首の筋肉は意識して力を抜きましょう。

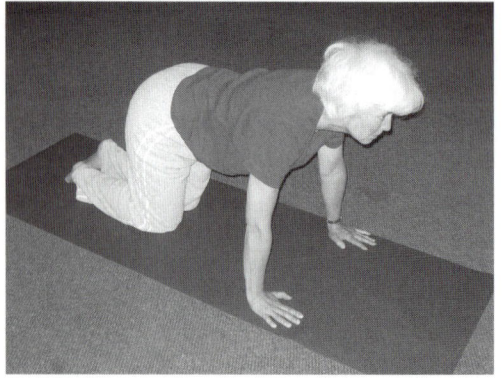

● 8-5 ネコのポーズ—開始の姿勢　両手と両膝を床につけ、手は肩に対して垂直に、膝は殿部に対して垂直になるようにします。背筋を伸ばして、前方を見ます。

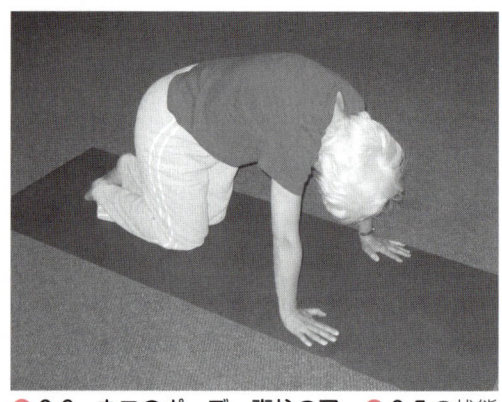

● 8-6 ネコのポーズ—脊柱の弓　● 8-5 の状態から頭の力を抜いて下に垂らし、背中を引き上げて背骨を弓のように持ち上げます。このポジションのまま1呼吸してから背骨を元に伸ばします。ゆっくりと数回繰り返します。

からも解放されるでしょう。

以下で紹介するいくつかの簡単なエクササイズは、手技を使ってケアにたずさわる人にとって、特に有効です。どれもが背部、肩部、腕部のストレッチと弛緩に効果があり、マッサージ師に共通するオーバーユース症候群を予防します。● 8-3 から ● 8-8 までを参照してください。

レクリエーション運動

大抵のエクササイズは、治療的運動と娯楽的要素を含んでいると考えられています。例えば、サイクリング、カヌー、ダンス、スキーや競技スポーツなどです。これらの活動には生理学的利点があるだけでなく、人との社会的つながりができ、大自然を楽しむヒーリング効果も期待できます。

栄養

栄養のバランスをとることはセルフケアの重要な要素です。バランスのとれた主要栄養素をとりながら自然食品を使った食事療法は身体的、精神的そして感情的に人を

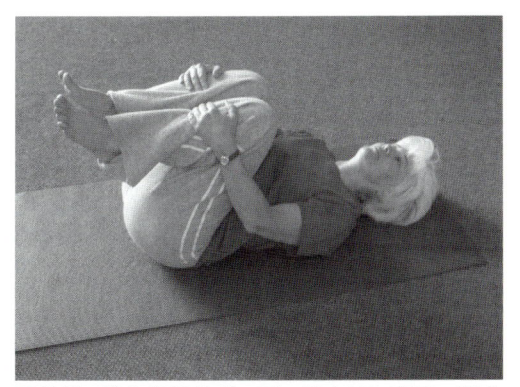

● **8-7 膝を抱えるポーズ** 仰向けに寝て、背中から完全に力を抜きます。両膝を胸に引き寄せて、両手でつかみます。背中全体を床に押しつけて沈み込むように意識します。身体を左右に揺らして、床で背中の筋肉をマッサージするようにしましょう。

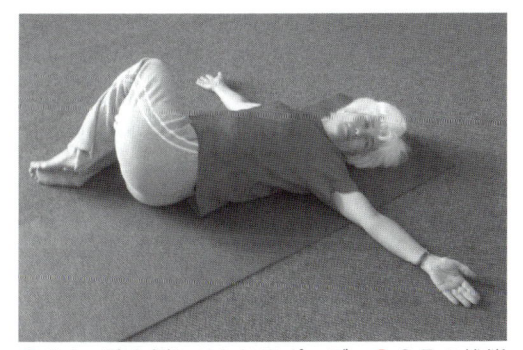

● **8-8 膝を倒してねじるポーズ** ● 8-7の状態から両腕を横に伸ばし、手掌を上に向けます。顔を一方に向けながら、膝を顔とは反対方向にゆっくりと倒します。このポーズで、背中、頸、肩、腕をリラックスするように意識します。中央に膝を戻し、今度は反対方向に膝を倒します。このとき頸は膝を倒した方向と反対の方向に向けます。

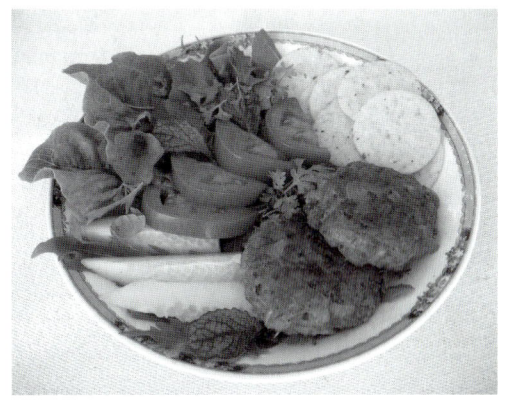

● **8-9 栄養素密度の高い食物** サラダ、ターキーバーガーとクラッカーの食事は準備が簡単で、栄養素密度も高い献立の一例です。見た目、味、そして食感にも優れ、主要栄養素と微量栄養素もバランスよく含まれています。

育みます。主要栄養素には以下のものがあります。

- **プロテイン** アミノ酸でできているプロテインは身体組織の生成と修復に不可欠です。牛肉の赤身、鶏、魚、卵、牛乳、ナッツ類、種や豆類から摂取できます。
- **脂質** 必須脂肪酸で構成される食物脂肪は、脂溶性ビタミンの吸収、身体ホルモン生成、身体を構成する組織を滑らかにし、健康な皮膚と髪に必要です。オリーブオイル、ココナッツオイル、ナッツバターやバターに良質な脂質が含まれます。
- **炭水化物** 身体組織の燃料となる炭水化物は、果物、野菜、穀物や豆類など幅広い多くの食物に豊富に含まれます。牛乳とヨーグルトはプロテイン、脂質と炭水化物のすべてを含みます。

微量栄養素は、食物に含まれる栄養素で、健康に欠かせません。多くのビタミンやミネラルが含まれています。適切な栄養をとるために、様々な食物を推奨された量だけ摂取する必要があります。健康的な食物を選ぶポイントは栄養素密度です。栄養素密度からカロリーに比して高い量の栄養素を持つ食物がわかります（● 8-9 を参照）。

食事療法は主に栄養素密度の高い食物を選ぶべきですが、他の栄養素を含まない、カロリーの高い食物は避けましょう。例えば、精糖、小麦粉などはカロリーが高いため体重を増加させますが、適切な栄養素を含まない食物です。他に食物に含まれる物質で身体にとって有害なものは、反栄養素

と見なされるでしょう。例えば、硬化油脂（トランス脂肪酸）、食品添加物、保存料などは避けるべきです。

その他の注意点は以下のとおりです。
- **食品ラベルを読む**　パッケージ食品の内容物と栄養素が書いてあるラベルを読み、食品の栄養価をよく知りましょう。
- **栄養価の高い飲料を飲む**　毎日、たっぷり水を飲んでください。緑茶、ハーブティー、フルーツジュースなど、健康的な飲料を選びましょう。
- **調理の準備に気を配る**　食物の栄養、食感と外見を最もよくするために準備と調理法を工夫しましょう。
- **事前に計画を立てる**　事前に計画すれば、賢く食物を選択できます。例えば、夕食を多めにつくっておいて後日の昼食にしたり、冷凍庫で保存したりします。
- **他の人と一緒に楽しく食べる**　健康的な食物を他の人と一緒に食べると満足感が得られます。
- **食物で祝う**　食事療法には柔軟性を持たせましょう。特別な時に特別な食物で祝ってもよいのです。

呼吸とリラクセーション

呼吸は生きるために行う自律的な機能の1つです。私たちは意識するしないに関わらず呼吸をしています。呼吸を意識することによって、身体に活力を与えリラックスさせる呼吸パターンに変えることができます。以下は呼吸とリラクセーション・エクササイズの例です。それぞれ試して、あなたのエネルギーレベル、精神状態や感情的な状態がどのように変わるかを観察してください。いずれのエクササイズも1日に数分間あれば行うことができます。

意識呼吸

ストレスに対処する最も簡単で効果的な方法は、呼吸を意識することです。ゆっくりと深い呼吸をすることで、その時に抱えている身体的、精神的疲労に対処することができ、日常生活を健康的に過ごせるようになります。意識的な呼吸は、身体的、感情的、あるいは精神的な不快感を解放させるための方法（呼気）であり、身体を育んで精神的な充足感を高めるのに必要な生命力をとり込む（吸気）ための方法の1つです。

呼吸を意識するには以下の方法がよいでしょう。
1. 腹部、へそのすぐ下に片方の手を置き、腹部を膨らませながら深く大きな息を吸う。
2. 力を抜いて息を吐く時に腹部を平らにする。
3. 上記を数回繰り返す。

このエクササイズはいつでもどこでも行えます。1〜2回意識して深呼吸するだけでも、あなたの意識は変わり、新たな物事の見方ができるようになります。

脈拍に合わせた呼吸

いすに楽に腰かけるか、床にクッションを置いてその上に座り、目を閉じてください。
1. 一方の手の四指（親指以外）をもう一方の手の橈骨動脈（母指手根部下の手首）に当てます。
2. 脈拍4拍かけて息を吸い、今度は4拍かけて息を吐いてください。
3. 脈拍に合わせて呼吸を続け、身体がリラックスしていくのを感じましょう。

このエクササイズ中、脈拍検出部にずっと手を置いておくか、手を離してリラックスし、呼吸を意識しても構いません。この過程で脈が変化したり、遅くなったりする

かもしれません。脈拍は一定ではなく、弱くなったり、速くなったりするので、脈拍の状態を気にしないようにしましょう。脈拍の状態について判断や解釈をせず、手順どおりにエクササイズを行ってください。

　数分間で心と身体が休まるのを感じられるでしょう。このエクササイズはあなたの身体が求めているものを知るのに特に役立ちます。

無心になるエクササイズ

　このエクササイズで簡単に瞑想の利点を知ることができます。ほんの5〜10分でもよいですが、徐々に20〜30分に時間を増やしてください。

1. 楽な姿勢で腰かけて、目を閉じて呼吸を意識します。呼吸の仕方を変えたり、特別なことは何もしなくてかまいません。
2. 自然な呼吸を続け、息を吐くたびに、すべての雑念を頭から解き放ってください。
3. 身体的な刺激、感覚や感情を感じたら、雲が通り過ぎていくのを眺めるようにそれを観察して、手放してみてください。
4. 雑念を意識したら、それを観察して手放してみてください。雑念を無理やり追い払おうとせずに、そっと解き放つようにしてください。

　このエクササイズは、あなたをとり巻く世界へのあなたの執着や、周囲の世界の様々な制限からあなたを解放し、気持ちを落ち着かせることに役立ちます。

地に足をつけた感覚の
視覚化のエクササイズ

　このエクササイズを規則的に行えば、ケアに関する手技を行う際や日常動作における姿勢パターンの質を高めるでしょう。

1. 楽な姿勢でいすに腰かけて、目を閉じます。いすに触れている身体の重みを感じてください。
2. 脊椎の根元にある仙骨に意識を集中します。1つずつ積み重なっている椎骨を思い浮かべてください。頭が首と背中の頂点に楽に乗っていることを意識してください。
3. 脊椎の根元から、光の線が地球の中心に向かっていると想像してください。それはあなたと地球を結ぶグラウンディングコード（中心軸）です。
4. 緊張、痛み、身体的不快感や感情的不快感など、グラウンディングコードを通して、あなたが手放したいと思うすべてを頭から地球へ解放してください。地球はとり入れたものはすべて自然のエネルギーに変えられると信じてください。
5. 続いて、あなたの足に意識を集中して、大地のエネルギーが足の裏から身体に入ってくるのを感じましょう。
6. 足の先から体幹部全体にそのエネルギーが流れていくのを追いましょう。首、顔や頭をエネルギーで満たし、腕や手にも流しましょう。
7. 生命のエネルギーがあなたの全身を満たしているのを感じてください。それが色のついた光や水の流れであると想像して、視覚化しましょう。それは温かくても冷たくても構いません。

　この過程を想像することから始めてください。練習すれば、「地に足をつけている」感覚を理解することができるようになります。そして、この理解がもたらす平穏な感覚と自信を感じるでしょう。

> ### 実践のヒント
>
> **「手洗い：セルフケアの認識」**
>
> クライアントに触れる施術の前後に手を洗うことは必要事項ですが、同時に複数のレベルで行えるセルフケアにもなります。施術前の手洗いはこれから行おうとする施術の意図への意識を高める時間になるでしょう。例えば、私は手を洗う時にこう自分に言います。「雑念、心配や不安をすべて捨てよう。そうすれば、これからケアするこの人といる間、ずっとこの人に意識を集中できる」。施術後の手洗いでは、水のぬくもりが私の手をリラックスさせるのを感じながら、「今日この人と一緒に分かち合い、学んだことへの感謝の気持ちとともに、この人のエネルギーを自分から解放しよう。私は自由になり、気持ちを切り換えて今日の残りの時間を頑張ろう」と自分に言い聞かせています。

その他のセルフケアについて

あなた自身のニーズと性格に応じて、自分のための時間と人のための時間の、適正なバランスを見つけてください。感情に正直になることを学び、健康的な感情表現の方法を見つけましょう。ユーモアの大切さと人生の楽しい時間を味わうことを忘れないでください。毎日の基本的なセルフケア以外にも、あなたを育む多くの方法があります。

- **趣味** 1人で行う趣味でも、友人と一緒に行う趣味でも、ストレスを和らげる活動はたくさんあります。映画鑑賞、読書、ゲーム、お気に入りのクラフトづくりを楽しむ時間など様々です。趣味は仕事の心配事や問題を忘れさせてくれます。また、創造的な表現方法も与えてくれます（● 8-10 を参照）。

- **音楽** 音楽を聴くことは心を落ち着かせるとともに活力の源になります。歌を歌ったり、楽器を演奏することは創造的な表現方法であり、感情エネルギーの健康的なはけ口となります。

- **日記** 個人的な日記を書いたり絵で描くことは、考えや感情を表現して処理する方法の1つです。自己評価や着飾らないでありのままの言葉や絵で表現してください。内容や完成作品そのものよりも、批判の心を捨てて何かを紙に表す過程こそが重要なのです。

- **マッサージ** ボディワークがもたらす身体的、精神的な利点を楽しんでください。あなたの健康と精神的充足感を高めるだけでなく、他の人に対して行う真心を込めたタッチの重要性を再認識するでしょう。

- **水治療法・入浴** 水の癒し効果を利用してください。エプソム塩^{（訳注）}を入れたお湯に浸かって疲れた筋肉をほぐします。水治療法は他には、ジャグジー、サ

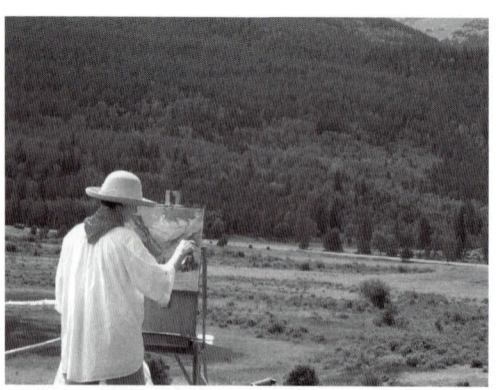

● **8-10 趣味** 創造的な表現の手段となる趣味を楽しんでください。

（訳注）エプソム塩：硫酸マグネシウムのことであり、低マグネシウム血症の治療で使われる。体を温める効果もある。

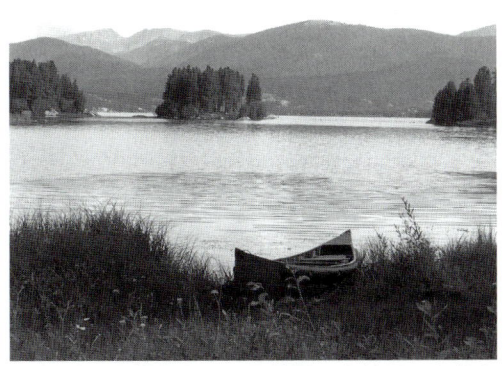

Chapter **8** ケアする人の自己管理

● 8-11 **自然の中にいる時間** 自然界の心休まる美しさを楽しみ、あなた自身をリラックスさせて活力をとり戻しましょう。

ウナ、スチームバスや足浴などがあります。好みに応じて、心を落ち着かせる効果のあるハーブやオイルを使いましょう。

- **花・美しいもの** あなたの周りに、植物や花、そして美しいものを置いてください。自然の草花の様々な色や触感、または芸術品であなた自身を育みましょう。
- **簡単な習慣** 多くの人にとって簡単な習慣はセルフケアの重要な一部です。ケアをする人にとっては死や喪失という経験に対処する助けとなります。習慣は個人的なことでも、他の人と一緒に行うことでも構いません。例としては、キャンドルをつけることは死者を敬う方法です。数分間、座りながらその人との関係で学んだことのすべてに感謝しましょう。
- **自然と親しむ時間** 自然の中で過ごす時間は、休息と活力を与えてくれます。ハイキング、ガーデニング、あるいは木陰で休むだけでもよいのです。水、地球、太陽、そして新鮮な空気など自然の力を借りましょう。自然と一体になることによって、人生はサイクルであり、季節の移り変わりを通して生命が生き続けていることを思い出せます。困難でストレスの多い環境に身を置いた時、心休まる自然のイメージを頭に描くことでリラックスできるでしょう（● 8-11 を参照）。

倫理的境界線とセルフケア

人はそれぞれの「入れもの」のようなものの中で生き、働き、創造し、他の人と関係しています。そして、その入れものの輪郭を形づくっている「境界線」は人の職業的な役割と個人的な役割を明確にし、特定の対人関係を制限する一方で、最も必要で適切なものに注意を向けさせるでしょう。ケアを職業とする者にとって適切な境界線への注意とは即ち、倫理的問題であると考えられます。倫理的ルールは基本的にクライアントを守ることを目的としていますが、ケアをする人のセルフケアにとっても重要です。他者にケアを提供する際に賢明な判断をするためのガイドラインとなり、ケアを提供する人を守ってくれます。

- **業務範囲** あなたの法的な専門業務範囲を守ってください。医師でない限り、医学的症状の診断や治療を指示する等の行為を行ってはいけません。医療施設の違いを考慮することによって、どのような行為があなたの受けた訓練に適しているかが明らかになるでしょう。例えば病院では、マッサージ師が患者さんの身体を移動させる時には看護スタッフの補助を求めてもよいでしょう。
- **役割と同意** あなたが受けたトレーニングと割り当てられた役目の範囲内で行動しましょう。次のような質問を忘れないでください。「私はこの場所、あるいはこの環境で何をすることを同意したのだろうか」「私の役割は何か」。患者さんがあなたの役割ではない不適切な要求をした場合「私には資格がありません」あ

るいは「許可をもらっていません」と答えて断ることができます。例えば、患者さんへ投薬するなどの、あなたの担当ではないことを要求された場合です。他に例をあげると、組織に損傷や痛みを与える恐れのあるマッサージをするように患者さんが要求したとしましょう。あなたはそれが不適切な対応だと考えるならば、「スーパーバイザーに確認しなければできません」と答えてもよいでしょう。

- **親密さ** 手技を用いるケアには様々なレベルの親密さが発生します。タッチを与える側も受ける側も、楽しさ、安堵感や心地よい感覚を経験します。ケアする側と施術を受ける側のいずれかに、官能的および性的感心、欲望や恋愛感情がある場合、しばしば恐怖心、罪悪感や混乱といった他の感情を引き起こすことがあります。これは複雑な問題ですが、あなた自身の感情を認識して、この問題を意識する過程を尊重することが重要です。自分に正直になることで、あなた自身と他の人にある感情に対して明確で、敬意に満ち、究極的にはそれに囚われない方法で対処することができます。自分や他人の感情の犠牲になる必要はありません。あなたの契約上の役割を常に念頭に置いて、感情に囚われそうになったときには、患者さんやあなた自身の欲求に対して「ノー」と言うことを忘れないでください。

専門家による支援

セルフケアのための時間をつくり、関心を持つことで、私たちは自分自身の健康と精神的充足感を保つために必要なバランス感覚を養うことができます。医療従事者として自分を育むために、仲間や、あなた自身が教育を受けている学校に専門的な支援を求めることも賢明でしょう。

同僚の支援

あなたの仕事の大変さを理解できる他のケアスタッフと話をすることは大切です。守秘義務に気をつければ、あなたの仕事に関する疑問や心配事に関して話してもよいでしょう。同僚と学び合い、成功例を共有することは自分の役に立ちます。医療機関で働いている場合、ヘルスケアチームのミーティングはあなたの仕事について話し、同僚の考え方や役に立つアドバイスを得るよい機会となるでしょう。

指導者・スーパーバイザーの支援

信頼できる指導者やスーパーバイザーは、ケアを専門とする道を歩むあなたに励ましの言葉やアドバイスをくれるでしょう。目標にできる人物を見つけ、あなたの疑問や心配事を相談しましょう。熟練した施術者の助手になったり、その人にコンフォート・タッチを行って感想を聞くのもよいでしょう。

継続的な教育

継続的に教育を受けることは、あなたとクライアントにとって有益な最新情報を得る手段です。あなたの職業は免許や資格を更新するために継続的な教育が必要かもしれません。さらに仲間の輪を広げて専門能力を高めてくれるでしょう。

Chapter 8　ケアする人の自己管理

体験談

「与えられる時」

　ドアの呼び鈴が鳴ったので、行ってみると玄関に花の入った箱がありました。「誰からかしら。誕生日でもないのに」私はそう思いながら箱を開けてみると、花瓶入りのつぼみのユリが入っていました。同梱されていたカードには「早く治りますように。同僚一同より」と書かれていました。

　それは私が緑内障の進行を止めるための手術をした数日後でした。後日、外来の医師は私の眼圧を検査しながらうれしそうな様子で、「この調子で無理しないでください。あと数週間はものを持ち上げたり、かがんだりしないように」と言いました。私はほっとして、受けた医療の質の高さと家族や友人のサポートに感謝しました。

　手術前日、女性の友人達が私を訪ねてきました。友人達は自分たちがつくる輪の中心に横になるようにと私に言いました。彼女たちに会えたのはうれしかったのですが、注目の的になるのは気が進みませんでした。「メアリー、今度はあなたがもらう番よ」と、彼女たちは言い張りました。それまで私が個人的に、そして仕事上で、皆を助けてきたことを彼女たちは知っていたのです。私は柔らかい毛布の上に枕を置いて横たわりました。彼女たちは手術に関する私の期待と不安を聞いてくれました。1人ずつ、私に温かい言葉をかけながら、ゴムのひもに特別な色のビーズを通しました。それから、彼女たちの真心と思いやりを忘れないようにそのビーズのついたひもを足首に巻いてくれたのです。

　彼女たちは美しいビーズのアンクレットや食べもの、お花、そして思いやりにあふれた言葉をくれ、その間ずっとマッサージをしてくれました。人をケアするばかりだった私は、手術後の回復期はその役割を捨てる必要があることに気づきました。ビーズのアンクレットは、自分がケアを受ける番であることを知るというセルフケアの重要性を教えてくれたのです。

この章のまとめ

- ケアには身体的、精神的そして感情的な多くのストレスや問題がつきまといます。ケアをする人は健康を保つため、自分自身のケアの必要性に注意することが重要です。
- ウェルネスの自己評価は、その人の生活スタイルを評価する1つの方法です。あなたの全般的な健康と幸福感に影響を与える様々な要因について知るきっかけとなります。
- 健康のサイクルは、セルフケアにはサイクルがあるという特性を認識できるよう視覚化する方法です。休息、活動、栄養や健康的な呼吸など私たちの基本的ニーズを認識します。
- 規則正しい良質な睡眠と休息は健康に欠かせません。
- 運動は毎日のセルフケアに不可欠な部分です。仕事中のパターンに注意し、治療的運動とレクリエーション運動を行いましょう。
- 良品な栄養を摂取する方法には、主要栄養素と微量栄養素のバランスがよい自然食品の食事療法などがあります。健康的な食事をするためには高栄養密度の食品を多くとり、栄養素があまり含まれていないエンプティ・カロリー食品を最小限に抑えましょう。
- 呼吸に意識を向けることで、呼吸パター

ンの効率性を改善することができ、身体に活力を与えるとともにリラックスすることができます。
- 毎日の基礎的なセルフケアに加えて、身体、心や精神を育む他の方法もあります。それは趣味をもつこと、音楽を楽しむこと、日記をつけること、マッサージや水治療法、美しいものを愛し、意義の多い習慣を実践すること、自然の中にいる時間を楽しむことなどです。
- 人の「境界線」は職業的役割と個人的役割を明確にします。倫理的ルールはクライアントとケアする者の両方を守ります。それは人のケアをする際に賢明な選択をするガイドラインとなり、ケアを提供する人自身のセルフケアという点で重要です。
- 同僚や指導者の支援や継続的な教育など、専門家のサポートは個人的にも仕事上でもあなたを育んでくれるでしょう。

推薦図書

Davis MS. Caring in Remembered Ways. Blue Hill, ME: Heartsong Books; 1999.

Feinberg School of Medicine. Caregivers urged to take care of themselves [on the Internet]. November 2007.

Foster MA. Somatic Patterning: How to Improve Posture and Movement and Ease Pain. Longmont, Co: EMS Press; 2007.

Hass E. Staying Healthy with the Seasons. Berkeley, CA: Celestial Arts; 2003.

Keidel GC. Burnout and compassion fatigue among hospice caregivers. American Journal of Hospice and Palliative Medicine. 2002; 19:200-205.

McIntosh N. The Educated Heart: Professional Boundaries for Massage Therapists, Bodyworkers, and Movement Teachers. 2nd ed. Baltimore: Lippincott Williams & Wilkins, 2005.

9

コンフォート・タッチプログラムの開発・運営のガイドライン

運営の概要
　コンフォート・タッチが行われる場所
　コンフォート・タッチプログラムの運営
　個人的に行う施術

コンフォート・タッチの
施術者としての必要条件

プログラムの提案書と資金調達のオプション
　コンフォート・タッチを行う理由

プログラムの組織構成
資金

マーケティングと地域支援活動
　医療スタッフと運営スタッフへの
　　プレゼンテーション
　医療スタッフのための院内トレーニング
　スタッフと地域向けの資料
　公の場での講演と地域社会活動
　ネットワークづくり

「コンフォート・タッチの"ゆっくり、心地よく、相手を尊重して"という原則は、すべての多忙な医療従事者の心得となるでしょう。コンフォート・タッチは実用的で人に喜ばれることが実証されています。この方法にはシンプルなすばらしさがあります。単なるマッサージ法の1つということはでなく、身体的、感情的、スピリチュアルな苦痛に直面している人のそばに寄り添う方法をわかりやすく教えてくれるからです」

パトリック・デービス

　本書の中でこれまで述べてきたとおり、コンフォート・タッチのねらいとテクニックは様々な場で幅広い層の人に適しています。本章ではコンフォート・タッチを自らのケアプログラムに組み入れようと考えているヘルスケア機関の経営者に役立つ情報を紹介します。また、コンフォート・タッチの個人施術者が、技術の提供先として考えている機関へアプローチする際のガイドラインとなるでしょう。

運営の概要

　補完療法であるコンフォート・タッチは、ヘルスケアの場における通常の医療と看護ケアの補助として安全で手軽に組み入れることができるでしょう。コンフォート・タッチを行う機関の経営的な焦点に応じて様々な運営方法が可能です。

コンフォート・タッチが行われる場所

　コンフォート・タッチのプログラムの導入には多くの可能性があります。多くの医療機関の綱領には、ケアの場におけるタッチの価値を認めて、補完療法を治療法に含めることへの誓約が謳われています。病院、ホスピス、介護付住宅や高度看護施設では、訓練を受けたマッサージ師による患者さんや入所者への安全かつ適切で育むようなタッチの技術が歓迎されています（●9-1 から●9-4 を参照）。

コンフォート・タッチプログラムの運営

　医療機関におけるコンフォート・タッチプログラムは、施術を受ける人の層、施設の環境、そして組織の運営構成に応じて様々な方法で運営することができます。

クライアント／患者の層とケアの焦点

　特定の医療機関あるいは施設で治療を受ける人の層について考えてください。例えば、地域病院には救急の患者さん、産婦人科、外科や内科にかかっている患者さんなど、様々な人がいるでしょう。ホスピスは一般的に慢性・終末期の患者さんに対応しています。他にも様々な特殊なニーズに対応する施設があります（リハビリテーションセンター、がんセンター、あるいは高度看護施設など）。

　患者さんが受けているケアの焦点を理解することはサービスを受ける人の特定のニーズを知るのに役立ちます。コンフォート・タッチの第一の意図はクライアントに

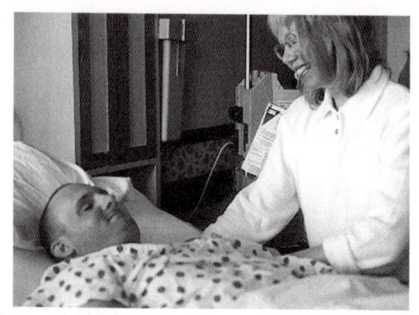

●9-1　**病院でのコンフォート・タッチ**　カレン・ギブソンは看護師の資格を持つマッサージ師で、病院をベースとしたマッサージ運動の草分けです。これはある病院内のがんケアセンターの患者さんにタッチを行っている様子です。

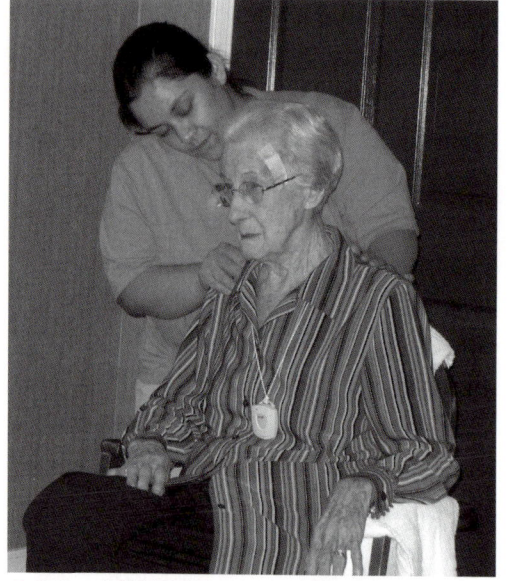

●9-2　**介護付住宅でのコンフォート・タッチ**　介護付住宅の住人に施術している看護助手。

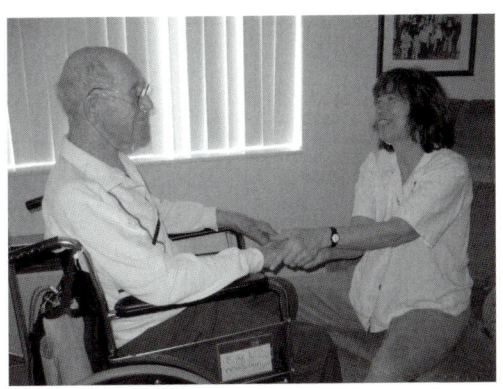

Chapter 9 コンフォート・タッチプログラムの開発・運営のガイドライン

● 9-3 **高度看護施設でのコンフォート・タッチ** マッサージ師からタッチを受ける高度看護施設の入所者。

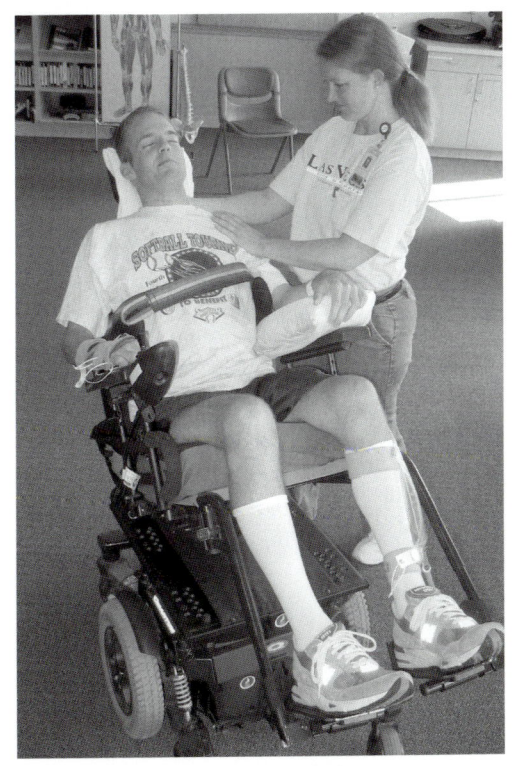

● 9-4 **リハビリテーション病院でのコンフォート・タッチ** リハビリテーション病院でコンフォート・タッチを行う看護師と電動車いすの背もたれを傾けてリラックスする患者さん。

心地よさをもたらすことですが、経営者と施術者は、この目的を理解しておくとコンフォート・タッチがその施設で行われている他の医学的治療法やセラピーを補完するものであると位置づける際に役立ちます。例えば、コンフォート・タッチは病気や外傷の後にリハビリテーションを受けている患者さんにリラクセーションを与え、痛みを和らげることで心の落ち着きをもたらし喜ばれます。同様に、ホスピスや在宅ケアの高齢の患者さんが病気や老化によって感じる孤独感や疎外感を和らげます。

医療機関の物理的環境

構成、規模、設備などの物理的環境は医療機関によって大きく異なります。組織が大きければ大きいほど、運営構成はより複雑になります。大規模組織の医療機関ではタッチセラピー・プログラムを組織全体に導入する前に、試験的に一部で行うかもしれません。医療センターの多くは規模が大きく複数の施設を持つ組織の一部です。

在宅ケアサービスは、入院設備を持つ医療センターの付属サービス、あるいは自宅でケアを受ける患者さんに特化したプログラムかもしれません。在宅ケアサービスの会社が運営するタッチセラピー・プログラムでは、直接の監督が難しいため、施術者を雇用する際に特に注意を要します。ホスピスの組織の大半は、認定された在宅ケアサービス業者であり、自宅にいる患者さんに直接介護を行います。在宅ケアサービスの業者には本社管理オフィスがあり、医療スタッフのミーティングやトレーニングを管理しています。

運営構成

医療機関は営利団体か非営利団体のいずれの可能性もあります。最良の質のケアを目標とする点ではいずれも同じでしょうが、運営資金調達方法など地域活動との接点や一連の責任説明の点では異なるかもしれません。

タッチセラピー・プログラムの運営方法は、医療機関の規模や既存の運営状況に応じて様々な可能性があります。コンフォート・タッチがどのように紹介されるかは組織の構成によって決まるでしょう。もっとも多いパターンは、患者さんの世話をする医療スタッフから希望が出る場合です（看護の担当者やソーシャルワーカーなど）。プログラムによっては担当医の具体的な許可が必要な場合もあるでしょう。コンフォート・タッチは安全で適切な方法なので、正式な施術の訓練を受けた者が医療施設において行う限り、黙認されることもあるでしょう。

以下はプログラムに関係する可能性のある立場の人です。

- **医療サービス責任者**　一般的に医療サービスの責任者は、患者さんと直接接する人を管理する看護師です。患者さんと直接接する人とは、看護師、看護助手、ソーシャルワーカー、理学療法士や作業療法士などです。施設によっては、施設付牧師や、マッサージ師、音楽療法や芸術療法などの補完療法の施術者も含む場合があります。医療サービス責任者は医学的判断を任されている医師（医療責任者）と緊密な連携をとり合います。

- **ウェルネスコーディネーター**　ウェルネスコーディネーターの仕事は、治療体操や栄養学をはじめとする、健康のための継続的プログラムを提供することです。そのプログラムは地域社会の関心とニーズ、そして使用できる資源によって大きく異なります。ウェルネスコーディネーターがマッサージについて問い合わせを受ける責任者かもしれません。また、ヘルスケア機関の患者さんや施設入所者のニーズへの対応だけでなく、従業員の健康促進のための活動もとりまとめているかもしれません。

- **補完療法コーディネーター**　マッサージを含む補完療法が医療施設で用いられる機会が増えているため、ケアコーディネーターが審査、スケジューリングと補完療法の監督の責任者であるかもしれません。補完療法が従業員の健康増進プログラムの一部に入っている可能性もあります。

- **活動コーディネーター**　高齢者療養施設、介護施設、高度看護施設を含めた住居型施設の大半は入所者のために社会的、教育的な機会を提供する活動プログラムを用意しています。それは身体的、感情的、精神的健康を目的とした様々な活動で、例えば、芸術、工芸、音楽、旅行、講演やその他の社交イベントなどです。活動コーディネーターは入所者の活動にコンフォート・タッチを導入したいと考えるかもしれません。例えば、熟練したコンフォート・タッチの施術者であれば、入所者とその家族でお互いにハンドマッサージを行うプログラムを紹介できるでしょう。肩部や足部へのコンフォート・タッチを紹介してもよいでしょう。

- **ボランティア・コーディネーター**　コンフォート・タッチプログラムはボランティア活動の区分として扱われるかもしれません。ボランティア活動の歴史があり、患者さんのケアにボランティアを参加させることができるホスピス機関では特に可能性が高いでしょう。例えば、マッサージ師は医療チームの一員として、特定のホームケア・ボランティアにコンフォート・タッチの原則と簡単なテクニックの指導をするかもしれません。

個人的に行う施術

米国では、コンフォート・タッチの施術者の多くは、個人的な施術の一部として医療機関内で施術を行っています。この場合、施術者は医療機関の職員ではなく、患者さんや患者さんの家族から直接報酬を受けとります。米国では、この場合の施術者も資格、免許や保険について、地域あるいは州の規則に従います。施術者の資格、免許や保険は履歴書、身元保証人、結核テストの結果とともに、施術を行う施設で記録されます。

一般的に、医療センターやその他の医療機関、介護施設などを訪れる時は入出館の届け出をする必要があります。患者さんあるいは入所者を訪問する前に、看護スタッフに連絡をして、患者さんの状態について最新の情報を得ておくとよいでしょう。また、訪問後、患者さんのケアに関係する可能性がある関連情報はすべて、スタッフに報告してください。ケア（CARE）ノートの書式を用いてあなたの訪問の記録を残しましょう。

コンフォート・タッチの施術者としての必要条件

コンフォート・タッチの施術者は、医療機関や看護施設の患者さんの安全性と健康を守るために、ヘルスケアの専門家に求められる規準を満たしていなければなりません。施術者の役割と責任は施設により多少異なるかもしれません。医療従事者として他の資格を持っている場合、コンフォート・タッチの施術を既存の仕事に組み入れることになるかもしれません。例えば、看護師や理学療法士は、既存の業務範囲に含まれており、さらにそれを補完するようなテクニックを用いてコンフォート・タッチの原則を組み入れることができるでしょう。

医療機関での施術に興味があるコンフォート・タッチの施術者は、スタッフとして医療機関で働くにしても、独立した契約職員として働くにしても、下記の必要条件をクリアしていたほうがよいでしょう。また、これらのガイドラインは、プログラムをつくる上で、運営者と施術者の両方に役立つでしょう。

- **トレーニングと資格** 米国の場合、マッサージ師の資格や免許は場所によって異なるため、あなたの資格が地域の法令に準じているか確認しましょう（訳注）。また、施術前に必要なコンフォート・タッチのトレーニングを完了してください。施術を行う施設内での位置づけは組織の規則に準じていなければなりません。
- **業務範囲** あなたの業務範囲を守り、トレーニングを受けた技術や施術の資格を有している技術のみ使用してください。
- **衛生状態と普遍的予防策** 標準予防策と普遍的予防策を含む、衛生面に関するすべての規則を理解して遵守してください（付録Aを参照）。
- **結核テストと感染症** 結核テストとその他必要な予防接種に関しては、施術を行う施設の規則に従ってください。風邪やインフルエンザなど伝染性の病気にかかっている場合、施術を行ってはいけません。
- **プロ意識** 清潔で適切な服装をし、常に礼儀正しい態度をとってください。
- **スケジュール** 予約や決められた仕事

（訳注）日本のマッサージ師の身分、業務範囲は「あん摩マッサージ指圧師、はり師、きゅう師等に関する法律」で統一的に規定されており、国家資格である。

職名：マッサージ師／コンフォート・タッチ施術者
宛先：医療サービス責任者

資格：
- 成人。ホスピスのコンセプトを支持し、トレーニング（30時間）を受ける意志のある者。
- 公的機関が認可したマッサージプログラムにおいて、最低500時間のトレーニングを完了したことを示す証明書（あるいはそれに準ずる書類）の保有者。
- 専門職業損害賠償保険加入証明書と所属機関の証明書の両方または一方を保有している者。
- コンフォート・タッチのトレーニング終了者（最低15時間）と筆記試験および実技能力試験の合格者。
- 幅広い層の患者や多分野スタッフで構成されるチームとのコミュニケーションに意欲と能力を持つ者。
- 価値判断を行わない態度と柔軟性を持つ者。
- コミュニケーション能力と協調性がある者。
- 責任感があり、時間を厳守できる者。

職責の要約：
　マッサージ師は患者さんや介護をする人に心地よさをもたらす手技を行う。すべてのタッチは心地よさをもたらす目的で行われ、コンフォート・タッチのトレーニングが示す原則とテクニックを用いる。マッサージ師は、スーパーバイザーの許可を得た場合、訓練を受けた他の技術を組み合わせることができる。

監督：
　総合的な監督は医療サービス責任者（看護責任者）が担当し、直属の監督はマッサージに関するスーパーバイザーが行う。

業務責任：
- コンフォート・タッチトレーニングが示す原則とテクニックを用いて、患者さんやその介護をする人に心地よさをもたらす手技を行うこと。
- マッサージ、あるいは他のヒーリング療法やボディワークのトレーニングに従い、患者さんやその介護をする人に適切で、スーパーバイザーから許可を得た施術を行うこと。
- 個々のケースに関してケアチームの他のスタッフと緊密なコミュニケーションをとり合い、必要に応じてケース・マネージャー（看護師あるいはソーシャルワーカー）やスーパーバイザーに報告すること。
- 依頼があった場合は、多分野のスタッフで構成されるチームのミーティングに出席すること。
- 守秘義務を厳守すること。
- ホスピスが行う院内教育に参加すること（最低年2回）。
- 毎月、勤務記録を人事責任者に提出すること。
- 患者さんに関するすべての必要な記録を保持し、毎週、医療スタッフに提出すること。ケア（CARE）ノートの書式にマッサージとコンフォート・タッチの施術を記録すること。
- 毎年のツベルクリン反応検査を含め、ホスピスがボランティアに規定するすべての健康条件と法的要求事項を満たしていること。
- 対応できるスケジュールを定期的にスタッフに連絡すること。

応募者書名＿＿＿＿＿＿＿＿＿＿＿＿＿＿＿＿＿＿＿＿＿＿　日付＿＿＿＿＿＿＿＿＿＿＿＿＿＿

● 9-5　マッサージ師職務明細書

の時間はすべて守りましょう。施術のスケジュールに関する電話連絡は迅速に行ってください。

- **コミュニケーションと記録** ヘルスケアチームの他のスタッフとコミュニケーションを保ってください。必要であれば、適切なスーパーバイザーに報告をしましょう。すべての必要な記録を行ってください（Chapter 7 を参照）。
- **守秘義務** 患者さんのプライバシーを守るため、守秘義務の規則を厳守してください。クライアントに関する会話や記録の内容を知ることができるのは、その患者さんのケアに直接関係し、認められた人だけです。
- **保険** 個人損害賠償保険と専門職業損害賠償保険に加入する必要があるかもしれません。必要に応じて書類を用意しましょう。車を運転して患者さんの訪問にでかける場合（ホスピスあるいは在宅医療の場合）、運転免許証と自動車保険証を提示する必要があるかもしれません。
- **身元調査** 大半の医療機関では、特に医療スタッフの募集をする際に応募者の犯罪歴調査が義務づけられています。結婚前の姓、現住所、勤務先を明らかにするように求められるかもしれません。

コンフォート・タッチのプログラムを作成する過程において職務明細書が必要になるでしょう。前述のガイドラインを用いてマッサージ師やコンフォート・タッチの施術者に適した職務明細書を作成することができます。●9-5はホスピスで用いられている職務明細書の一例です。各組織のニーズに応じてこの書式に変更を加えてください。

プログラムの提案書と資金調達のオプション

コンフォート・タッチの提案は、プログラムの意図と医療機関に導入する際のガイドラインを説明する書類を作成することから始めます。提案書はその組織のプログラムの責任者と財務責任者（代表者や医療サービス責任者など）に提示しなければなりません。組織構成によっては役員会の承認が必要な場合もあるでしょう。サービスを提供する理由、プログラムを行うために望ましい組織構成／運営構成、そして資金のオプションの提案などが含まれている必要があります。

コンフォート・タッチを行う理由

コンフォート・タッチの効果が、その施設の特定の患者さんに対する医療ケアの質をどのように高めるかを伝えてください。コンフォート・タッチが医療機関において安全かつ適切で、効果的な補完療法であることを示す特徴を述べましょう（Chapter 1 を参照）。

プログラムの組織構成

プログラムがどのように運営され、監督されるかについて説明してください。施術者の資格と役割について、また具体的に誰が初期トレーニングと継続的な監督を行うか、誰がスケジューリング、記録そして経理を行うかについて述べてください。

実践のヒント

「視覚化とゴールの設定」

あなたは個人的に施術を行うマッサージ師ですか、それとも医療機関でコンフォート・タッチの技術を用いることに興味を持っているヘルスケアの施術者ですか。どのように、どこからコンフォート・タッチを始めたらよいか知りたいですか。適切な施術トレーニングを受けることはもちろん重要ですが、あなたが目指す施術のビジョンを明確化してそれを実現するための計画をつくることも重要です。

紙とペンを持って座り、下記についてあなたの考えを書き出してください。

- コンフォート・タッチの施術におけるあなたの現在の能力、適性、関心、そして技術のリストをつくってください。
- どのようなクライアントに会ってみたいと思うか、イメージしてください。すでにそのようなクライアントに会ったことがありますか。
- あなたが働きたいと思う仕事場を心に描いてください。そのような仕事場に行ったことはありますか。その仕事場について何を知っていますか。
- 同じ職場で一緒に働きたい人をイメージしてください。同じ職場で一緒に働きたいと思う人と連絡をとっていますか。
- フリーランスとして働きたいですか、それとも正社員になりたいですか。経験を積むためにボランティアで施術をする意志がありますか。
- あなたのビジョンが実現するまでの段階をリストにしてください。例えば、受けようと考えているすべてのトレーニング、会って話を聞きたいと思う人々、訪問したいと思う施設、どのような宣伝用のカタログをつくりたいかなどを書き出してみましょう。いつその行動を実現するのかについても決めてください。

視覚化とゴールの設定は、新たな試みへの第一歩です。ビジョンを絞れば絞るほど、容易に実現することができます。結果が出ない場合、必要であれば迷わずに計画を調整しましょう。また、熟考の上の行動であれば、新たな機会が自然と生まれることを理解してください。あなたが精力的になれる方向を目指してください！

資金

一般的に大半の医療機関ではマッサージ等のタッチセラピーに対する予算は全くといっていいほどないため、コンフォート・タッチのプログラムのための資金調達は大きな課題となるでしょう。しかしながら、タッチセラピーの効果を示す科学的研究は増え続けているため、資金調達オプションの可能性は今後拡がるでしょう。現在の既存プログラムは様々な資金調達法によって支えられています。特定の機関のニーズと環境に対応するため、異なるアプローチの組み合わせも導入されています。例えば、初期数回の施術（1～3回）を無料で行い、その後行う施術をセット料金で提供する方法です。

施術料

コンフォート・タッチの料金は、予めとり決められた料金で、患者さんあるいは患者さんの家族から直接支払われることがあります。通常、料金はその地域で行われている時間制料金に準じた金額にします。患者さんの経済力に柔軟に対応するため、購買数によって割引をするスライド制料金を適用することもできます。コンフォート・タッチをチケット制にしている施設もあります。

時間制料金契約

このオプションでは、フリーランス契約

あるいはパートタイムの職員契約などの契約形態にかかわらず、コンフォート・タッチの施術者が施設と一定時間の定期的契約を結びます（週3日、1日4時間など）。施設が施設の営業時間内にクライアントの予約をとります。このオプションでは、予約数にかかわらず、勤務時間の対価が施設によって保障されます。多くのクライアントがいる日は全員に施術を行うために、1つの施術時間を短くします。このオプションでは、その日の需要に応じて施術時間を柔軟に調整できる、オープンスケジューリングが可能になります。

このオプションでは、一般的なクライアントサービス関連予算、あるいは補完療法に特に割り当てられた予算から支払いが行われます。

助成金・奨学金

コンフォート・タッチプログラムを支える資金は、組織の特定または一般的な資金調達活動でまかなわれるかもしれません。あるいは個人や地域ビジネス、あるいは企業からの寄附金が当てられるかもしれません。

研究

コンフォート・タッチを研究の一部として患者さんに施術する場合もあります。医療機関におけるマッサージの研究は、米国国立衛生研究所など、他の団体から資金援助を受けるかもしれません。マッサージに関連する組織、教育機関や企業から資金援助を受けている研究もあります。これはプログラムをスタートさせる1つの方法ですが、持続的に活動を支えるために他の資金源も必要になるかもしれません。

学生の実習科目

インターンシップあるいは学外研修とも呼ばれる学生の実習課程は、医療機関においてコンフォート・タッチを施術する資格を持つ学生の無償の教育機会です。そのためには、教育機関（マッサージ師養成学校）のサポートと医療機関の協力が必要となります。学生は、施設が施術者に規定しているすべての必要条件を満たしていなければならず、有資格者のマッサージ師、あるいは医療現場でコンフォート・タッチを行うためのトレーニングを受けた医療従事者の監督のもとで、施術を行わなければなりません。施設によっては学生の施術対象を施設のスタッフや患者さんの家族に限定しています。一方で、患者さんに施術する機会を与える施設もあります。

インターンシップ制度は、医療機関でのマッサージ実習の経験を積みたいと考えている有資格のマッサージ師にとって、継続的な勉強の機会となるでしょう。

職員の健康プログラム

既存の職員向け健康プログラムの予算をコンフォート・タッチに当てることもできるでしょう。20～30分間座位でタッチするセッションを定期的に行えば、施設のスタッフにコンフォート・タッチの効果をもたらす絶好の機会となります。さらに、コンフォート・タッチが患者さんに与える効果を学んでもらうよいきっかけとなるでしょう。特効穴（経穴）に重点を置いて、スタッフは自分の机のいすに座ったままでタッチを受けることができます（Chapter 5の説明を参照）。

マーケティングと地域支援活動

あなたがプログラムの運営者であっても、個人的に施術を行うマッサージ師で

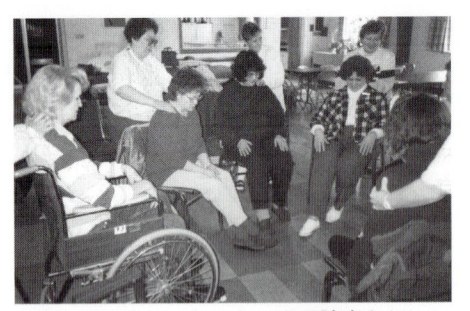

● 9-6　コンフォート・タッチの院内トレーニング　コンフォート・タッチの院内トレーニング中の看護スタッフたち。院内トレーニングは施設のスタッフがお互いに施術してコンフォート・タッチの効果を体験しながら、原則やテクニックを学べる効果的で楽しい方法です。

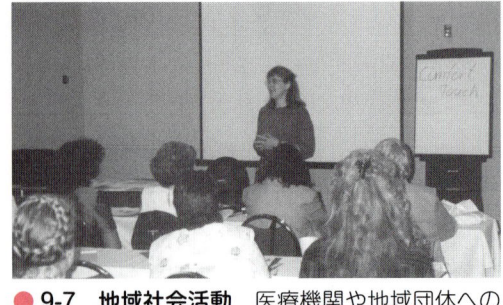

● 9-7　地域社会活動　医療機関や地域団体へのスピーチはコンフォート・タッチの効果について人々に知ってもらう絶好の機会となります。スピーチと一緒に手技の実演を行い、出席者が実技に参加できるようにするとよいでしょう。

あっても、あなたが提供するプログラムと技術を人に周知させることは重要です。以下はあなたの所属している機関、あるいは一般の人にプログラムについて広く知ってもらうのに役立つポイントです。

医療スタッフと運営スタッフへのプレゼンテーション

その施設の患者さんや入所者がコンフォート・タッチから得る効果の概要を、医療スタッフと運営スタッフに話してください。既に実行しているプログラムがあれば、どのように運営しているか説明しましょう。新たなプログラムを提案する場合は、他の成功例をあげて、どのようにすればプログラムがうまくいくかを具体的に説明してください。

医療スタッフのための院内トレーニング

医療スタッフ向けの院内トレーニングでは、コンフォート・タッチの原則を紹介しながら基本的な技術のデモンストレーションを行うとよいでしょう。コンフォート・タッチの基本的テクニックを用いてお互いに肩や手をマッサージする手技の学習体験だけでも、参加者を楽しませるでしょう（● 9-6 を参照）。

スタッフと地域向けの資料

コンフォート・タッチの施術者は、施設のニュースレターや日誌で短い経験談や成功例を紹介できるでしょう。時には地域の地元新聞が、医療機関における補完療法に関心を持つこともあります。

また、タッチの効果の研究について書かれた出版物をファイルしておくとよいでしょう。プレゼンテーションを行う際に他の資料やビデオとともに利用できます。

公の場での講演と地域社会活動

地域の医療機関が、医療施設から提供される新しく革新的なプログラムに関心を寄せることはよくあります。ゲストスピーカーを招いて興味深い情報をその会員に紹介する団体も多数あります。高齢者センターや高齢者療養施設のスタッフや入所者、高齢者を介護する家族、あるいは糖尿

病、がん、アルツハイマー病、パーキンソン病などの患者さんを支援する団体のメンバーに対し、コンフォート・タッチの効果についてスピーチを行ってください。スピーチに加えて簡単な実演を一緒に行うと最も効果的でしょう。院内トレーニングと同様に、コンフォート・タッチの手技をお互いに行うことで、講演を聴く人たちも楽しむことができるでしょう（●9-7を参照）。

ネットワークづくり

相手が医療従事者であっても、単にコンフォート・タッチに興味を示しているだけの一般の人であっても、その人とのつながりをつくることや、あなたの仕事について話すことの価値を、決して過小評価してはいけません。変化や革新のチャンスは組織の後ろ盾が生むのではなく、人が生むからです。コンフォート・タッチの価値に関心を示す人々との関係を大切に育てましょう。コンフォート・タッチは基本的に、普遍的な人のニーズと欲求に基づいているため、「押し売りする」必要はありません。興味を示さない人を説得するのに時間をかけすぎないでください。種を蒔いてから芽が出るまでに、時間がかかる時もあるのです。

体験談

「ここで会いましょう」

「頭の中に石がある」。介護施設のアグネスはしばしば介護する人に向かってそう言いました。彼女の意味不明な言葉は、アルツハイマー病による錯乱した精神状態が原因でした。「頭の中からロケットが打ち上げられるわ！」。誰も94歳の彼女の言うことを理解できません。

マッサージ師であるロン・バゲットはミズーリ州カンザスシティのホスピスに雇われて、アグネスに会うことになりました。「1回目の施術の時、彼女はとても不安そうでした。でも、彼女の両肩に数秒間触れていたら彼女は打ち解けました。それから私たちの友情が始まったのです」彼はこう話しました。

ロンは「頭の中の石」は、頭が重くて持ち上げていられないことだということを理解しました。「ロケットが打ち上げられる」は、首にスパズムがあるため、ポキッという関節音とともに背骨を伝わって走る感覚のことでした。

アグネスは、毎日彼女の世話をする家族や看護スタッフの顔はほとんど認識できませんでしたが、最初の施術からずっとロンのことはわかり、ちゃんと名前も覚えていました。彼女は他の人に「ロンは背中を治してくれるお医者さん」であり、彼がどうやって頭の中の「石」をとり除く手伝いをしてくれたかを話しました。およそ9ヵ月間、ロンは彼女にコンフォート・タッチを行い、彼女はいつも感謝の気持ちを示しました。

しかしある日、彼は部屋に入ろうとして驚きました。アグネスは彼が誰だかわからなかったのです。しかし、彼が触れるとすぐに彼女の瞳の中にいつもの輝きが戻り、笑顔をこぼしながらこう言いました。「ああ、あなただったのね」。

施術が始まると、アグネスは気持ちよさそうに優雅な溜め息をこぼしました。施術が終わりに近づくと彼の手をつかみ、目を見つめて熱心に言いました。「来週もここで会ってほしいの」。

「もちろん、また来週会いましょう」。彼はそう言って彼女を安心させようとしました。すると彼女は頭を振りながら「違うの」と言い、左手を彼の胸の上に当てました。そしてその胸を叩きながらこう言うのです。「来週、ここで会いたいの。わかる？」。

ロンは、微笑んで言いました。「ええ、わかりました」。やさしく彼女の手を握

り、もう一方の手で頭をなでました。そして、自分の胸を指差して、「ここで会いましょう」と言いました。

約束の週が来て、ロンはアグネスの容体についての知らせを待っていました。次の施術が予定されていたその日の早朝、彼女が眠っている間に安らかに亡くなったことを彼は知りました。のちにロンは彼女との経験を振り返ってこう言いました。「患者さんが望むような施術をすることについて、アグネスは私に多くのことを教えてくれました」。

相手の言葉を親身になって聞こうとしたロンの意志は、タッチを通して心地よさをもたらそうという彼の明確な意図と結びつき、2人の触れ合いを力強い癒しの体験に変えたのです。

この章のまとめ

- 補完療法であるコンフォート・タッチは、医療と看護ケアの補完として、いかなる医療機関にも安全で簡単に組み入れることができます。
- コンフォート・タッチのプログラムは、医療機関における患者層と患者さんが受けているケアの焦点、施設の環境や運営構成に応じて様々な方法で運営することができます。
- コンフォート・タッチの施術者としての必要条件は、医療施設、自宅、看護施設や介護施設でケアを受ける患者さんの安全性と健康を守るためにも、ヘルスケアの専門家に求められる基準と一致すべきです。必要条件には、適切なトレーニングと免許、衛生面の規則の理解、必要な医療検査の遵守や予防接種、ヘルスケアチーム内のコミュニケーションや必要な患者さんについて記録（ケア〈CARE〉ノート）を作成することなどが含まれます。
- コンフォート・タッチのプログラムの準備は、以下の点を説明する提案書を作成することから始めましょう。施術を行う理由、運営の組織構成の提案、そして資金調達方法です。
- コンフォート・タッチのプログラムを行う資金には、フリーランスの契約施術者が受けとる施術料から、医療機関のパートタイムやフルタイムの職員としての給与まで、様々な方法があるでしょう。
- あなたがプログラムの運営者であっても、個人的に施術を行うマッサージ師であっても、あなたが提供するプログラムと技術を施術内の人に周知させることは重要です。同様に、一般の高齢者や医療機関にいる高齢者にとってタッチが価値ある補完療法であることを一般の人に広めるために地域社会活動は有効です。

推薦図書

Corbin L. Safety and efficacy of massage therapy for patients with cancer. Cancer Control. 2005; July: pp 158-164.

Moyer CA, Rounds J, Hannum JW. A meta-analysis of massage therapy research. Psychological Bulletin. 2004; 130(1), 3-18.

Sohnen-Moe CM. Business Mastery, Fourth Edition: A Guide for Creating a Fulfilling, Thriving Business and Keeping It Successful. Tucson: Sohnen-Moe Associates; 2007.

付録 A

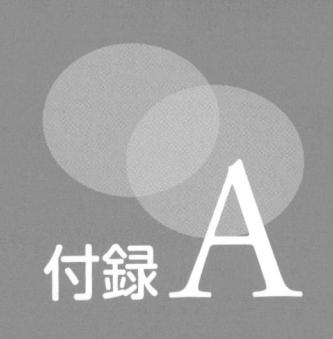

感染症対策：標準的予防策、普遍的予防策

　すべての医療従事者は病気の拡大を防ぐために、必要な衛生に関する規則を理解し、遵守することが求められています。それらの規則を守ることで、患者さんと医療従事者の両者を守ることができます。標準的予防策は、病院や医療機関で、既知および未知の感染源から微生物が伝播する危険性を減らすために米国疾病対策予防センター（CDC：Centers for Disease Control and Prevention）が提唱しているガイドラインです。標準的予防策は普遍的予防策の主な特徴（血液と体液に関する予防策）と生体物質隔離（湿性生体物質由来の病原体の隔離）を統合したものです。

　あなたが医療機関で働くマッサージ師、あるいはコンフォート・タッチの施術者である場合、これらの予防策を学ぶことを求められるでしょう。感染拡大を防ぐためのこれらの予防策を遵守しながら、患者さんに質の高いタッチの経験をしてもらうことは可能です。どのような場合に手袋、マスク、ガウンなどの個人防護具を使用すべきかについて疑問がある場合には、あなたのスーパーバイザーに聞いて確かめましょう。マスクや手袋を着用していても、コンフォート・タッチのテクニックを安全で効果的に行うことはできます。

標準的予防策

　標準的予防策とは、すべての患者さんのケアに際して常に用いなければならない基本的な感染対策の規準です。既知および未知の感染源から微生物が伝播する危険性を減らすために用いられ、下記に適用されます。

- 血液
- 体液
- 目に見える血液の有無にかかわらず、分泌物と排泄物（汗は除く）
- 傷のある皮膚
- 粘膜

また、標準的予防策に必要な個人防護具（PPE）は下記を含みます。

- ガウン
- マスク
- 防護用めがね
- フェイスシールド（顔への血液や体液のはね返りや飛散が予想される場合）

さらに、標準的予防策は下記を含みます。

- **手の衛生**　患者さんに触れる前後に石鹸とお湯で約20秒手洗いをしてください（爪を短く切って清潔に保つようにしましょう）。血液、体液、排泄物や汚染された物品に触れた後は、手袋着用の有無にかかわらず、必ず手洗いをしてください。
- **手袋**　血液、体液、分泌物と排泄物に触れる時、あるいは触れる可能性のある時は、清潔な未滅菌手袋を着用してください。使用後はすぐに手袋を外し、汚染されていない物品や環境に触れる前に、また、他の患者さんのケアを行う前に廃棄してください。手袋を外した後も手洗いをしてください。
- **マスク、防護用めがね、フェイスシールド**　血液、体液、分泌物や排泄物のはね返りや飛散から眼球、鼻、口や粘膜を守ります。
- **ガウン**　非浸透性の未滅菌ガウンは血液、体液、分泌物や排泄物のはね返りや飛散による衣服の汚染を防ぐために用いられます。
- **患者のケアで使用する用具**　シーツ・枕カバーなどのリネンや、患者さんのケア用具で汚染された物品は、皮膚と粘膜への接触、衣服の汚染、他の患者さんと環境への微生物の伝播が起きないように処理してください。再使用可能な機材は他の患者さんに使用する前に、きれいに洗浄、消毒、再処理してください。使い捨て用具は正しく廃棄してください。けがをしないように、針、メスや他の鋭利な器材のとり扱いには注意しましょう。使い捨ての注射器や他の鋭利物は適切な耐貫通性容器に入れてください。

追加予防策

伝染拡大を減らす予防策は他にもあります。感染管理の基本として常に標準的予防策を行った上で必要に応じて適用します。

- **接触予防策**　患者さんへの直接接触、あるいは患者環境にある物品への間接接触で、容易に伝染する病気にかかっている、あるいはその疑いのある患者さんをケアする際に用いられます。標準的予防策を行った上で、患者さんを個室に収容し、または患者さんの病室でケアを行う医療従事者は手袋やガウンを着用します。患者さんを病室から移送する際と患者さんのケア用具のとり扱いにも特別な注意をしなければなりません。
- **飛沫予防策**　飛沫は咳、くしゃみ、話をする時や吸引など、特定の医療処置で起きる可能性があります。飛沫は微生物を含んでいる可能性があり、通常患者さんから1メートル以内に飛散します。飛沫は、患者さんの鼻粘膜、結膜、あるいは口に貯められている可能性があります。患者さんから1メートル以内で処置を行う時には標準的予防策を行った上でサージカルマスクを着用してください。さら

に、患者さんは個室に収容し、移送の際には注意が必要です。

- **空気予防策** 空気中の病原体は微生物であり、飛沫よりもはるかに微小です。そのため長時間、空気中に存在している可能性があります。これらの微生物は空気の流れに乗って拡散する恐れがあり、環境的な要因によっては、病原体である患者さんと同じ部屋、あるいは離れた場所にいる感受性宿主に吸い込まれて到達する可能性があります。従って、空気感染を予防するためには特別な空調処理や換気が必要となります。まず、標準的予防策を行った上で、医療従事者の呼吸器防御策を追加します。患者さんは個室に収容してください。移送の際には注意が必要です。

付録 B

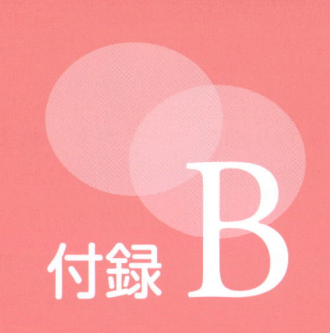

アロマ（香料）の併用：注意点と考慮すべき点

　マッサージなどのタッチセラピーでは長い間、オイルや香料が使用されてきました。従来のマッサージでは、手を滑らせたり揉んだりするテクニックで生じる皮膚への摩擦を減らし、皮膚を保湿するためのオイルやローションが使用されます。精油の香りはしばしば、美的効果と治療効果のため、キャリアオイルに精油を混ぜて使われます。精油はキャンドル、芳香剤や部屋の匂い消しにも使用されています。

　コンフォート・タッチの広範囲を包み込むような押圧のテクニックは皮膚に摩擦を起こさないので、ローションやオイルは必要ありません。さらに通常、着衣のまま施術するため、オイルを塗るのは実際的ではありません。しかし、マッサージで香料を使うのに慣れている、あるいは使いたいと考えているマッサージ師は多いため、「コンフォート・タッチの施術にアロマを組み合わせるのは効果的で安全か？」という質問がよく聞かれます。

不安な点

　香料の使用に関するいくつかの問題点や不安材料を認識しておくことは大切でしょう。よく知られた香料製品に使用されている多くの物質は有害であるとされる化学薬品です。天然成分あるいは有機成分と表示されている製品の使用にも不安な点があります。有機栽培の有無にかかわらず、植物から抽出される精油は高濃縮された物質であり、1オンス（約28グラム）の精油を抽出するために、およそ0.5〜2.8キログラムの植物原料が使われています。香りの

強い精油は、アーモンド油やひまわり油などのキャリアオイルの劣化による酸敗臭を隠してしまいます。

アレルギー、過敏症と炎症

香料使用の第一の不安材料は、アレルギー、過敏症と刺激です。原料が化学薬品であっても植物から抽出された精油であっても、吸い込んだり皮膚に塗布されたりすることによって過敏反応を起こす人が多くいます。特に、精油の使用によって生じるアレルギー反応には常に注意しなければなりません。過敏症は長い時間をかけて進行することがあり、様々な精油を混ぜ合わせて使用している場合は特に原因を特定するのが困難になります。アレルギー反応は、くしゃみや目のかゆみ、頭痛、めまい、皮膚のかぶれ、発疹、重度の呼吸困難などの形で現れます。

高齢者や慢性疾患の患者さんに施術する場合、マッサージ師は患者さんの呼吸機能や免疫機能が低下している可能性があることに注意しなければなりません。その場合、香料へのアレルギーや過敏症は重大な問題を引き起こす可能性があります。このグループの患者さんは、言葉によるコミュニケーションが困難であり、香りに関する希望を伝えるのが難しいことも考えられます。

個人的なニーズと好み

特定の香りやその複雑な化学成分は、患者さんに以前の経験、即ち人、場所、出来事、あるいは特定の物質や感情的な反応などを思い出させるかもしれません。連想の対象が楽しいことであれば、その人にはポジティブで元気な反応が起こるでしょう。しかし反対の場合、不快な感情を引き起こすかもしれません。そのため、香りに対してすべての人が同じ反応をするとは考えないほうがよいでしょう。また、私たちの第一の目的は触れる相手を癒すことです。あなたが好きなものをクライアントも好むだろうという考え方や、効果があると言われている特定の香料の力を借りて施術しようという考え方はやめましょう。

嗅覚の慣れ

精油の使用過多は嗅覚にいわゆる「慣れ」を起こす原因となり、匂いへの反応を喪失させます。例えば、自分自身や患者さんへの施術で、定期的に特定の精油を使用するマッサージ師は、その香りの強さを知覚する能力を徐々に失う恐れがあります。そのため、だんだん大量の精油を使用するようになり、他人にもその強い香りの精油を用いるという結果に結びつく可能性があります。

嗅覚は多くの異なる香りを嗅ぎ分ける能力です。食べものが新鮮か、腐っているか、食べ頃か、そうでないかを匂いで識別できます。ある物質と別の物質も嗅覚で識別できます。嗅覚が発達していれば、野山や庭にある特定の植物を嗅ぎ分けることもできます。匂いは母親と赤ちゃんがきずなを築く方法の1つでもあります。人は匂いで他の人に惹きつけられたり、逆に避けたりします。漏れたガスや火の匂い、あるいは有害物質の匂いなど、嗅覚は私たちに危険も察知させてくれるのです。

精油の使いすぎや非常に強い香りの物質は、嗅覚を最大限に利用する能力を低下させます。結果的に、様々なすばらしい香りを知覚できるという楽しみを減らしてしまうかもしれないのです。

清潔さ

まずは自分の衛生状態を良好に保つことを重視して、身体に強い香料を用いるのは避けてください。清潔な施術環境をつくり、それを保つ努力をしましょう。シーツやタオルなどを洗う時に使う洗剤は、無香料のものが好ましいです。施術と施術の間には、窓やドアを開けて部屋に新鮮な空気を入れましょう。

注意深く香料を使用する

前述の注意事項を守れば、香料をマッサージの施術に適切に組み入れる方法はいろいろあるでしょう。香りが私たちの人生に楽しみを与えてくれることは間違いありません。新鮮な花やさわやかな緑の香りは、多くの人の気持ちを明るくして引き立てます。多くの伝統文化で調理に使われるハーブやスパイスは、日常的な天然アロマセラピーであり、食べものに「こく」を与え、人の五感を目覚めさせて消化液の分泌を促します。温かい1杯のハーブティーは、その揮発成分が楽で深い呼吸を促進するため効果的です。

以下は、マッサージに香料を使用する際のいくつかの提案です。

- **新鮮な草花の使用** あなたの家に庭があるなら、そこにある新鮮な植物の香りに目を向けてください。新鮮なラベンダー何本か、あるいはバラやカーネーションの花束を施術に持って行きましょう。その香りがクライアントの気持ちを明るくするだけでなく、草花の色や美しさがあなたのつくり出す雰囲気の質を高めてくれます。
- **ドライフラワーの使用** 例えば、ラベンダーの小枝や花をリボンで結べば、素敵な部屋の飾りになる上、ほのかな香りを発します。バラの花びらを入れたバスケットは見た目に美しいだけでなく、官能的な香りも楽しむことができます。
- **ココナッツオイルの使用** 融点が摂氏76度である天然ココナッツオイルは、腐食性が最も少ないオイルです。非常に軽くて滑らかな肌触りで、多くの人が好む香りです。乾燥肌に潤いを与える目的で使ってもよいでしょう。
- **抽出油を使用したスキンケア** 薬理上の特徴成分と香りを抽出するために、バージンオリーブオイル（非常に安定したオイル）に植物をまるごと浸します。まず、原料になる香りの良い新鮮な植物を数日間乾燥させます。例としては、細かく刻んだラベンダーの葉を容器に入れ、そこにバージンオリーブオイルを注ぎ、空気が入らないようにフタをします。2～3週間日陰に置きます。このプロセスには室温が適温なため、冷蔵庫に入れないでください。目の細かい布で油をこしたら、涼しい乾燥した場所に保存します。常温で数週間、冷蔵庫に入れたら数ヵ月から1年はもちます。ヤマヨモギ、ローズマリー、レモンバーム、あるいは新鮮なセントジョーンズワートなども使用できます。

コミュニケーション

施術でオイルや香料を使用する場合には、使用することについて、必ずクライアントの許可を得てください。新鮮な花であっても匂いがきつすぎると感じる人（ぜんそく、慢性閉塞性肺疾患、花粉症、アレ

ルギーなどの呼吸器系症状）もいます。クライアントのニーズと好みを優先しましょう。患者さんが持参した香料入りローションの使用を希望する場合は、あなたに問題がなければそれを使用しましょう。

付録 C

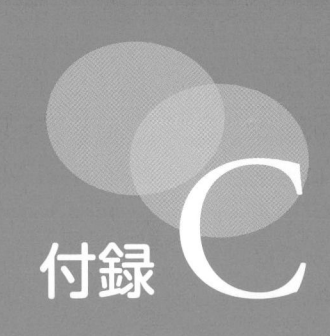

推薦資料：英文文献リスト

リストの中には入手困難なものもありますが、参考にしてください。

図書

- Bowden B, Bowden J. An Illustrated Atlas of the Skeletal Muscles.2nd ed. Englewood, CO: Morton Publishing Company; 2005.
 骨格筋の運動点（この著書の中では「トリガーポイント」と呼ばれています）の位置を知るのに役立つリファレンスガイド。
- Brooke E. Medicine Women: A Pictorial History of Women Healers.Wheaton, IL: Quest Books; 1997.
 女性ヒーラーの歴史を紹介する本書の中で、Elizabeth Brooke は様々な歴史的、文化的背景で女性ヒーラーたちが演じた役割を探ります。この本は、育むようなタッチで人をケアすることの重要性を強調しながら、ヒーリングの歴史を理解する上で必要な背景を紹介しています。女性が担ってきたケアをする者としての最も初期の役割から、最新技術を駆使した医学の進歩を経て、人々のホリスティック医学への関心が復活している状況に至るまでの過程が描かれています。
- Callahan M, Kelley P. Final Gifts: Understanding the Special Awareness, Needs and Communications of the Dying. New York: Bantam Books; 1992.
 ホスピスの看護師である Maggie Callahan と Patricia Kelley が終末期の患者さんへの豊かなケアの経験を紹介する書。死期を控えた患者さんが自分のニーズを伝

え、感情をあらわにし、最期の瞬間を演出するさまを語ります。人々に勇気を与えるこの書は、思いやりを持って相手の話を聞くために役立つ助言をケアに携わるすべての人に与え、満足を得ています。

- Curties D. Breast Massage. Moncton, NB: Curties-Overzet Publications; 1999.
マッサージ教育の専門家である、Debra Curties が女性の胸部の解剖学と生理学を説明し、胸部へのマッサージ療法の安全な手順を紹介しています。手術痕への施術方法や妊娠と授乳時の不快感の緩和、そして胸部に痛みを生じるうっ血や浮腫の緩和に用いるテクニックについて述べています。Debra Curties はマッサージ師が患者さんの定期的な胸部の自己検診を促す役割を担っていると語っています。

- Davis MS. Caring in Remembered Ways. Blue Hill, ME: Heartsong Books; 1999.
このすばらしい Maggie Steincrohn Davis の自叙伝には、対人関係に欠かせない要素として、ケアの重要性を訴えた話が満載です。

- Duff K. The Alchemy of Illness. New York, NY: Bell Tower; 1993.
カウンセラーである Kat Duff が慢性疲労症候群という自らの経験を通して、慢性疾患に苦しむ人々への理解と勇気を与える書。ケアをする者にとっての思いやりについて、役に立つ見識と教訓を与えてくれます。

- Dunn H. Hard Choices For Loving People: CPR, Artificial Feeding, Comfort Care and the Patient with a Life-Threatening Illlness. 4th ed. Herndon, VA: A & A Publishers; 2001.
Hank Dunn 牧師によるこの小冊子は、生命を脅かす病気の治療法について、決断しようとしている人のために書かれました。「"生命維持装置（心拍停止後の心肺機能蘇生＜CPR＞、人工的水分・栄養・抗生物質補給など）の使用あるいは停止"と"苦痛緩和に限った処置"のいずれかの選択を迫られた時」などを含む諸問題について述べています。

- Dunn T, Williams M. Massage Therapy Guidelines for Hospital and Home Care, 4th ed. Olympia, WA: Information for People; 2000.
病院内マッサージプログラム開発の草分けである Tedi Dunn と Marian Williams によって執筆、編集された手引書で、ボディワーカー、病院経営者やマッサージ教育の専門家にとって有益な情報が満載です。Karen Gibson、Irene Smith、Dawn Nelson、Gayle MacDonald や Laura Koch など、マッサージ界の著名人の知恵や経験も紹介しています。

- Feil N. The Validation Breakthrough: Simple Techniques for Communicating with People with "Alzheimer's-Type Dementia." 2nd Baltimore, MD: Health Professions Press; 2002.
世界的な権威 Naomi Feil により開発されたシンプルで実用的なコミュニケーションテクニックは、ケアの専門家や介護をする家族にとっても、理解と対処が困難な行動をする患者さんとその愛する家族との関係を改善する助けとなっています。

- Foster MA. Somatic Patterning: How to Improve Posture and Movement and Ease Pain. Longmont, Co: EMS Press; 2007.
Mary Ann Foster が有害で非効率的な身体の使い方のパターンに対して、認識と動作によって変える治療法を、姿勢パ

ターン形成に関する豊富な知識と、豊富なイラストを駆使して説明しています。

- Frank A. At the Will of the Body – Reflections on Illness. Boston, MA: Houghton Mifflin; 1991.
Arthur Frankが生命を脅かす病気である心臓病とがんについて、自らの経験を語った著書。命の意味を探り、ケアする人に多くの見識を与えてくれます。

- Gach MR. Acupressure's Potent Points: A Guide to Self-Care for Common Ailments. New York: Bantam Books; 1990.
Michael Reed Gachが500以上のイラストと写真を駆使して押圧ポイントを紹介する手引書。頭痛、筋肉痛から吐き気、疲労感まで様々な症状を和らげる伝統的経穴療法の経穴の見つけ方を説明しています。

- Green E, Goodrich-Dunn B. The Psychology of the Body. Baltimore, Lippincott Williams & Wilkins; 2004.
Elliot GreeneとBarbara Goodrich-Dunnが、心と体の複雑な関係や、マッサージ師とクライアントの関係に影響をおよぼす潜在的な心理的要因を探ります。ボディワーカーが患者さんの感情的問題を理解し、適切な対応をするための実用的なガイダンスです。

- Hass E. Staying Healthy With the Season. Berkeley, CA: Celestial Arts; 2003
医師Elson Haasが執筆し1981年に出版された、総合医療（インテグレイティブ・メディスン）の古典的著書。東洋と西洋の医学、栄養療法、ハーブ療法、運動とその他の健康に関する豊富な情報についてバランスよく説明しています。伝統的中国医学理論の適用を明確で簡潔に紹介しています。

- Holmes J. John Bowlby and Attachment Theory. London, UK; Routledge; 1993. 3rd ed. Barrytown, NY: Station Hill Press; 2003.
人間の愛情のきずなを形成する傾向と喪失と分離の影響に関するアタッチメント理論の構築で、発達心理学の分野に多大な影響を与えたJohn Bowlbyの功績をJeremy Holmesが探った書。

- Juhan D. Job's Body: A Handbook for Bodywork. 3rd ed. Barrytown, New York: Station Hill Press; 2003.
Deane Juhanが人間のタッチへの反応の生理学と心理学を研究した書。すばらしいイラストを駆使し、詳細にわたる技術的考察を読みやすく説明しています。

- Kubler-Ross E. On Death and Dying. NY: Touchstone; 1969.
著名な医師・精神科医Elizabeth Kubler-Rossが、今では広く知られている死の心理学的段階（否定、怒り、取引、抑うつ、受容）について探った古典的著作。ホスピス運動の発展に偉大な功績を残し、慢性疾患と死に対する心理社会学的研究の基礎を築きました。

- MacDonald G. Massage for the Hospital Patient and Medically Frail Client. Baltimore, MD: Lippincott Williams & Wilkins; 2005.
Gayle MacDonald著。医療の場における補完療法として、安全で効果のあるマッサージプログラムを立てるための実用書。マッサージ師、医療従事者や経営者にとって貴重な情報を提供しています。

- MacDonald G. Medicine Hands: Massage Therapy for People with Cancer. 2nd Ed. Forres, Scotland: Findhorn Press; 2007.

Gayle MacDonald はこの著書で、がん治療におけるマッサージの使用について通説を示し、マッサージ師の真の問題は医学的治療による不快感を緩和し、適切なマッサージの効果によって、がんの患者を支えることだと強調しています。

- McIntosh N. The Educated Heart: Professional Boundaries for Massage Therapists, Bodyworkers, and Movement Teachers. 2nd ed. Baltimore, MD: Lippincott Williams & Wilkins, 2005.

  患者とセラピストの対人関係における力学を理解し、専門家として倫理的な境界線を確立するガイダンスとなる手引書。Nina McIntosh が豊富な実例をあげて、守秘義務、クライアントとの恋愛や社交、施術料の交渉など、対応が難しい状況に対処する実用的な解決法を示しています。

- Montague A. Touching: The Human Significance of Skin. 3rd ed. New York, NY: Harper & Row; 1986

  1971年に初版が出版され、その画期的な内容で衝撃を与えた本書は、人間の発達過程において触れるということ、即ち、スキンシップがいかに重要であるかを説得力のある理論で検証しています。人類学者である Ashley Montague 博士は、タッチが身体的健康と精神的健康におよぼす影響と人間の皮膚について注目し、本著書の1章分を費やして高齢者へのタッチの重要性を説いています。

- Nelson D. From the Heart Through the Hands: The Power of Touch in Caregiving. Forres, Scotland: Findhorn Press; 2006.

  マッサージ師である Dawn Nelson の長年の経験の集大成とも言える、感動的で豊富な情報が凝縮された書。

- Nelson D. Making Friends with Cancer. Forres, Scotland: Findhorn Press; 2000.

  Dawn Nelson の個人的な実話をもとに、がんの告知を受け、がんとともに生きることへの恐怖心と試練を書き綴った書。十分な説明を受けて、よく考えた上で選択することと、今の瞬間を意識して生きることを読者に訴えかけています。

- Pert C. Molecules of Emotion: The Science Behind Body-Mind Medicine. New York, YN: Simon and Schuster; 1997.

  科学研究者 Candace Pert が感情の基礎となる生体分子の理解にいたるまでの研究について語った書。彼女の研究は身体と心のつながりを理解するための科学的基礎を推進しています。

- Rando T. How To Go On Living When Someone You Love Dies. New York, NY: Bantam; 1991.

  臨床心理学者 Therese A. Rando が悲嘆の経験について、一般的な過程の段階を示しながらわかりやすく説明した書。人によって喪失に対する反応が異なることを強調し、喪失による心の痛みの認識と経験から脱し、新たな人生へ適用しようとする人を助ける時に役立つ方法を紹介しています。

- Rose MK. Bereavement: Dealing with Grief and Loss. Longmont, CO: Wild Rose; 1996.

  悲嘆のプロセスを理解するのに役立つ簡潔な手引書。人を悲嘆させる喪失について議論し、悲嘆のサイクルの様々な面を示して、喪失が引き起こすストレスの対処に役立つ提案をしています。また、死別による喪失感を経験している人の友人やケアをする人にとって役立つ、実用的な方法も紹介しています。

- Smith I. Providing Massage in Hospice Care: An Everflowing Resource. San Francisco, CA: Everflowing; 2007.
  エバー・フローイング（Ever-Flowing）は、高齢者と慢性疾患の患者へのマッサージの世界における指導者的存在であるIrene Smithにより開発されたボディワークの1つです。この手引書は、手順や技術の開発、そして死期を控えた人々へボディワークを促進するために努力した20年を超える彼女の経験の集大成です。そこで直面した様々な試練と、深く人とかかわるボディワークが持つ人を癒す効果が語られています。

- Thompson G. Shiatsu: A Complete Step-by-Step Guide. New York, NY: Sterling Publishing Company; 2000.
  Sue Atkinsonの美しいカラー写真を満載したGerry Thomsonによるこの実用書は伝統的な日本の施術法である指圧の利点を万人にわかりやすく説明しています。施術者が正しい姿勢で、定期的に自分で行える簡単な指圧によるセルフケアを推奨しています。

- Weed S. Healing Wise – Wise Woman Herbal. Woodstock, NY: Ash Tree Publishing; 1989.
  ハーバリストであり、健康教育専門家であるSusun S. Weedが、主要な癒しの伝統について科学的伝統（現代西洋医学）、英雄的伝統（代替医療）、そしてワイズウーマン伝統（女性の智恵を生かした育むような癒しの術）の観点から考案し、ヘルスケアと生活スタイルへのアプローチを理解するための背景を定義した書。著者は実用的なヘルスケアを決める時に役立つ「癒しの7つの段階」を紹介しています。

- Werner R. Massage Therapist's Guide to Pathology. 4th ed. Baltimore, MD: Lippincott Williams & Wilkins; 2008.
  Ruth Werner著。マッサージ師のために、広範囲にわたる人間の病気と機能障害の病理学がわかりやすく整理された著書。従来型マッサージの効果が症状ごとに記載されています。

- Worden W. Grief Counseling and Grief Therapy: A Handbook for the Mental Health Practitioner. 3rd ed. New York, NY: Springer Publishing Company, Inc.; 2004.
  J. William Wordenは悲嘆のメカニクスと、クライアントが正常な悲嘆の過程をうまく通過して「悲嘆の作業」を完了することを助ける方法を述べています。メンタルヘルスに従事する専門家向けに書かれた著書ですが、ビリーブメント・サポートにあたる医療従事者やホスピス担当者にとっても役に立つ1冊です。

ビデオ・DVD

- Hedley G. The Integral Anatomy Series, vol. 1: Skin and Superficial Fascia [DVD]. New Paltz, NY: Integral Anatomy Productions; 2005.
  このビデオでは解剖学者であるGil Hedleyが、なかなか見ることができない人間の皮膚の内層と浅筋膜を見せます。驚くべき映像の数々は手技を行うセラピストにとって大きな刺激となり、人体に関する新たな見方と情報をもたらしてくれるでしょう。

- Rose MK. Comfort Touch: Massage for the Elderly and the Ill [Video DVDと40ページのガイドブック]. Boulder, CO: Wild Rose; 2004.

183

高齢者や病を持つ方に安全かつ適切で人を育むような押圧を行うコンフォート・タッチ®の原則とテクニックを学ぶための実用的な入門ビデオです。クライアントが座位、仰臥位そして側臥位の体勢で行うデモンストレーションを実際に見せながら、この方法の基本的要素を紹介します。

用語集

あ

アテローム性動脈硬化（症） Atherosclerosis
動脈壁にプラークが蓄積して起こる動脈の硬化。

アルツハイマー病 Alzheimer's disease
脳の神経細胞が萎縮して減少する、脳の変性疾患。65歳以上の発症率が最も高く、記憶障害、人格変化、見当識障害を引き起こし、病気が進行すると身体機能を喪失して死に至る。

痛み Pain
組織の急性的な損傷、あるいは損傷の可能性とともに引き起こされる不快な感覚。特定の神経線維（Aδ線維やC線維）により脳へ伝えられる。様々な要因によって、痛みの脳内認知処理過程が変化すると考えられている。

痛み－筋スパズム－痛みの悪循環 Pain-Spasm-Pain Cycle
Janet Travellにより掲唱された理論（1942年）で、「骨格筋の疼痛は筋肉のスパズム（痙攣）を生み、それがさらに疼痛を引き起こし、悪循環をつくり出す」と考えられている。マッサージのテクニックはその悪循環を断ち切ることができる。

一過性脳虚血発作 Transient ischemic attack（TIA）
一時的な脳への血流障害。症状は数分から数時間続く場合がある。通常、発作後に永続的な脳損傷、その他の神経学的損傷は見られない。TIAは脳卒中の予兆である可能性がある。

癒し Healing
人を健康にするプロセス、あるいは健康な状態や人としての完全性を回復させるプロセス。「治療」が病気をとり除くという概念を示すのに対し、癒しは、現在の症状にかかわらず、人間として完全な存在であると認めることを重視する。

医療マッサージ Medical massage
クライアントの健康と精神的充足感を促進するという意図を持って行われるすべてのマッサージ法、あるいはボディワーク法。特定の症状の治療、あるいは、全般的なリラクセーションの促進に重点が置かれる。クリニカルマッサージあるいは単にマッサージとも呼ばれる。

インテグレイティブ・マッサージ Integrative Massage
元来ネオ・レイチャン・マッサージと呼ばれ、Wilhelm Reichの精神療法と、心理的緊張と筋肉の拘縮との関係に関する彼の理論の影響を受けたボディワーク。1970年代にボルダー・カレッジ・オブ・マッサージ・セラピーで開発されたインテグレイティブ・マッサージは、筋肉の拘縮をリリースすることを目的とし、スウェーデン式マッサージから派生したストロークを使用する。身体、心と精神の統合を促しながらリラクセーション体験を生み出す。ゆっくりとしたリズムで身体の中心部から末端部に向けた広範囲を流れるようなストロークを用い、身体の各部分の相互の関連性を重視する。インテグレイティブ・マッサージは幅広いテクニックやアプローチを組み合わせたマッサージを指すこともある。

うっ血性心不全 Congestive heart failure
大静脈から送られてきた血液を心臓が駆出することができなくなり、身体組織への血流が低下し、その結果として様々な臓器に過剰な血液が蓄積することを特徴とする心臓の症状。通常、冠動脈疾患が原因である。

運動点 Motor point
運動神経が筋肉に入り込む点。体表からの最小の電気刺激で目視できる収縮が起きるポイント

を指す。

栄養素密度 Nutrient density
含有カロリー量に対して栄養価の高い食物。

エピネフリン Epinephrine
ノルエピネフリンと同じく、ストレスに反応して副腎から分泌されるホルモンで、恐怖や不安に対する生理的反応と関連がある。

エンドルフィン Endorphins
本来、オピオイドペプチドは脳内で分泌されるが、身体の多くの部分でも見つかっている。神経系ではエンドルフィンは外因性アヘンと結合する同じ受容体に結びつき、痛みを止めて幸福感などの薬理的効果を生み出す。

エンプティ・カロリー Empty calories
カロリーが高いだけで他の栄養素を十分に含まない食物。

オーソペディック・マッサージ Orthopedic massage
特定の軟部組織の痛み、あるいは機能障害を評価して治療するマッサージ法。神経筋の障害に対する治療で運動能力を高めたり、あるいは身体的症状を補助するために用いられる。

仰臥位 Supine
顔を上にして寝る体勢。

黄斑変性症 Macular degeneration
網膜黄斑の変性を特徴とする目の病気。中心視力の低下を引き起こす。

オキシトシン Oxytocin
脳下垂体から分泌されるホルモンで、分娩時の子宮収縮や乳汁の分泌に関与する。また、人ときずなを築く行動に関係する。血圧とコルチゾールのレベルを下げ、痛みへの耐性を増すことでストレスを軽減する作用もあると考えられている。

か

滑液包炎 Bursitis
関節周辺の結合組織にある袋状、あるいは腔状で弾性のある滑液包の炎症。関節の摩擦を減らす働きをする滑液を貯留している。

加齢 Aging
段階的、自然に生じる生理機能の変化の過程。幼少期から、思春期、青年期へ成熟の過程を経たのちに中年期、老年期へと下降線をたどる。

感覚 Sensation
身体の感覚器官の働き、あるいは機能から生じる身体的感覚。

患者問診票 Client information form
マッサージを受ける人に関する情報を記録するために用いられる用紙。クライアントの氏名、連絡先、病歴、現在の症状、そしてタッチセラピーの受診に関する情報などを記入する。

関節リウマチ Rheumatoid arthritis
慢性的な自己免疫疾患で、特に手や足の関節の炎症性変性が特徴。関節滑膜と他の結合組織の変化が関節の変形を起こし、その結果、機能障害や痛みを引き起こす。年齢に関係なく起きる疾患。

肝炎 Hepatitis
通常、ウイルス感染が原因で起きる肝臓の炎症。A型、B型、C型肝炎などがある。

冠動脈疾患 Coronary artery disease
心筋に血液を供給する冠動脈の血管が狭くなる疾患。通常、冠動脈壁に粥腫が形成され動脈が硬化するアテローム性動脈硬化症が原因である。

気 Chi
中国語で「生命力」を意味する。身体エネルギーの通り道、あるいは生命力の通り道である経絡を巡る。

気 Ki
日本語で「生命力」を意味する。身体の中のエネルギーの流れ、あるいは生命力を表す。中国語では「chi」と呼ばれる。

機能性 Functionality
体内の生理的機能を働かせることによって、身体を正常な状態あるいは変化に対して健康的に適応できる状態にするための個人の能力。身体機能の他に、認知機能や記憶などの精神的機能も指す。

急性疾患 Acute illness
急性、または短期間の病気あるいはその症状の現れ。症状が長引くと慢性疾患や障害に進行する可能性もある。

業務範囲 Scope of practice
職業や職種の範囲内で施術するための適切なガイドライン。その人のトレーニング、資格や免

許に応じて使用が許されている処置、テクニックや手法、禁忌事項を示す。

筋萎縮性側索硬化症 Amyotrophic lateral sclerosis
ルー・ゲーリック病、あるいはALSと呼ばれ、中枢神経系と末梢神経系の運動ニューロンを破壊する進行性の病気で、随意筋の萎縮を引き起こす。自律的なコントロールの働きが失われると、しばしば呼吸機能の障害が起こる。

筋ジストロフィー Muscular dystrophies
様々な病型からなる遺伝性疾患の総称で、運動をコントロールする骨格筋の進行性筋力低下と変性が特徴。骨格筋の機能障害は、心筋や呼吸機能に関係する筋肉にもおよぶ。

近視 Myopia
眼球の近くにある物体だけが明瞭に見える視覚の障害。近眼とも言われる。

筋組織 Muscle tissue
収縮性の細胞からなる組織のタイプ。内臓の運動や身体の動きに作用する。

緩和ケア Palliative Care
病気の根本的治療ではなく、症状を緩和することで、外傷や病気で苦しむ患者の症状を和らげ、楽にさせることに主眼を置いたケア。

クライアント中心 Client-centered
クライアントのニーズを認識し、施術者は可能な限りそれに従って治療法とコミュニケーションの選択肢を決めるという概念。例えば、マッサージ施術中の姿勢を選ぶのはクライアントであり、施術者はそれに適応する。同様に、会話の内容に関してもクライアントが最も必要とし、興味を持っている事柄に焦点を当てる。

ケア（CARE）ノート Care Note
マッサージセラピーの記録法。医療カルテの書式に準じており、クライアントの症状（C：Condition）、施術内容（A：Action）、クライアントの施術への反応（R：Response）、そしてマッサージのニーズの評価（E：Evaluation）を含む。

経穴療法 Acupressure
伝統的中国医療や針療法に見られる経絡あるいはエネルギーの通り道へのボディワークのアプローチ法。経絡上の「経穴」と呼ばれる特定のポイントを押圧する。

経絡 Meridian
身体エネルギーの通り道あるいは道筋。針治療や経穴療法といったアジアのボディワークの伝統的な考え方では、身体の中の「気」が巡る道筋を表すものとして、施術に使用される。

血管性認知症 Vascular dementia
心臓血管系の変化とこれによる脳への血流減少が原因となって、知的機能の低下を起こす症候群。重症の場合、進行性の精神機能障害を起こす。症状が一時的で、原因である循環系疾患の治療により機能を回復する場合もある。脳卒中あるいは一過性脳虚血発作が原因となる場合もある。

結合組織 Connective tissue
身体部位間の構造と結合を助ける組織。線維状物質からなる結合組織は細胞間物質、即ち基質であり、軟骨以外は血管の多い構造である。結合組織のタイプには、膠原組織、疎性組織、脂肪組織、線維性組織、細網組織がある。密度の高い結合組織には軟骨と骨がある。血液とリンパ液も結合組織と考えられており、基質は液体である。上皮組織、筋肉、神経組織は結合組織ではない。

腱炎 Tendonitis
筋肉を骨に付着させる線維性結合組織である腱の炎症。

交感神経系 Sympathetic nervous system
自律神経系の一部であり、身体エネルギーの消費に関与する。

高血糖 Hyperglycemia
血糖値が過度に高い状態。糖尿病の最初の徴候である。

拘縮 Contracture
緊張性痙攣や線維症化によって筋肉が短縮した状態。筋力バランス喪失、拮抗筋の麻痺、あるいは隣接関節の可動域制限のために起こる。

後天性免疫不全症候群（エイズ） AIDS
ヒト免疫不全ウイルス（HIV）の感染で細胞の免疫システム不全を起こす病気。日和見感染症が特徴で、体液（血液、精液、腟液、母乳）によって人から人へと伝播する

コルチゾール Cortisol
ストレスへの反応に関連して副腎皮質から分泌

されるステロイドホルモン。血圧と血糖値を上げ、免疫システムを抑制する。抗炎症性作用がある。

昏睡（状態） Coma
ギリシャ語で「深い眠り」を意味するkomaという言葉に由来し、深い意識障害の状態。目を開けることや呼びかけへの反応そして運動反応がなくなるのが特徴である。

コンフォート・タッチ® Comfort Touch®
高齢者と病気を持つ方に安全で適切かつ効果的な人を育むようなスタイルのボディワーク。施術者はクライアントに心地よさを与えることを目的とした特定の原則に従う。コンフォート・タッチのテクニックは一般的に、広範囲に手全体を使って触れている身体部位を包み込むように行う。患者が安らかで落ち着いた気持ちになるよう適切な力加減に注意しながら、触れている身体部位に垂直に押圧を行う。

さ

指圧 Shiatsu
身体エネルギーの通り道、即ち経絡の認識に基づく日本のボディワーク。経絡上、経絡に沿って、そして経絡周辺を押圧することでエネルギーの流れを促進し、緊張を解放して深いリラクセーション効果を生み出す。伝統的指圧ではクライアントは通常、着衣のままで蒲団の上に寝る。指圧はその言葉のとおり、「指で圧を加える」ことであるが、手や足を使って圧を加えることもある。

従来式マッサージ Conventional massage
西欧諸国におけるマッサージ法の大半を占め、軽擦法（滑らせる）、ペトリサージュ法（揉む）、摩擦法、振動法、叩打法（叩く）、関節運動などスウェーデン式マッサージのストロークを基本としたマッサージの様式。通常、患者をマッサージテーブルに乗せ、脱衣させて完全にドレーピングした状態でローションやオイルを用いてマッサージを行う。スウェーデン式マッサージを参照。

主要栄養素 Macronutrient
食物の基本的成分である、タンパク質、脂肪と炭水化物。

上皮組織 Epithelial tissue
皮膚と粘膜に存在する細胞。分泌腺を含み、様々な物質を分泌する部位でもある。

触覚受容器 Tactile receptor
機械的刺激（触・圧刺激）に反応する受容器。

侵害受容器 Noticeptor
組織損傷を惹起する刺激を受容して痛みを伝える受容器。末梢神経線維の末端構造が受容器の役割を担っている（自由神経終末）。

神経組織 Nervous tissue
神経細胞とグリア細胞からなる組織で、脳、脊髄、末梢神経を構成する。電気インパルスを生成して、全身を興奮が伝導、伝達することで情報を伝える働きを持つ。

神経ペプチド Neuropetide
エンドルフィンのような神経細胞に含まれるペプチドで、神経の伝達物質として主に働く。放出された神経ペプチドは、神経活動や機能に影響する。

深部静脈血栓 Deep vein thrombosis
深部静脈内にできる血栓。脚に起きることが多い。静脈の損傷や血液の流れが停滞するために起こり、脚に疼痛を生じる。血栓がはがれ、血流に乗って肺に到達すると生命にかかわる合併症を引き起こす。

スウェーデン式マッサージ Swedish massage
血液とリンパ液の循環を促進して筋緊張をリリースすることを意図する一般的なマッサージ法。軽擦法（滑らせる）、ペトリサージュ法（揉む）、摩擦法、振動法、あるいは叩打法（叩く）、そして関節運動などのストロークを含む。通常、クライアントは脱衣し、ドレーピングをされてマッサージテーブルの上で施術を受ける。このマッサージを行う時は通常、ローションかオイルを用いる。従来式マッサージ（Conventional massage）を参照。

スパズム Spasm
1つあるいは複数の筋肉が突然起こす不随意な収縮現象。痙攣や痙縮を含む。スパズムには間代性（収縮と弛緩を繰り返すことが特徴）と緊張性（持続性）がある。

線維筋痛症 Fibromyalgia
筋肉と腱や靱帯などの線維性結合組織に起こる

慢性痛。筋膜に「圧痛点」があるのが特徴で、しばしば疲労感、睡眠障害、頭痛や抑うつを併発する。

全感覚知覚 Full Sensory Perception
触覚、聴覚、視覚と嗅覚を含む身体の五感すべてを用いた知覚。臨床業務の場面で必要となる実技能力や直感力を育む上で重要となる要素。

浅筋膜 Superficial fascia
脂肪組織と疎性結合組織から構成され、皮膚のすぐ下にある膜。厚さは一定ではなく、全身を覆っている。深筋膜、筋肉、さらにその下の臓器を守り、脂肪と水分を蓄えて神経、血管とリンパ管の経路の役目も果たす。

た

代替医療 Alternative medicine
通常医療の代わりとして用いられる治療法。例としては、がんの治療法として、従来推奨されている外科手術や放射線治療および化学療法などの代わりに特別な食事療法を用いる場合などが含まれる。

多発性硬化症 Multiple sclerosis
中枢神経内の運動性ニューロンと知覚性ニューロンを包むミエリン鞘を破壊する病気。筋肉の痙性、震え、疲労感や進行性の運動機能の低下などを引き起こす。病気の徴候は増悪－寛解、すなわち神経機能障害とその回復が繰り返し起きる。

知覚 Perception
感覚的刺激から生じる意識的な認知。感覚的刺激に解釈と意味づけを行う心的作用を指す。

地に足をつけた感覚 Grounding
自分の技術について自信にあふれ、安定性と大地とのつながりを感じている状態。「地に足をつけた感覚」を保てれば、ラジオのように周りの世界に波長を合わせることが可能となり、他人との仕事やコミュニケーションに集中することが可能となる。

直感 Intuition
合理的な決断過程を経ずに結論に達するプロセス。理由を知らなくても何をすべきかわかる感覚。主に無意識的な知覚に基づいて現れるひらめきを指す場合もある。全感覚知覚の項目を参照。

治療 Curing
病気や疾病をなくし、人を健康な状態に回復させること。外科手術や薬剤治療などの医学的介入が含まれる。この意味で治療は現在の診断された状態を変えるような診療を行うことが必要となる。例えば、悪性腫瘍の患者の治療に外科手術、放射線治療や化学療法などを使用すること。

通常医療 Conventional medicine
先進国における医療行為の大半を占め、診断法、診断技術、標準検査、あるいはエビデンスに基づいた診療が含まれ、薬剤処方と外科的処置などが用いられる医療の形式。

低血糖 Hypoglycemia
血糖値が過度に低い状態。

電気皮膚反応 Galvanic skin response
情動状態が変化することによって起こる生理化学的反応の結果（精神性発汗）を皮膚の電気抵抗の変化として観察するもの。

天然アロマセラピー Natural scent therapy
生活の質を高めるために自然の香りを使用すること。このセラピーでは人工化学香料の使用を避け、料理、ハーブティーに、生花や香草の濃縮エッセンシャルオイルの使用を推奨する。

ドゥーラ Doula
分娩時の非医学的介助と出産前後の妊婦を助ける訓練を受けた人。医学的な資格を持つ助産師とは区別される。

糖尿病 Diabetes
グルコース代謝異常の病気。糖尿病には糖質をエネルギーに変えるために必要なホルモンであるインスリンの生成異常によって起こるタイプと（1型糖尿病―インスリン依存型）とこのホルモンの作用に抵抗を示すタイプ（2型糖尿病―インスリン非依存型）の2つのタイプがある。血糖値の上昇（高血糖）は急性症状と長期にわたる合併症を引き起こす。

動揺 Postural sway
断続的な抗重力筋の収縮により生じる身体のわずかな揺れ。座っていても、直立して静かに立っていても起こる。この不随意的な揺れを行うことで身体が垂直軸を中心にして絶えずバランスを取ろうとする。

189

特効穴（経穴） Tonic point
筋肉の緊張と痛みを和らげ、リラクセーション効果をもたらして精神的な充足感を高めると考えられている身体の特定の押圧点。その多くは筋肉の運動点とかかわりがある。

な

脳血管障害発作 Cerebrovascular accident (CVA)
大量の出血や塞栓（血栓）の形成により、脳への血液の供給が止まり、突然意識を失う症状。その後に麻痺症状を起こす。CVA は致命的であり、深刻な身体的機能あるいは精神的機能の喪失を生じる。脳卒中とも呼ばれる。

脳性麻痺 Cerebral palsy
胎児期、出生時、あるいは乳児期に起きる原因から発症する病気。不規則な不随意運動を伴う筋機能の障害を引き起こす。

脳卒中 Stroke
脳血管障害発作— Cerebrovascular accident (CVA) を参照。

は

敗血症 Septicemia
微生物とその毒素が循環血液を介して拡がることが原因で起きる全身性疾患。

パーキンソン病 Parkinson disease
慢性の神経疾患で、細かな震えがゆっくりと拡がっていき、筋力の低下と固縮、歩き方の乱れが特徴。

白内障 Cataracts
水晶体あるいは水晶体嚢の混濁による、最も視覚喪失の危険性が高い目の疾患。外科手術による障害水晶体の除去とプラスチックレンズのインプラントで治療が可能。

悲嘆 Grief
喪失体験に伴う正常な感情的反応。一定の期間が経つと消失することから抑うつ障害とは区別される。

ヒト免疫不全ウイルス HIV
免疫システムを攻撃し、日和見感染症への抵抗力を低下させるウイルス。HIV への感染は後天性免疫不全症候群（エイズ）の原因となる。

標準的予防策 Standard precautions
病院や医療機関で既知および未知の感染源から微生物が伝播する危険性を減らすため、米国疾病対策予防センター（CDC）が提唱している予防策。標準的予防策は普遍的予防策の主な特徴（血液と体液の対する予防策）と生体物質隔離（湿性生体物質由来の病原体の隔離）を総合したもの。目に見える血液、皮膚や粘膜の損傷の有無にかかわらず、血液、すべての体液、分泌物と排出物（汗は除く）に適用される。

ビリーブメント Bereavement
喪失への反応である悲哀（モーニング）の過程。この過程において人は悲しみ、恐怖心、後悔、思慕など、喪失した対象に対する様々な身体的、精神的、感情的反応を経験する。

微量栄養素 Micronutrients
食物に含まれる主要栄養素（タンパク質、脂肪、炭水化物）以外の栄養素。ビタミン類とミネラル類。

伏臥位 Prone
顔を下にして寝る体勢。

副交感神経系 Parasympathetic nervous system
自律神経系の一部であり、身体エネルギーの復元と保存にかかわる。

浮腫 Edema
主に細胞間に過剰な体液が蓄積された状態。腫脹。

普遍的予防策 Universal precautions
血液感染性病原体の防御策として米国疾病対策予防センター（CDC）が提唱しているガイドライン。医療従事者の皮膚や粘膜が感染の恐れのある物質へ曝される危険性を減らすために、手袋やガウン、マスク、防護メガネなど防護バリアとなる用具の使用を含む。

変形性関節症 Osteoarthritis
関節の変性症状。特に体重を支える関節軟骨の破壊が特徴。通常、関節の摩耗と損傷が原因となり、関節に炎症を起こす。高齢者に多く見られる症状。骨の過成長や骨棘の形成が見られる場合もある。通常、中度から重度の疼痛と進行性の機能障害を伴う。

補完医療 Complementary medicine
身体的、精神的、そして感情的に人を育むこと

を目的とした療法。単独で用いられることもあるが、通常医療とともに補完的に使用されることもあるため、補完医療と呼ばれる。マッサージ、栄養療法、音楽療法、芸術療法などが含まれる。通常医療と組み合わせた施術は統合医療、あるいはホリスティック療法とも呼ばれる。

ホスピス Hospice
身体的、心理的、社会的、精神的な面で、死期が予期された人とその家族に緩和ケアと支援サービスの集中プログラムを提供する施設。患者の自宅あるいは入院施設においてケアを行う多分野にわたる専門家チームとボランティアにより運営される。

ボディエネルギー・セラピー Body energy therapy
エネルギー療法あるいはバイブレーショナル療法とも呼ばれる、人体をとり囲み浸透している微エネルギーの理解と気づきに基づいた様式。その微エネルギーは気、プラーナ、エーテル・エネルギー、オーラ・フィールド、チャクラやオルゴンなど様々な名称で呼ばれる。ボディエネルギーセラピーは気功、浄霊、レイキ、タッチ・セラピー、ポラリティ・セラピー、ヒーリング・タッチ、アチューンメントや祈りを始めとする多くの文化的でスピリチュアルな癒しの伝統に由来する。患者に軽く触れる、あるいは患者の身体から数センチ離した位置で手をホールドしてエネルギーフィールドに影響を与えてバランスを整えるテクニックなどがある。内分泌腺や主要な臓器や神経叢に関係する身体領域に焦点を当てる治療法もある。

ホメオスタシス Homeostasis
身体の全システムとそれをコントロールする神経的・化学的プロセスの調整がとれている状態。

ポリオ後症候群 Post-polio syndrome
様々な筋骨格症状と筋萎縮を惹起し、ポリオウイルスの感染後に最初の症状が確認されてから25年あるいはそれ以上の年数が経ってから日常生活に新たな支障を起こす。

ま

マッサージ Massage
クライアントの健康と精神的な充足感を促進するという意図を持って行われるすべてのマッサージ法またはボディワーク法。特定の症状の治療、あるいは全般的なリラクセーションの促進に重点が置かれる。医療マッサージとも呼ばれる。

末梢神経障害 Peripheral neuropathy
手、腕、足、あるいは脚部の神経が損傷し、しびれ、痛み、あるいは鈍麻の原因となる障害。糖尿病の合併症や他の病気が原因となる。

慢性疾患 Chronic Illness
長期にわたる病気あるいは症状の現れ。急性疾患から進行する場合もある。

慢性閉塞性肺疾患 Chronic obstructive pulmonary disease（COPD）
慢性気管支炎、肺気腫など気道の慢性障害を特徴とする一連の疾患を指す。

ミエリン鞘 Myelin
身体内の神経線維周囲に絶縁被覆を形成する脂肪性物質。神経インパルス伝導のスピードを増大させる働きを持つ。

網膜症 Retinopathy
眼球の網膜の損傷が特徴で、失明に至る目の病気。糖尿病性網膜症は長期にわたる糖尿病の合併症によって目の微小血管が障害された結果起こる。レーザー手術で治療が可能。

ら

リポジストロフィー Lipodystrophy
脂肪代謝機能の障害によって、脂肪が身体部位に偏った配分で蓄積される。顔、腕、脚の脂肪が減少し、頸の後ろなどの他の部位に蓄積する。高コレステロールと高トリグリセリドに関係することがある。

緑内障 Glaucoma
眼圧の増加が特徴である目の病気。視神経を損傷し失明する可能性がある。初期症状として周辺視野の欠損が起こる。

老化 Senescence
長年の間に細胞の分裂や成長および機能が失われ、究極的には生命を維持できなくなる過程。老化の最終過程は死である。

老眼 Presbyopia
老化によって眼球レンズの弾力性が失われ、近くの物体に焦点が定められなくなること。

索引

●あ

愛着理論…………………………… 23
IDDM ……………………………… 117
相手を尊重して（Respectful）… 4, 52, 70, 97
アジアのボディワーク…………… 93
足三里 ……………………… 94, 95
足太陽膀胱経……………………… 94
アルツハイマー型認知症………… 124
アルツハイマー病……………… 6, 124, 185
アロマ…………………………… 35, 175
安全性……………………………… 48
胃経………………………………… 94
意識呼吸……………………… 54, 152
痛み………………………… 8, 101, 185
1型糖尿病………………………… 117
胃腸障害…………………………… 120
一過性脳虚血発作（TIA）………… 124, 185
癒し………………………… 15, 27, 185
医療モデル………………………… 15
陰…………………………………… 93
インスリン依存型糖尿病………… 117
インスリン非依存型……………… 117
インテーク………………………… 32
インテグレイティブ・ボディワーク… iii
インテグレイティブ・マッサージ… 95, 185
ウェルネス………………………… 14, 147
ウォーター・ストローク（Water Stroke）… 83
うつ状態…………………………… 9
運動点………………………… 64, 79, 94, 185
エイズ……………………… 6, 119, 187
エネルギー………………………… 93
エネルギー療法…………………… 16
エリザベス・キューブラーロス… 23
エンコンパッシング（encompassing）… 75, 76

エンコンパッシング・ジョイント・オア・リムーブメント（Encompassing Joint or Limb Movement）…………………… 81
エンコンパッシング・リフト・アンド・スクイーズ（Encompassing Lift and Squeeze）… 80
エンド・オブ・ライフ……………… 124, 129
エンドルフィン……………………… 4, 186
オキシトシン………………………… 4, 186

●か

加圧力……………………………… 75
介護施設…………………………… 7
外傷患者…………………………… 6
解剖学……………………………… 74
学習………………………………… 3
下腿部……………………………… 86
滑液包炎……………………… 121, 186
がん………………………………… 6, 115
感覚………………………………… 2, 186
肝経………………………………… 94
患者問診票………………………… 134
感情的ストレス…………………… 103
関節炎……………………………… 6, 120
関節リウマチ……………………… 120, 186
感染症……………………………… 119, 171
緩和ケア…………………………… 116, 187
気…………………………………… 93, 186
気海………………………………… 95
機械受容器………………………… 3
機能性……………………………… 100, 186
脚部……………………………… 86, 89
急性外傷…………………………… 104
急性疾患…………………………… 110, 186
急性疾患患者……………………… 6

193

仰臥位……………………………………… 87
恐怖………………………………………… 9
業務範囲………………………………… 30, 186
記録………………………………………… 48
筋萎縮性側索硬化症…………………… 6, 122, 187
筋けいれん………………………………… 120
近視……………………………………… 122, 187
筋ジストロフィー………………………… 122
筋膜のネットワーク……………………… 93, 94
空気予防策………………………………… 173
苦痛………………………………………… 9
クライアントの症状（C：Condition）
　……………………………… 48, 50, 137, 140
クライアントの施術への反応
　（R：Response）………… 48, 50, 137, 140
クライアントのマッサージへのニーズの評価
　（E：Evaluation）……… 48, 50, 137, 141
クライアントのポジショニング………… 37
クライアントへの施術（A：Action）
　……………………………… 48, 50, 137, 140
クロージング…………………………… 47, 87
ケア（CARE）………………… 48, 131, 137
経穴……………………………………… 89, 93, 94
経穴療法……………………………… iii, 93, 187
経済的損失………………………………… 27
軽擦法…………………………………… 4, 74
経絡……………………………………… 93, 187
血液………………………………………… 9
血管………………………………………… 8
血管性認知症…………………………… 6, 124, 187
肩関節……………………………………… 81
肩関節部…………………………………… 85
健康……………………………… 13, 14, 27, 146
肩井……………………………………… 79, 94
肩部………………………………………… 85
合谷………………………………………… 95
叩打法……………………………………… 5
後頭骨縁………………………………… 86, 95
高度看護施設…………………………… 7, 160
広範囲に（Broad）……………………… 52, 70, 97
広範囲のコンタクト・サークリング
　（Broad Contact Circling）………… 78
広範囲のコンタクト・ブラッシング
　（Broad Contact Brushing）……… 82
広範囲のコンタクト・プレッシャー
　（Broad Contact Pressure）……… 76
香料……………………………………… 35, 175
高齢者……………………………………… 6, 18
高齢者センター…………………………… 7
高齢者療養施設…………………………… 7
呼吸……………………………………… 9, 74
呼吸器疾患……………………………… 114
国立補完代替医療センター
　（NCCAM）………………………… 16, 27
心地よく（Comforting）…… 4, 52, 55, 70, 97
心の傷…………………………………… 105
孤独感…………………………………… 27
子ども…………………………………… 106
昏睡（状態）………………………… 126, 188
混乱……………………………………… 25

● さ

座位……………………………………… 84
在宅ケアサービス………………………… 7
在宅ホスピスケアサービス……………… 6
三角筋…………………………………… 78
指圧……………………………… iii, 93, 188
ジークムント・フロイト……………… 23
視覚障害………………………………… 122
資金調達………………………………… 166
膝部…………………………………… 86, 89
疾病対策予防センター（CDC）……… 30
死別…………………………………… 22, 27
周産期…………………………………… 109
終末期疾患……………………………… 125
手術……………………………………… 110
出産……………………………………… 110
守秘義務………………………………… 31
手部…………………………………… 85, 86
衝撃と抵抗……………………………… 24
上背部…………………………………… 85
上腕部…………………………………… 85
触覚……………………………………… 2
ジョン・ボウルビー…………………… 23
侵害受容器…………………………… 3, 188
深筋膜…………………………………… 17

心身療法	16	代替医療	16, 27
新生児	108	大腿部	86
人生の最期	124, 129	大腿四頭筋	78
心臓疾患	114	大腸経	95
心臓病	6	第7頸椎（C7）	87
腎臓病	6	立ち直り	25
身体的状態	27	タッチ	2
身体的側面	8	多発性硬化症	6, 121, 189
心的外傷	95, 102, 103	胆経	94
振動受容器	3	地に足をつけた感覚	31, 189
深部静脈血栓症	34, 112	地に足をつける感覚	74
信頼関係	38	中心に向けて（Into Center）	4, 52, 70, 97
心理社会の問題	17, 19, 146	中背部	85
心理的問題	102	治療	15, 27, 189
髄鞘化	3	鎮静効果	64
睡眠	9	通常医療	16, 27, 189
スウェーデン式マッサージ	17, 188	包み込むような押圧	75
スーパーバイザー	10, 156	包み込むように	4, 53, 70, 97
生物学的治療法	16	包み込むように持ち上げてつかむテクニック	80
脊髄損傷患者	6	包み込むように持って関節あるいは四肢を動かす	81
脊柱起立筋	76, 77, 78	低血糖	118, 189
施術者	10	手三里	95
施術者の体勢パターン	42	天柱	95
接触と非接触	82	殿部	86, 89
接触予防策	172	ドゥーラ	109, 189
セルフケア	31, 146, 154	糖尿病	6, 117, 189
線維筋痛症	6, 123, 188	頭皮	87
全感覚	103	頭部	86, 90
浅筋膜	8, 189	特定範囲のコンタクト・サークリング（Specific Contact Circling）	79
前脛骨筋	94	特定範囲のコンタクト・プレッシャー（Specific Contact Pressure）	77
仙骨	85	督脈	95
全体的治療体系	16	特効穴	89, 94, 190
前腕部	85	トラウマ	95, 103
喪失	27	ドレーピング	44
喪失感	22		
僧帽筋	85		
疎外感	27		
側臥位	91		
足部	86, 89		

●た

体幹上部	90
体勢	37

●な

ニーディング	74
2型糖尿病	117
二頭筋	78

乳児	108
乳幼児	106
妊娠	109
認知症	124
任脈	95
脳性麻痺	122, 190
脳卒中	124, 190

●は

パーキンソン病	6, 121, 190
肺疾患	6, 114
白内障	122, 190
背部	85
針治療	93
脾経	94
悲嘆	22, 190
悲嘆のサイクル	23, 24, 27
悲嘆の二重過程モデル	23
悲嘆表出	26
人としての完全性	100
否認、怒り、取引、抑うつ、そして受容という5つの心理過程	23
皮膚の保湿	84
飛沫予防策	172
百会	95
評価をしない態度	60
病気	14
標準的予防策	30, 171, 190
病歴	33, 134
ビリーブメント	22, 27, 190
不安	9, 27
風池	94, 95
不快感	101
副交感神経系	8, 190
腹部	90
浮腫	115
普遍的予防策	30, 171, 190
分娩後	109, 110
米国国立衛生研究所（NIH）	16
閉鎖性頭部外傷患者	6
ペトリサージュ法	5, 74
ヘルスケアシステム	131
ヘルスケアチーム	132
変化への適応	26
縫工筋	86, 89
膀胱経	95
ホールディング	82
補完医療	16, 27, 190
補完代替医療（CAM）	16
ポジショニング	37
ホスピス	1, 160, 191
ホスピス・ケアセンター	6
ボディエネルギー・セラピー	iii, 96, 191
ボディワーク療法	16
ホメオスタシス	14, 191
ポリオ後症候群	122, 191

●ま

マッサージオイル	44
マッサージテーブル	36, 41
末梢神経障害	118, 191
慢性疾患	19, 114, 191
慢性身体疾患患者	6
慢性疲労症候群	123
6つの基本原則	52, 53
面接	32
毛包受容器	3
網膜症	122, 191
問診票	32

●や

ゆっくり（Slow）	4, 52, 53, 70, 97
陽	93
腰背部	85
腰部	86, 90
抑うつ	27

●ら

離婚	27
リハビリテーション	113
リハビリテーションセンター	7
リポジストロフィー	120
緑内障	122, 191
リラクセーション	1, 8
リンパ液	9
リンパ管	8

老化	18, 19, 27, 191
老眼	122, 191
ローション	44, 45, 175

● わ
腕橈骨筋	79
腕部	85

欧文索引

● A
Action	48, 50, 137, 140

● B
BL10	94, 95
Broad	52, 70, 97
Broad Contact Circling	78
Broad Contact Brushing	82
Broad Contact Pressure	76

● C
CAM	16
CARE	48, 131, 137
Comforting	4, 52, 55, 70, 97
Condition	48, 50, 137, 140
CV6	95

● E
Encompassing	4, 53, 67, 70, 75, 97
Encompassing joint or Limb Movement	81
Encompassing Lift and Squeeze)	80
Evaluation	48, 50, 137, 141

● G
GB20	94, 95
GB21	79, 94
GV20	95

● H
HIV	6

● I
IDDM	117
Into Center	4, 52, 63, 70, 97

● L
LI10	95
LI4	95

● M
motor points	94, 185

● N
NIDDN	117
NIH	16

● R
Respectful	4, 52, 59, 70, 97
Response	48, 50, 137, 140

● S
SCRIBE	4, 51, 52, 70
Slow	4, 52, 53, 70, 97
Specific Contact Pressure	77
Specific Contact Circling	79
ST36	94, 95

● 監訳者略歴

本間生夫 [ほんまいくお]

1972年 東京慈恵会医科大学 卒業
　　　　東京慈恵会医科大学第二生理学教室助手
1980年 医学博士学位取得
1980年 東京慈恵会医科大学第二生理学教室 講師
1982年 昭和大学医学部第二生理学教室 助教授
1986年～ 昭和大学医学部第二生理学教室 教授
米国生理学会編集委員
日本生理学会常任幹事
大学基準協会評価委員
独立行政法人日本学術振興会 科学研究費委員会専門委員
学校法人 花田学園理事

小岩信義 [こいわのぶよし]

1992年 中央大学法学部法律学科 卒業
1998年 人間総合科学大学鍼灸医療専門学校
　　　　（旧 早稲田医療専門学校）卒業
2001年 東京医療専門学校教員養成課程 卒業
　　　　人間総合科学大学鍼灸医療専門学校専任講師
2007年～ 人間総合科学大学人間科学部人間科学科講師
　　　　同大学人間総合科学心身健康科学研究所
　　　　主任研究員
2010年～ 同大学大学院人間総合科学研究科
　　　　心身健康科学専攻講師
2010年 医学博士（昭和大学）学位取得

コンフォート・タッチ　高齢者と患者へのケア＆マッサージ

2011年2月1日　初版第1刷

著　者　Mary Kathleen Rose
監訳者　本間生夫・小岩信義
発行者　戸部慎一郎
発行所　株式会社　医道の日本社
　　　　〒237-0068　神奈川県横須賀市追浜本町1-105
　　　　電話 046-865-2161
　　　　FAX 046-865-2707

2011©IDO-NO-NIPPON-SHA,Inc.
印刷：大日本印刷株式会社　製作協力：株式会社 桂樹社グループ
ISBN 978-4-7529-3091-4　C3047